不生癌，这样吃就对了

——张华教授30年饮食防癌笔谈

张 华◎著

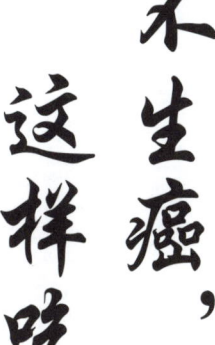

SPM
南方出版传媒
广东科技出版社
·广州·

图书在版编目（CIP）数据

　　不生癌，这样吃就对了：张华教授30年饮食防癌笔谈 / 张华著.—广州：广东科技出版社，2017.5（2020.11重印）
　　ISBN 978-7-5359-6710-7

　　Ⅰ．①不…　Ⅱ．①张…　Ⅲ．①癌—食物疗法
Ⅳ．①R247.1

　　中国版本图书馆CIP数据核字（2017）第077026号

不生癌，这样吃就对了
Bu Shengai, Zheyang Chi Jiu Dui Le

出 版 人：朱文清
责任编辑：邓　彦
责任校对：谭　曦　罗美玲
责任印制：彭海波
封面设计：林少娟
出版发行：广东科技出版社
　　　　　（广州市环市东路水荫路11号　邮政编码：510075）
http://www.gdstp.com.cn
E-mail: gdkjyxb@gdstp.com.cn（营销）
E-mail: gdkjcbszhb@nfcb.com.cn
经　　销：广东新华发行集团股份有限公司
排　　版：广州市友间文化传播有限公司
印　　刷：广州一龙印刷有限公司
　　　　　（广州市增城区荔新九路43号1幢自编101房　邮政编码：511340）
规　　格：787mm×1 092mm　1/16　印张21　字数450千
版　　次：2017年5月第1版
　　　　　2020年11月第3次印刷
定　　价：68.00元

如发现因印装质量问题影响阅读，请与承印厂联系调换。

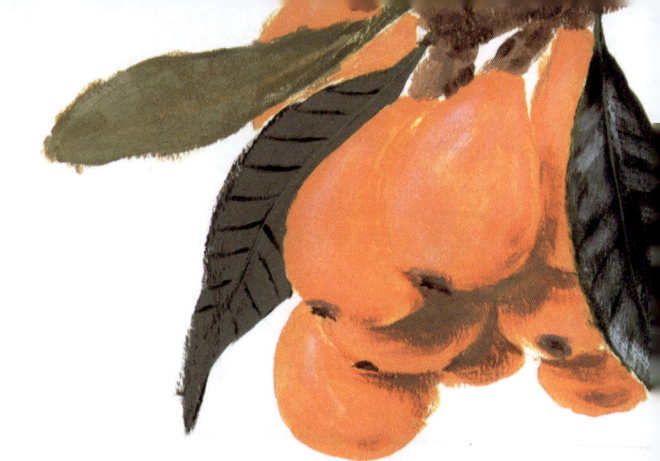

前言

　　2015年，笔者的新书《癌症是可以控制的慢性病》出版以来，受到广大读者的热烈欢迎。其中很多读者纷纷留言，希望我再出一本关于防癌饮食方面的书，于是就有了现在这本防癌饮食绘图本。

　　本书包括了以下三个方面的内容：

　　一、防癌食物大全——77种常见食物的性味功效和现代研究。

　　二、防癌家常菜式——提供87套价廉物美、简单易行的家常防癌菜式。

　　三、防癌一日三餐——DIY健康防癌的一日三餐。

　　防癌食物大全章节精选了77种常见的抗癌食物，分别阐述其性味功效、古籍记载来源及现代研究成果，简单食疗菜谱。知其然，还要知其所以然。饮食预防癌症追根溯源重点还是在于药食同源的食物抗癌属性，如同掌握了药物的"药理学"后，行医也就能"得心应手"。掌握了常见的抗癌食物的"食理学"，饮食防癌自然事半功倍。

　　防癌家常菜式不同于"高、大、上"的酒楼菜谱，但也绝不简单，防癌家常菜式重点不仅在于"健康、防癌"，也要价廉物美。正如金庸笔下扬名天下的丐帮"降龙十八掌"虽然简陋不花哨，却能让丐帮帮主代代相传还打遍天下。

　　本书收录的防癌家常菜式食谱87式，堪比丐帮的"降龙十八掌"，大多数是本人餐桌上的家常菜式，有些甚至是常吃常有的经年菜式。不信？"有图有真相"，书中发的菜式照片大多数是笔者本人拍摄于家中三餐前，或厨房里，或餐桌上，真实得已经很不专业，真真切切是业余的摄影，然后再转画成为手绘插画。

防癌一日三餐则根据笔者日常生活如实记叙，一日三餐以身作则，现实生活中怎么做的，书中就怎么写。虽然有些内容是广为大众所熟悉，但从浩瀚的信息海洋中精挑细选出来，重新组合搭配，又经笔者亲身实践，加上体会点评，完全可以认为是专家全力推荐的防癌模式。只需从中选择搭配，日常生活、一日三餐的防癌抗癌"宙斯盾"呼之欲出，其实简直就是唾手可得。

怎么能用好本书呢？设计一日三餐之前，先查阅本书，选择配搭好菜式菜谱，做到心中有数，然后再上菜市场，按图索骥采购原料。没有本书以前是做饭一片茫然：菜市卖什么，就买什么，就吃什么，带有很大的偶然性。拥有本书以后是心中了然：要吃什么，就买什么，就做什么，健康三餐我做主。自然也就基本做到：一日三餐，餐餐健康，吃饭吃菜，都可防癌。

本书为《张华教授笔谈肿瘤防治》丛书之一，着眼于饮食预防一日三餐之实践，书中的绝大部分内容都经笔者本人研究并亲身验证过，有些是笔者的日常生活记录和总结。精华要点是文后附的金圣叹点评《水浒》式的点睛之笔——专家点评，基本上是笔者神农尝百草式的亲自经历、总结体会。

本书可以作为日常生活中饮食防癌保健的参考性读物，主要读者对象为普通健康人，但肿瘤病人也可以将本书作为肿瘤治疗中、肿瘤康复期以及临床治愈阶段预防肿瘤复发的饮食调理指引。

最后感谢90余岁高龄的老母亲的养育之恩和饮食保健启蒙；旅居法国的女儿张璐和插画师赵璇，百忙中拨冗插图作画，形成了本书饶有兴趣的手绘插画特色。研究生樊杜英医师在"防癌食物大全"一章的资料收集和整理方面，付出了大量的劳动。

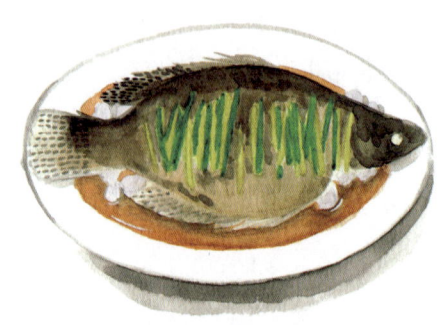

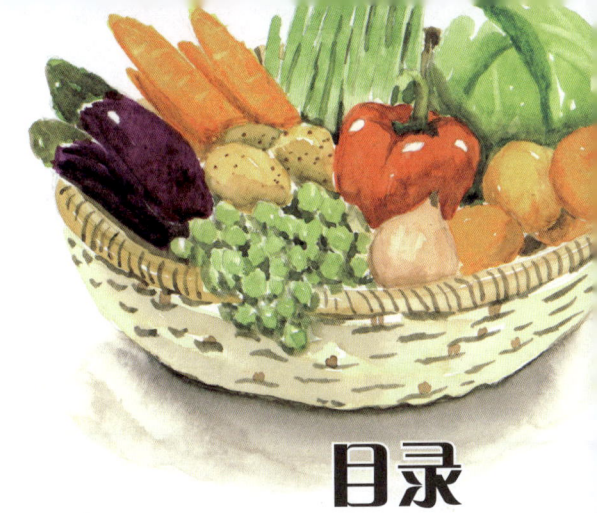

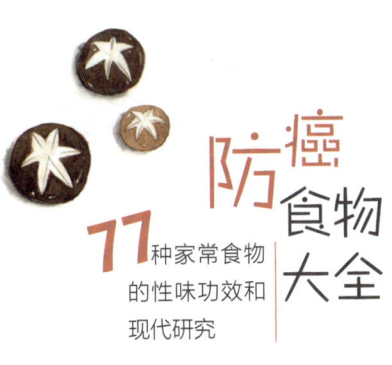

防癌食物大全

77种家常食物的性味功效和现代研究

目录

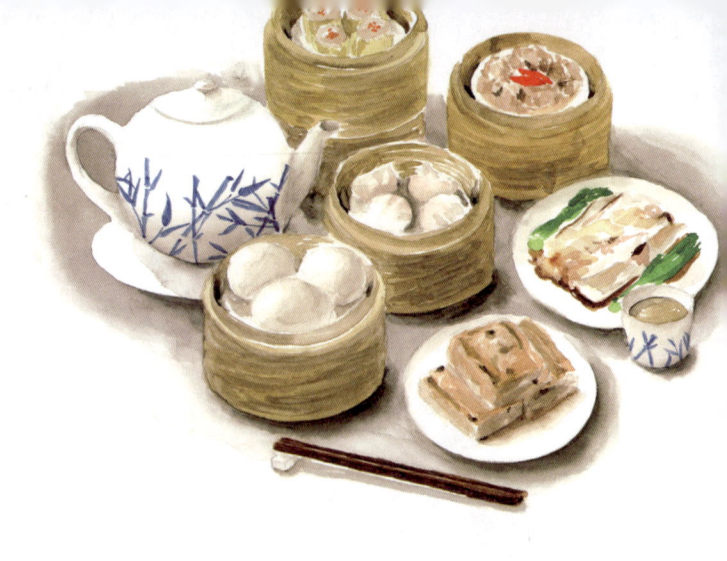

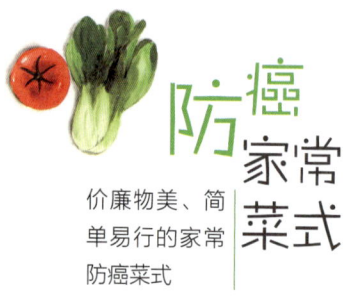

防癌家常菜式

价廉物美、简
单易行的家常
防癌菜式

素菜类 158~189

香菇西兰花　蒜蓉胡萝卜荷兰豆　清炒绿豆芽　百合淮山炒木耳　素炒苦瓜　香菇菜心　芹菜炒香菇　砂锅白菜豆腐　木耳炒西芹　手撕包菜　葱油薯块　炒双冬　清炒杂菇　清蒸茄子　上汤菠菜　葱烧木耳　白灼秋葵　葱香秋葵　素烧四季豆　番茄炒香菇　薏苡仁莲子冬瓜盅　冬菇炒菠菜　素酿苦瓜　香干炒芹菜　素三鲜　地三鲜（少油版）　爆素"鳝"片　素什锦　罗汉全斋　凉拌芦笋　豆芽拌韭菜　凉拌珍珠木耳

荤菜类 190~216

清蒸鱼　豆腐煮鱼　茯苓清蒸鳜鱼　苦瓜鱼头煲　葱烧海参　海参豆腐煲　干贝炖冬瓜　西兰花扇贝　家酿苦瓜　南瓜豉汁蒸排骨　肉片炒芹菜　肉丝（片）炒四季豆　肉片蘑菇　花菜肉片　里脊肉片炒平菇　黑木耳炒肉片　香菇炒肉片　百合贝母煲猪肉　凉瓜煲排骨　胡椒猪肚　芦笋炒肚丝　冬菇蒸鸡中翅　荸荠滑炒鸡丁　西芹鸡牛柳　西红柿炒蛋　韭黄炒蛋　竹荪扒鸭掌

汤汁类 217~237

紫菜鸡蛋汤　冬菇木耳瘦肉汤　豆苗蘑菇汤　花甲苦瓜汤　苦瓜排骨汤　番茄洋葱汤　口蘑竹荪汤　豆花蘑菇银耳汤　清火猪肺汤　虾米冬瓜海带汤　酸辣海参汤　罗宋汤　银耳百合莲子羹　杏仁玉米羹　综合蔬果汁　西兰花蔬果汁　蓝莓葡萄浆　芝麻糙米豆浆　黑豆五谷米浆　山楂乌梅饮

主食类 238~245

香芋荷叶饭　红薯粥　沙葛粥　薏苡仁莲子粥　仙枣赤豆粥　蛇草薏苡仁粥　韭菜香菇猪肉馅水饺　桂花马蹄糕

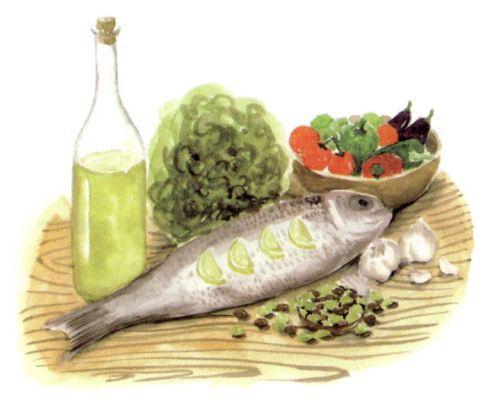
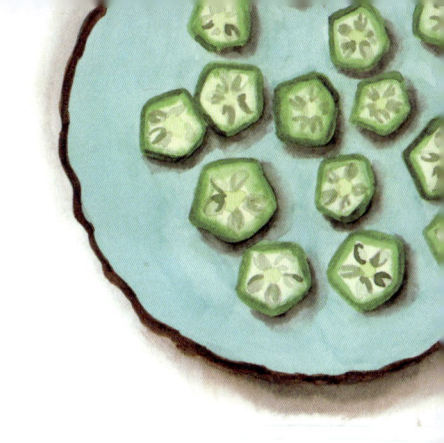
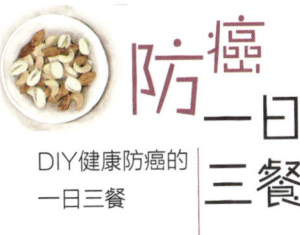

防癌一日三餐

DIY健康防癌的一日三餐

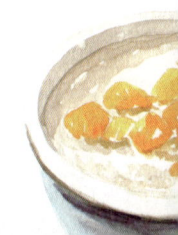

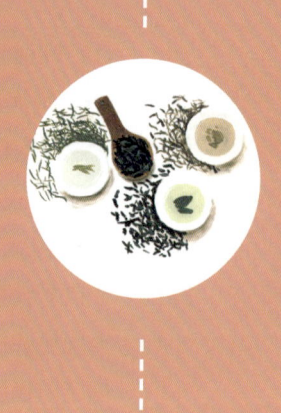

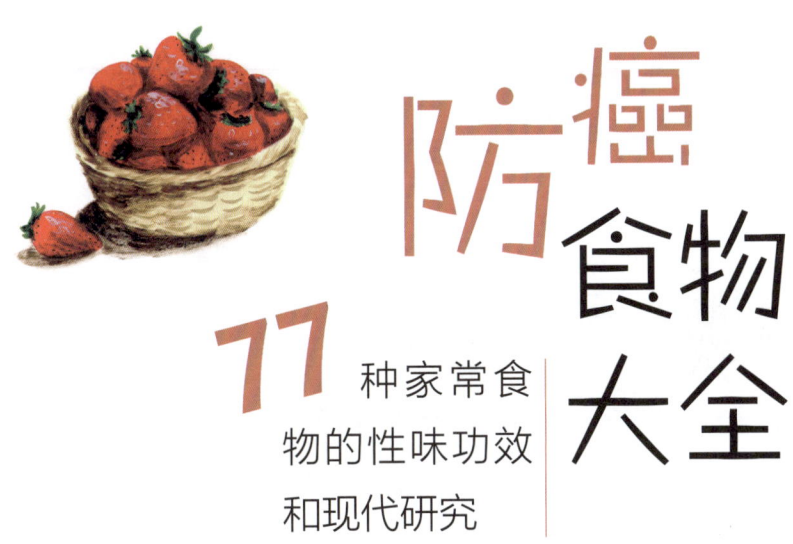

防癌食物大全

77 种家常食物的性味功效和现代研究

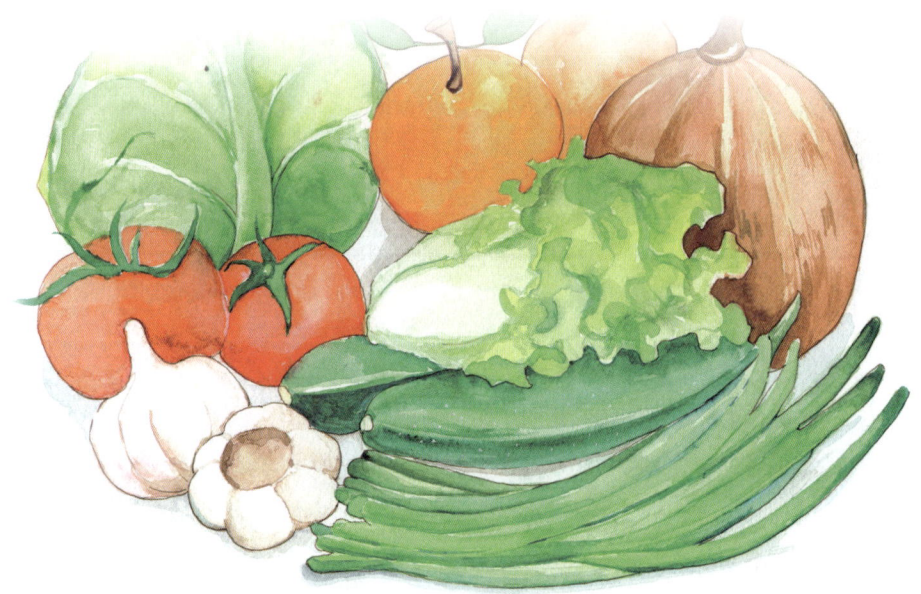

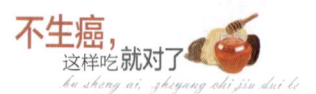

蔬 菜 类

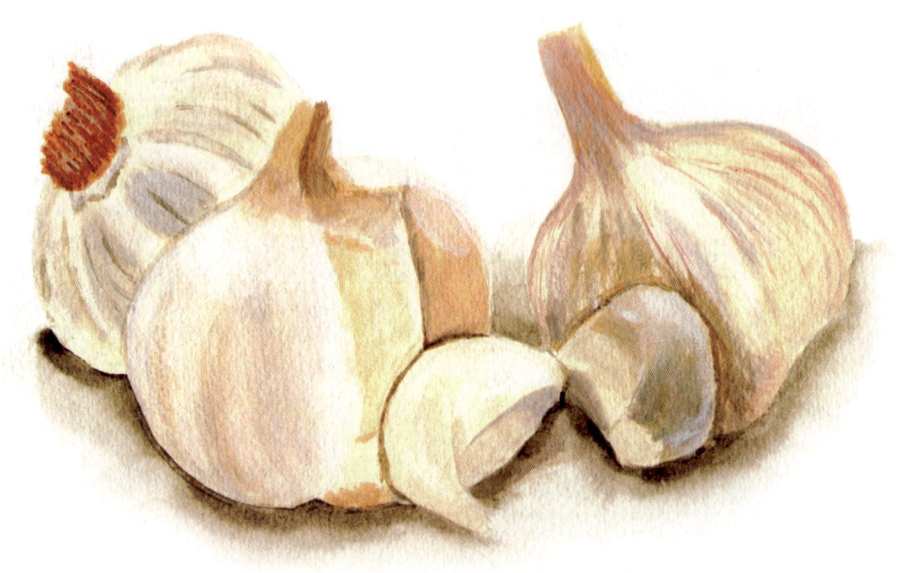

 大蒜

性味 生辛热，熟甘温。

归经 归脾、肾经。

功效 杀虫除湿，温中消食，化肉消谷，解毒，破恶
血，攻冷积，外灸散痈。

主治 痈肿疔毒，恶疮发背，水气肿满，泄泻痢疾，
腹中冷痛，宿食不消，杀钩虫、蛔虫，解食蟹
中毒及蜈蚣、蝎子咬伤。

中医典籍　《名医别录》："散痈肿魇疮，除风邪，杀毒气。"

现代研究

❶ 大蒜有抗菌、杀虫作用，既可调味，又能防病健身，被誉为"天然抗生素"。大蒜含有的大蒜素能从多方面阻断致癌物质亚硝胺的合成。大蒜可以预防食道癌、胃癌等多种癌瘤。最具抗癌潜力的植物中，大蒜位居榜首，因此也称大蒜为"抗癌之王"。

❷ 大蒜中的锗和硒等元素可抑制肿瘤细胞和癌细胞的生长，实验发现，癌症发生率最低的人群就是血液中含硒量最高的人群。

❸ 美国某研究中心认为，全世界最具抗癌潜力的植物中，位居榜首的是大蒜。美国国家癌症研究所推进一项改善国民饮食习惯、减少癌症发病率的"设计食品计划"，在"有可能预防癌症的重要食品"的金字塔食物结构图中，大蒜位列顶端。

❹ 美国国家癌症研究所于1994年发表的以美国艾奥瓦州女性为对象所作的调查结果显示，每周食用1次以上大蒜的人罹患大肠癌的风险只有不食大蒜的人的一半。

食谱

糖醋大蒜

做法　大蒜500克，醋250克，糖50克，食盐30克，酱油100克。将大蒜洗净，入瓷罐内，倒入佐料，10~15天即可食用。

养生提示　养胃，杀虫，消肿。适用于各种癌症患者食用。

点评

高温下大蒜的有效成分蒜素会被分解，而失去杀菌抗癌作用，所以大蒜最好是生吃或各种拌菜最佳。

大蒜虽有杀虫解毒祛寒健胃之功，性属温热之品，同时亦有刺激性，绝不是吃得越多越好。若临床辨证为肝热或肝炎患者、脾胃火重者、眼睛痛或有炎症者宜戒之。大蒜多食则伤脾、损肺、坏肝、伤目、生痰、发嗽。大蒜偏热性，阴虚火旺者忌用。

3

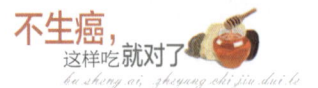
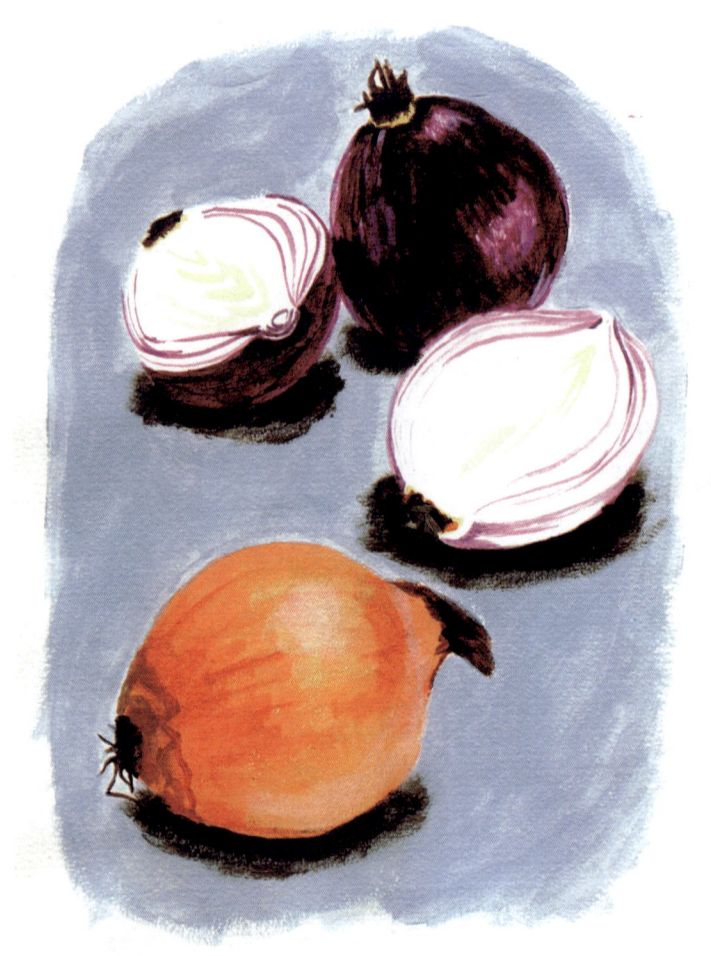

洋葱

性味 甘，微辛，温。

归经 归肝、脾、胃、肺经。

功效 具有润肠，理气和胃，健脾，发散风寒，温中通阳，消食
化肉，提神健体，散瘀解毒的功效。

主治 外感风寒无汗，鼻塞，食积纳呆，宿食不消，高血压病，
高脂血症，痢疾等症。

中医典籍　《食疗本草》："主消谷能食，利五脏不足气。"
《蜀本草》："疗肿毒。"

现代研究

① 洋葱营养丰富，现代医学研究认为，洋葱具有抗菌消炎、防癌抗癌、预防心血管疾病、治疗糖尿病、改善肝脏机能障碍、延缓衰老等功效，是保健食物中的上品。

② 洋葱含有大蒜中的一些抗癌物质，同时还含有谷胱甘肽，后者能与致癌物质结合，有解毒作用。它含有的维生素A和维生素C，均有防癌抗癌作用。

③ 洋葱的防癌功效来自于它富含的硒元素和槲皮素。硒是一种抗氧化剂，能刺激人体免疫反应，从而抑制癌细胞的分裂和生长，同时还可降低致癌物的毒性。而槲皮素则能抑制致癌细胞活性，阻止癌细胞生长。一份调查显示，常吃洋葱的人比不吃洋葱的人患胃癌的几率少25%。

食谱

洋葱炒蛋

做法　把鸡蛋磕在一大碗里，加入盐和少许胡椒粉打匀；把洋葱去皮、洗净，切成粒；炒锅里放少量油，烧热后，下洋葱粒炒片刻，铲出；晾凉后倒入鸡蛋液中，拌匀，用油炒熟上盘，倒入适量酱油、香油即可。

养生提示　适宜高血压病、高脂血症、动脉硬化等心血管疾病，糖尿病，癌症，急慢性肠炎者。

点评

皮肤病、眼疾、肠胃疾病导致泄泻者不宜。

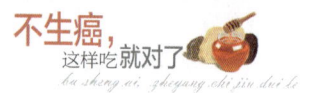
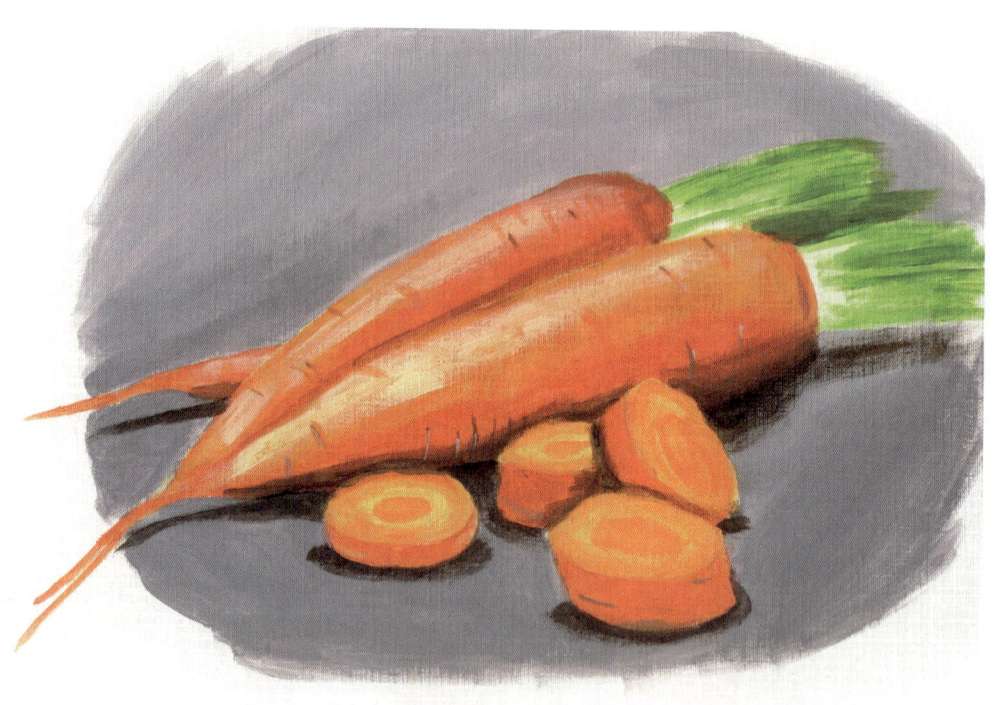

🌀 胡萝卜

性味　平，甘。

归经　归肺、脾经。

功效　补肝明目，清热解毒，健脾化滞。

主治　消化不良，久痢，咳嗽，夜盲症等。

中医典籍　《本草纲目》载胡萝卜"下气补中，利胸膈肠胃，安五脏，令人健食"。

现代研究

1. 胡萝卜内含丰富的维生素A的前体物质胡萝卜素，维生素A具有抗癌作用。胡萝卜中的木质素能提高生物体免疫能力2～3倍，间接地抑制或消灭体内的癌细胞。胡萝卜中含钼较高，也含有吲哚，都具有抗癌作用。胡萝卜生吃可以最大限度地保持营养成分不被破坏。

2. 有研究证实：每天吃两根胡萝卜，可使血中胆固醇降低10%～20%；每天吃三根胡萝卜，有助于预防心脏疾病和肿瘤。

3. 胡萝卜能增强人体免疫力，有抗癌作用，并可减轻癌症病人的化疗反应，对多种脏器有保护作用。女性朋友进食胡萝卜可以降低卵巢癌的发病率。

食谱

胡萝卜粥

做法　将胡萝卜洗净切碎，与粳米同入锅内，加清水适量，煮至米开粥稠即可。本粥味甜，易变质，需现煮现吃，不宜多煮久放。

养生提示　健脾和胃、下气化滞、明目、降压利尿，适用于高血压、夜盲症、癌症等。

点评

胡萝卜被誉为"东方小人参"。但冠心病、肾病患者当慎饮胡萝卜汁。

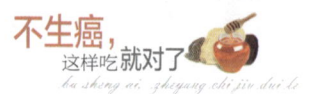

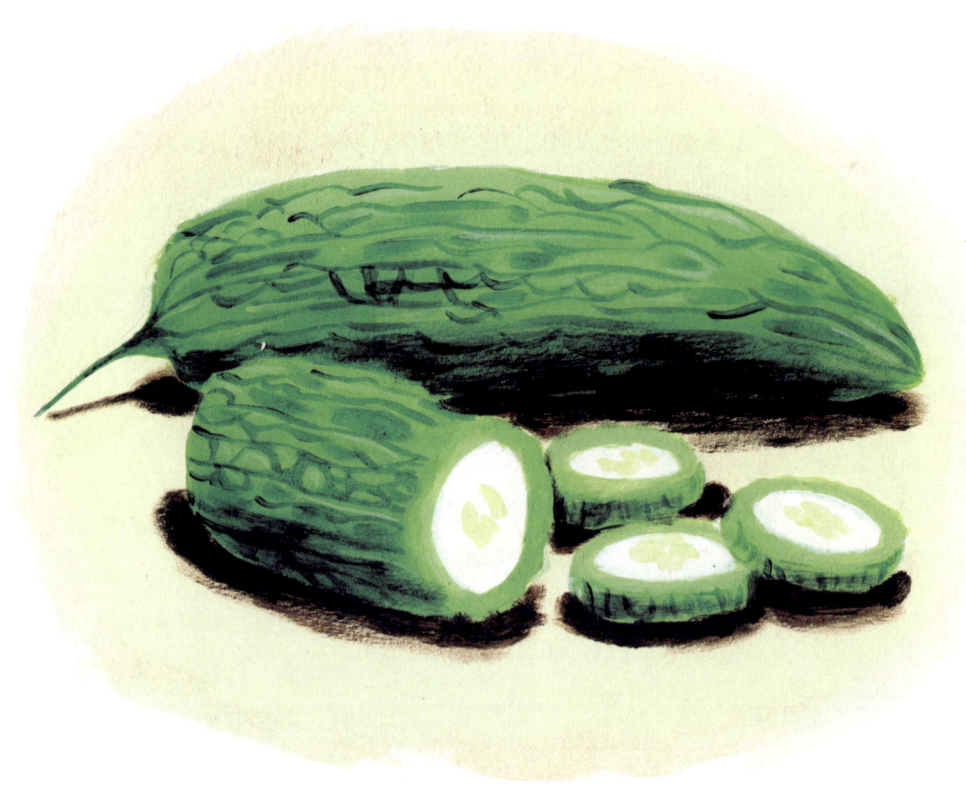

苦瓜

性味　甘苦，寒。老瓜赤色，味甘性平。

归经　归肠、胃经。

功效　清暑降热，明目解毒。

主治　胃热痛，湿热痢疾，呕吐腹泻，尿血。急性卡他性结膜炎（俗称红眼病）。

说明　苦瓜味甘苦、性寒凉，故有解热清肠胃之效，胃寒体虚者应慎食。

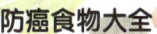

中医典籍　《滇南本草》："泻六经实火，清暑，益气，止渴。"
　　　　　《泉州本草》："主治烦热消渴引饮，风热赤眼，中暑下痢。"

现代研究

❶ 日本医学家证明苦瓜中所含的苦瓜蛋白，对防治癌症很有效。苦瓜蛋白可提高机体的免疫功能，能促进免疫细胞去消灭癌细胞。有研究显示，某些苦味食物是维生素B_{17}的重要来源，对于正常的人体细胞不起破坏作用，但对于癌细胞却能产生较强的杀伤力。

❷ 美国某州立大学科学家在实验室观察苦瓜的蛋白质能把人体内的有毒害细胞和不正常细胞以及致癌物"吃掉"。观察结果表明：苦瓜蛋白质能有效地抑制癌细胞的增殖和对癌细胞的杀伤。

食谱

苦瓜茶

做法　用干燥的苦瓜片10～15克，研为粗末，纳入保温瓶中，用沸水适量冲泡20分钟。不拘时代茶频服。每日1剂。

养生提示　适用于消渴或热病中暑，烦渴引饮，赤白痢疾，赤眼疼痛，痈肿丹毒，恶疮等。

点评

　　苦瓜清热解毒，为防癌良品、夏日圣药。

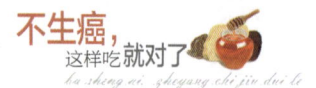

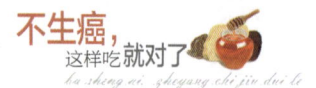

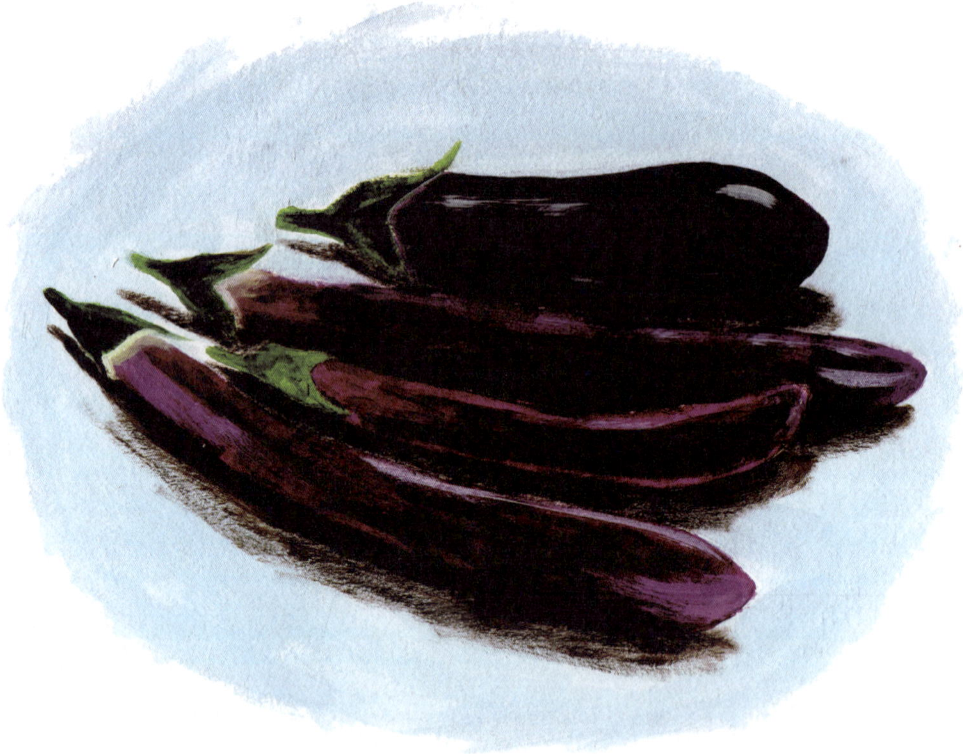

茄子

性味　甘，凉。

归经　归脾、胃、大肠经。

功效　清热，活血，止痛，消肿。

主治　肠风下血，热毒疮痈，皮肤溃疡。

中医典籍　《随息居饮食谱》："活血，止痛，消痈，杀虫，瘕疝诸病。"

现代研究

① 茄子含龙葵碱等抗癌活性物质，用于胃癌、肝癌等食欲不振患者，具有清热、活血、止痛、消肿功效。

② 茄子含磷、钙、钾等微量元素和胆碱、葫芦巴碱、水苏碱、龙葵碱等多种生物碱。紫色茄子中维生素含量更高。有国外研究结果表明它的抗癌性能是其他有类似作用的蔬菜的好几倍，是抗癌强手。

食谱

清蒸茄子

做法　茄子二个，洗净后切开放碗内，加油盐少许，隔水蒸熟食用。

养生提示　有清热，消肿，止痛功效。适用于炎性肿痛，内痔便血，高血压，便秘等症。

点评

消化不良、容易腹泻、脾胃虚寒、便溏症状的孕妇不宜多吃。

11

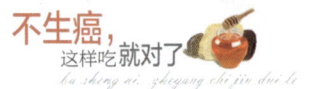
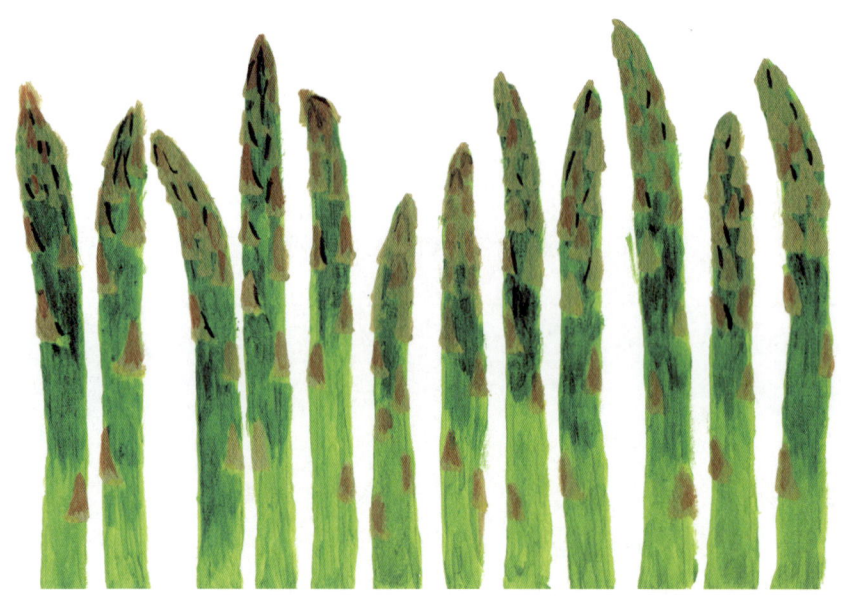

芦笋

性味 凉，甘，苦。

功效 润肺镇咳，祛痰杀虫。

主治 高血压病、高脂血症、癌症、动脉硬化，身体虚弱，气血不足，
营养不良，贫血，肥胖，习惯性便秘，肝功能不全，肾炎水肿，
尿路结石。

中医典籍 《本草纲目》："解诸肉毒。"

《玉楸药解》："清肺止渴，利水通淋。"

现代研究

1. 芦笋中含有丰富的硒，可阻止癌细胞分裂与生长，抑制致癌物的活力并加速解毒，甚至使癌细胞发生逆转，刺激机体免疫功能，促进抗体的形成，提高对癌的抵抗力；对膀胱癌、肺癌、皮肤癌等有特殊疗效，并且几乎对所有的癌症都有一定的疗效。

2. 现代医学研究发现，芦笋营养丰富，能增强机体免疫力，使细胞恢复正常生理状态，能有效地控制细胞异常生长，使细胞生长正常化。

3. 日本专家研究确认芦笋中含一种特殊纤维质，对致癌物质特别是氨基致癌物（存在于烘焦的鱼肉等动物蛋白中）有很强的吸附性，他们已从芦笋根梢中提炼出由纤维质制成的新型抗癌食品。

4. 芦笋是健康食品和全面的抗癌食品。用芦笋治淋巴腺癌、膀胱癌、肺癌、肾癌和皮肤癌有极好的疗效。对其他癌症、白血病等，也有很好效果，具有防止癌细胞扩散的功能。

食谱

芦笋片

做法 芦笋400克，切成薄片，在开水中稍余，沥干水分，加白糖、醋及适量盐、味精、麻油等调味。

养生提示 用于肿瘤阴虚有热者，对乳腺癌和消化道癌瘤有辅助治疗作用。

点评

芦笋性味属凉，痛风病人慎食；脾胃虚寒者慎服。

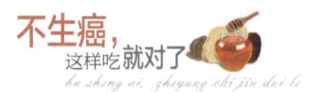
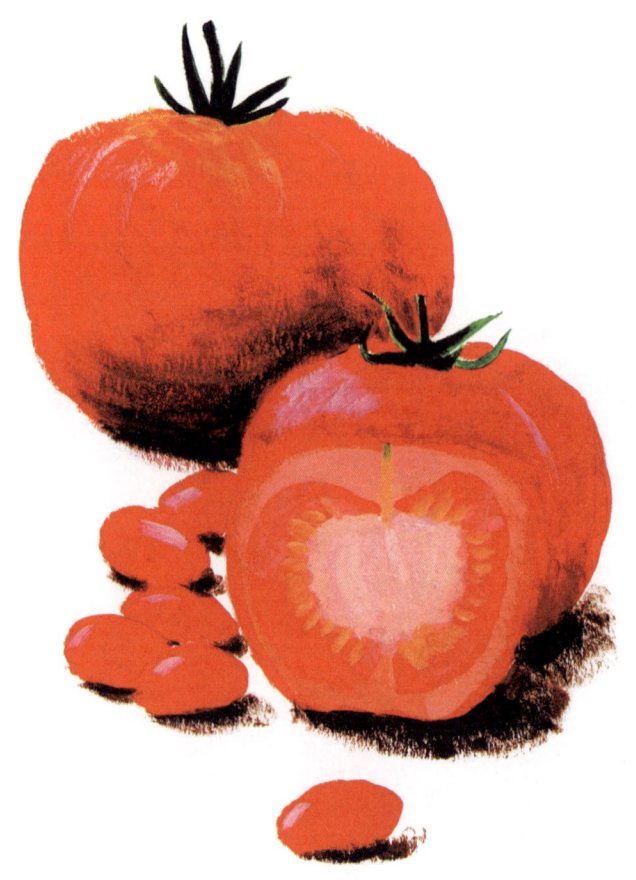

🌱 西红柿

性味　甘酸，微寒。

归经　归肝、脾、胃经。

功效　生津止渴，健胃消食，凉血平肝，清热解毒。

主治　肝炎、发热口干、暑热烦渴、食欲不振、高血压病、肾脏病、心脏病、眼底出血、癌症、维生素C缺乏症、烟酸缺乏症（糙皮病）、糖尿病、牙龈出血等。

现代研究

① 美国某大学公共卫生学院研究人员的一项研究表明，喜爱吃番茄及其制成品，如比萨饼、番茄酱等的男子，患前列腺癌的可能性比平均值低45%。

② 美国的一家研究所经过9年的研究发现：长期坚持每天吃2到3个番茄的人，抵抗力增强，疾病减少，特别是癌变的机会大大降低。

③ 据相关报道，多吃番茄和配有番茄的膳食有助于预防癌症，特别是前列腺癌。番茄中含的番茄红素有抑癌作用。

④ 意大利有研究表明，番茄能抑制胃癌的发生。日本有研究发现，血浆番茄红素与胃癌呈显著负相关。以上的研究均说明番茄红素和番茄制品能显著降低胃癌和食管癌的发病率。

食谱

西红柿鸡蛋汤

做法 取西红柿200克，鸡蛋1个，素油或香油5克，鸡精少许。洗净西红柿切成厚片，待用。将鸡蛋抽打成蛋糊待用。将西红柿在素油或香油里煸炒一下即放清水，旺火煮开时缓慢倒入蛋糊，当汤微开时加入鸡精，即可食用。隔天1次，佐餐用。

养生提示 具有健胃消食，生津止渴，止血利尿，养血补血，养心安神，滋阴润燥，润肤养颜，去脂护肝等作用。

点评

西红柿（番茄）味酸，性微寒，凡肠胃虚寒、胃酸过多者不宜多食。

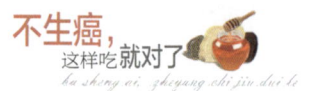
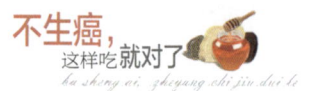

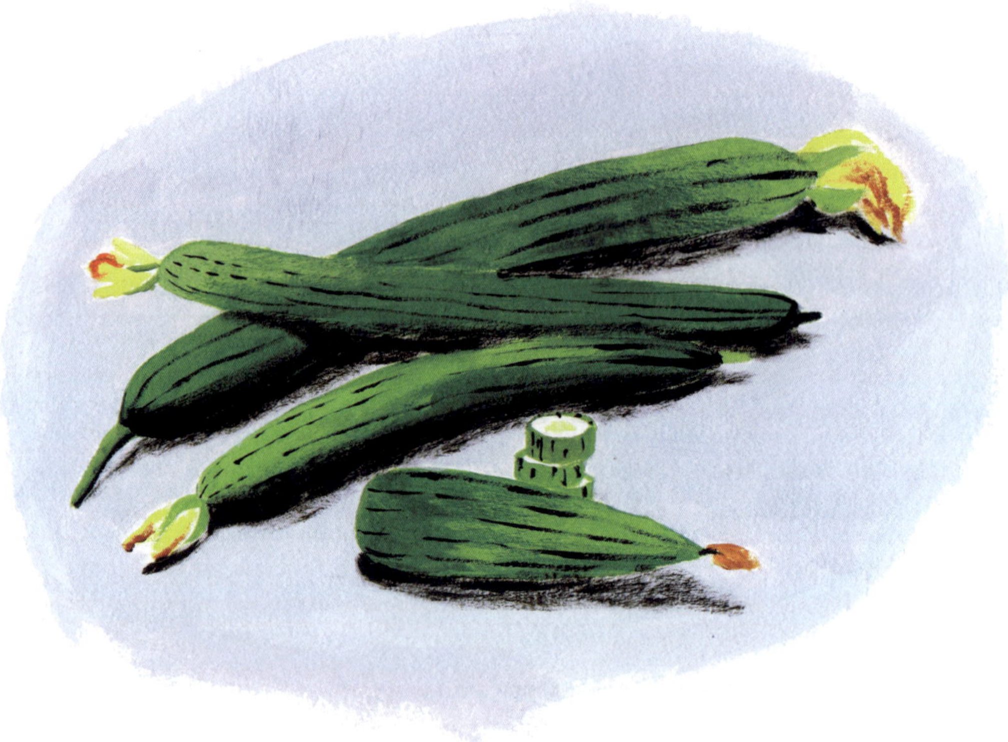

🌱 丝瓜
_____ •

性味　甘，性寒。

归经　归肝、胃经。

功效　清热，解毒，凉血止血，通经络，行血脉，美容，抗癌等。

主治　痰喘咳嗽，乳汁不通，热病烦渴，筋骨酸痛，便血等。

中医典籍　《陆川本草》："生津止渴，解暑除烦。"

《采药书》："治妇人白带，血淋膨胀积聚，一切筋骨疼痛。"

《医学入门》：治男妇一切恶疮，小儿痘疹余毒、并乳疽、疔疮。

现代研究

① 丝瓜中含有丰富的维生素A和维生素C。维生素A对肿瘤有抑制作用，它能使由病毒、化学物质与电离辐射引起的培养细胞恶变逆转；能防止或延缓致癌物所诱发的动物肿瘤的发生，延缓移植性肿瘤的发展。

② 有研究表明，丝瓜能阻断促进剂对小鼠皮肤乳头瘤的促进作用；它抑制促进剂所引起细胞的某种反应。

③ 丝瓜所含的维生素C能从多方面增进体液免疫和细胞免疫的功能，增加人体对癌症的抵抗力，它能刺激人体产生干扰素，使病毒失去活性，从而可以抑制病毒的诱癌作用，利用维生素C的抗氧化作用，还可抑制人体内的亚硝胺等致癌物质的吸收和合成。

食谱

丝瓜瘦肉汤

做法　鲜丝瓜250克左右切块，猪瘦肉200克左右切片。加水适量共煮汤，煮熟后用食盐调味，佐餐食用。

养生提示　有清热利肠，解暑除烦之效。适用于夏天暑热烦渴、肿瘤大便出血等症。

点评

丝瓜做菜，可配鱼、肉，单味亦佳。

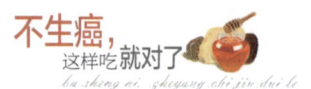
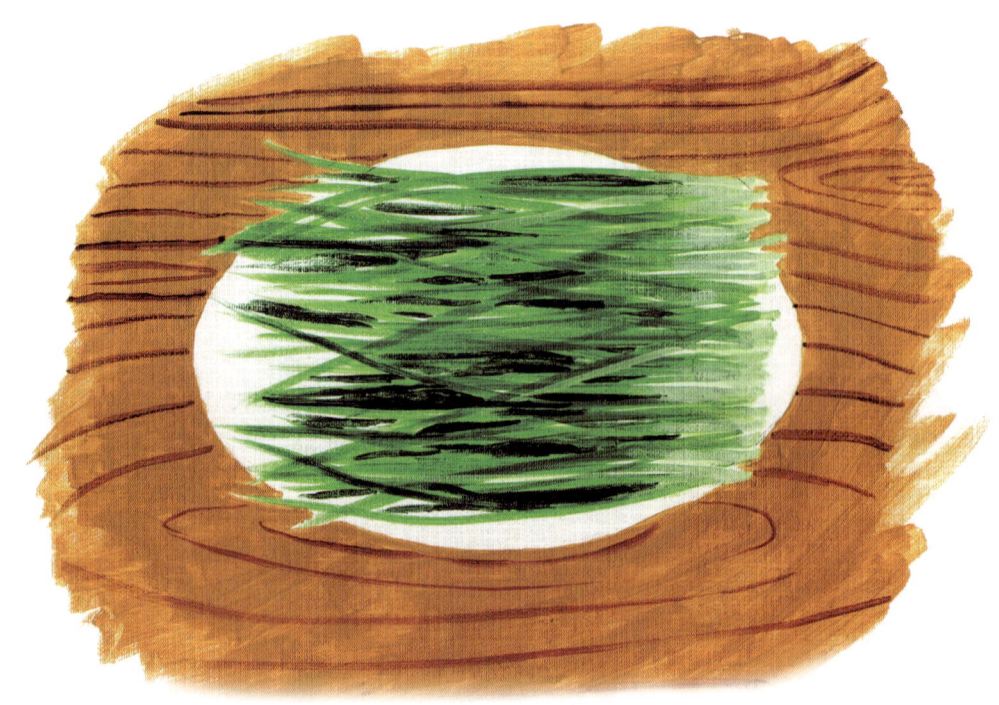

韭菜

性味　辛，甘，温。

归经　归肝、脾、肾经。

功效　温中下气，补肾益阳，调和脏腑，暖胃，增进食欲，除湿理血。

主治　腹中冷痛，胃中虚寒，噎膈，泄泻便秘，白浊，遗精，经闭白带，腰膝冷痛，吐血鼻血，小儿遗尿，妇人血崩，产后出血等。

中医典籍　《本草拾遗》中有"温中，下气，补虚，调和腑脏，令人能食，益阳，止泄臼脓、腹冷痛，并煮食之"。

现代研究

❶ 韭菜含有丰富的维生素A和维生素C。维生素A对肿瘤有抑制作用，它能使由病毒、化学物质与电离辐射引起的培养细胞恶变逆转；能防止或延缓致癌物所诱发的动物肿瘤的发生，延缓移植性肿瘤的发展。

❷ 韭菜还含有丰富的纤维素，每100克韭菜含1.5克纤维素，比大葱和芹菜都高，可以促进肠道蠕动、预防大肠癌的发生。

❸ 日本某医学院有研究结果表明，韭菜籽、韭黄中含有一种名叫多元酸人参菇三醇的物质，该物质可有效抑制微粒体混合功能氧化酶的再生，从而阻断了致癌活性物质的形成，具有较强的防癌、抗癌作用。

食谱

凉拌韭菜

做法　韭菜择好，洗净，切成均匀小段。准备一锅开水，先下韭菜根，再下韭菜叶，可放少许盐，时间不宜过长（开水中放盐，和过冷水都是为了保持颜色嫩绿）。把焯好的韭菜捞出，放入冷水中浸泡，再捞出，沥干水分。焯好的韭菜放入盘子中，放点蒜片，加2勺糖，少量酱油，适量盐。锅中倒油烧热，放入干红辣椒段爆香，再加入蒜片翻炒。把炸好的辣椒油，直接淋在韭菜上，搅拌均匀，即可。

养生提示　排毒通便，可治疗便秘、预防肠癌。

点评

韭菜含有大量的维生素和粗纤维，能增进胃肠蠕动、改善肠道排泄功能，是胃肠道的超级清道夫。然韭菜温热，阴虚火亢者慎吃；痈疽疮肿及皮肤癣、皮炎、湿毒者忌吃。

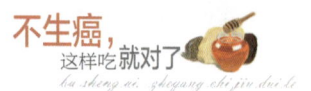
🌱 南瓜

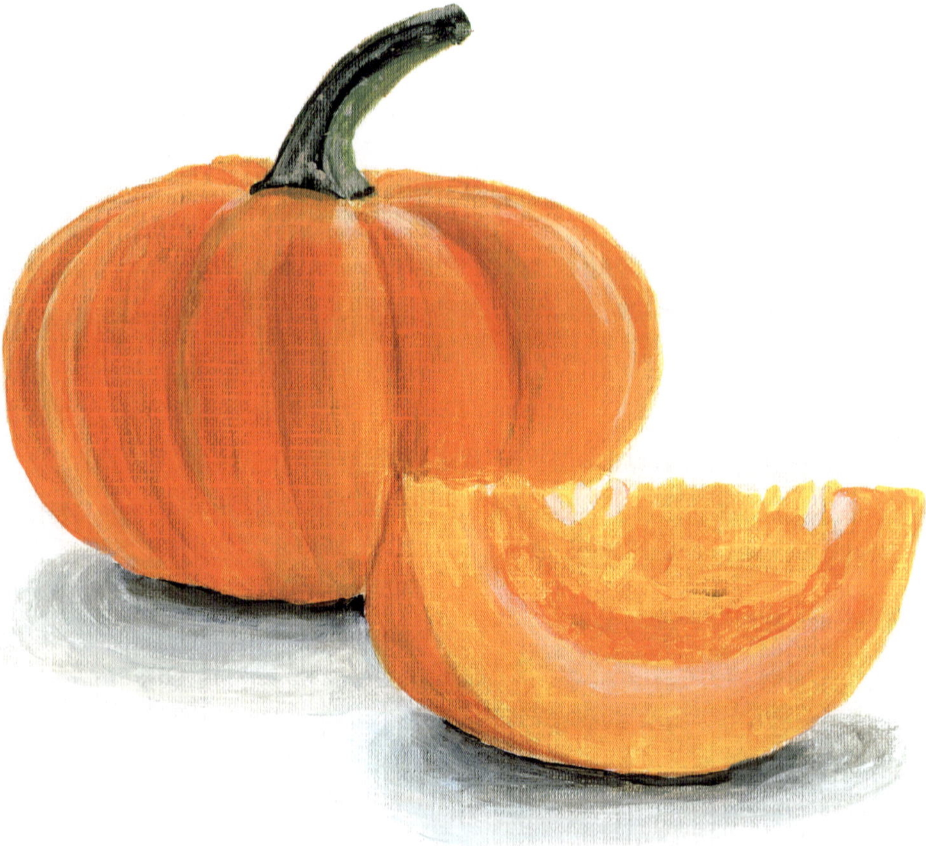

性味　甘，温平。

归经　归胃、大肠经。

功效　除湿祛虫，退热止痢，止痛，安胎。

主治　下肢溃疡，阴囊湿疹，蛲虫，绦虫，蛔虫，骨蒸潮热，痢疾，
　　　胎动，胃痛，解鸦片毒。

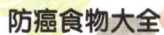

中医典籍　《滇南本草》云："横行经络，利小便。"

现代研究

① 医学实验表明，南瓜子可治前列腺肥大，有预防前腺癌的作用。若取两个生南瓜蒂焙烧研粉，每天早晚各以黄酒进服一次，可治初期乳腺癌。

② 南瓜粉营养成分丰富而独特，它含有30多种营养元素，几乎不含脂肪，最近研究和临床试验证明，南瓜粉有防癌、治癌作用。

食谱

南瓜粥

做法　老南瓜100克，大米50克，食盐适量。南瓜去皮，洗净切细备用。大米淘净，放入锅中，加清水适量煮粥，待沸时放入南瓜，至粥熟时，入食盐调味服食。每日1次。

养生提示　补中益气、解毒杀虫，适用于脾胃虚弱、营养不良、肺痈、水火烫伤、下肢溃疡等。

点评

南瓜性平，味甜，蒸、煮俱佳。然多食则易生湿发黄，令人气壅。

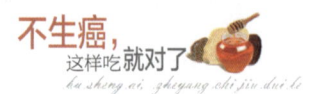

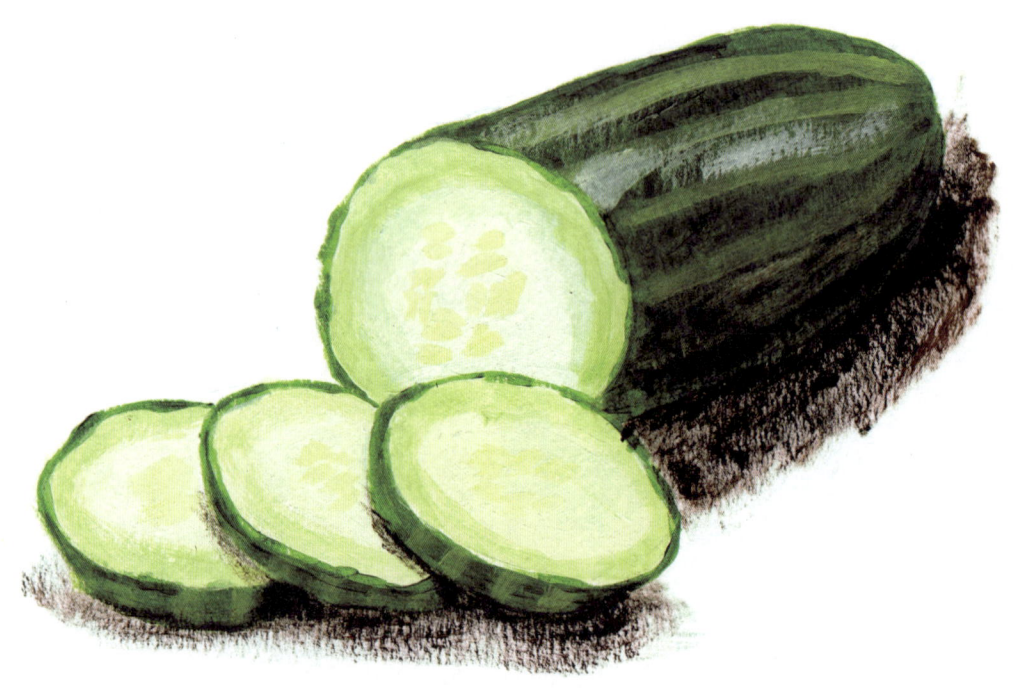

🌱 黄瓜

性味　甘，寒。

归经　归胃、小肠经。

功效　清热，解渴，利尿。

主治　烦热口干思饮，小便不畅。

中医典籍 《日用本草》称其"除胸中热，解烦渴，利水道"。

现代研究

① 研究发现，黄瓜具有丰富的营养功效，含蛋白质、脂肪、糖类、多种维生素、纤维素，以及钙、磷、铁、钾、钠、镁等成分。黄瓜头部含葫芦素C，能激发人体免疫功能。

② 动物试验证明，葫芦素C有明显的抗肿瘤作用，有助于原发性肝癌患者消除病痛，且延长生存期。所含多而细嫩的纤维素，可促进胃肠蠕动，使肠道内败物残渣排泄顺畅，可预防大肠癌。

食谱

拍黄瓜

做法 黄瓜洗净放在菜板上，用切菜刀平拍，使黄瓜开裂并切成小块。大蒜剁碎。把拍好的黄瓜和大蒜放入盘中，加入适量的盐、香油和少量的醋，拌匀即可食用。

养生提示 增加食欲，消除腹胀，并有退干热作用。

点评

黄瓜做菜，生吃、凉拌或清炒为宜。患疮疥、脚气、虚肿者勿食。

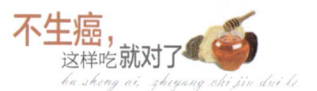

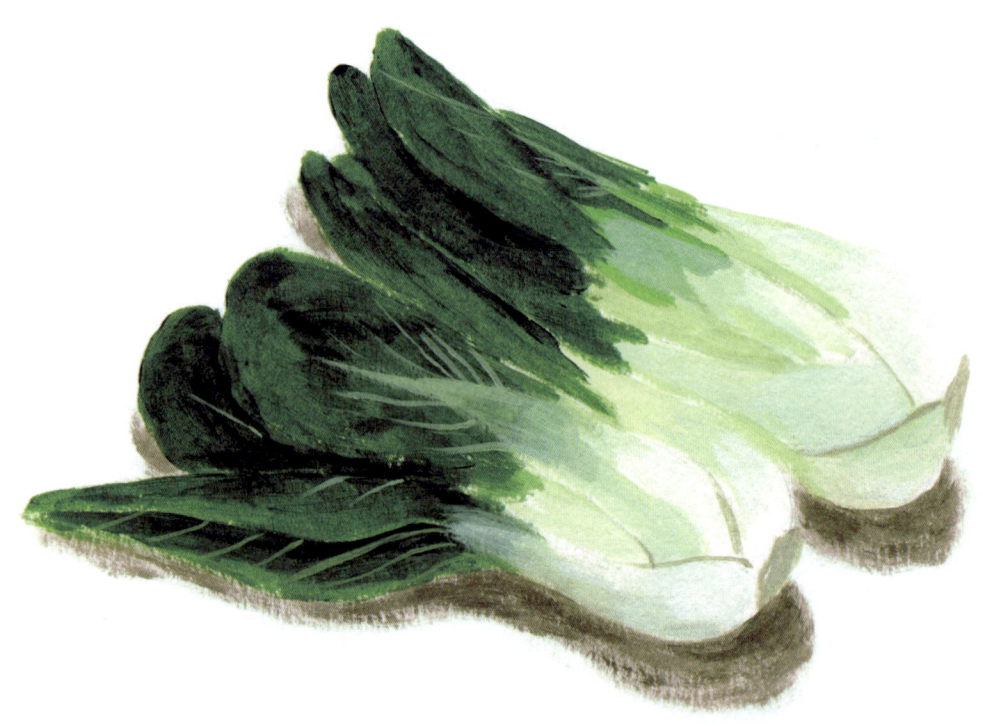

🌱 大白菜

性味　甘，寒。

归经　归肠、胃经。

功效　清热除烦，解渴利尿，通利肠胃。

主治　口干烦渴，大小便不畅，解木薯中毒，外用治漆毒生疮。

中医典籍　《饮膳正要》言其"通利肠胃，除胸中烦，解酒毒"。
《滇南本草》谓之"走经络，利小便"。

现代研究

① 现代医药研究发现，大白菜中含有丰富的粗纤维，能刺激胃肠蠕动，既可帮助消化，又可将停留在肠道内的腐败物质排出体外；大白菜有抗癌功效，尤其能预防肠癌。

② 大白菜里含有较多的微量元素钼，可抑制人体对致癌物亚硝胺的吸收、合成和积累，有一定的抗癌作用。

③ 美国某研究所的科学家发现，中国和日本妇女乳腺癌发病率之所以比西方妇女低得多，是由于她们常吃大白菜的缘故。大白菜中有一些微量元素，它们能帮助分解同乳腺癌相联系的雌激素。

食谱

白菜肉片汤

做法 大白菜500g，除去外周老叶，洗净，切段；猪肉（半肥瘦）250g，洗净切片，拌水豆粉少许。大白菜下沸水中煮至半熟时，放入猪肉，一同煮熟，以生姜、食盐、酱油、葱等调味。可分2次食。

养生提示 此汤中白菜富含纤维素，专以通利大便；猪肉补血润肠，用于血虚肠燥，大便秘结。

点评

大白菜性质寒凉，肺、脾、肾虚寒者不宜多食。白菜经水烫晒干后，寒性则大减。

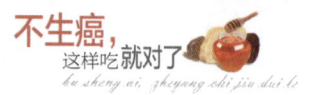
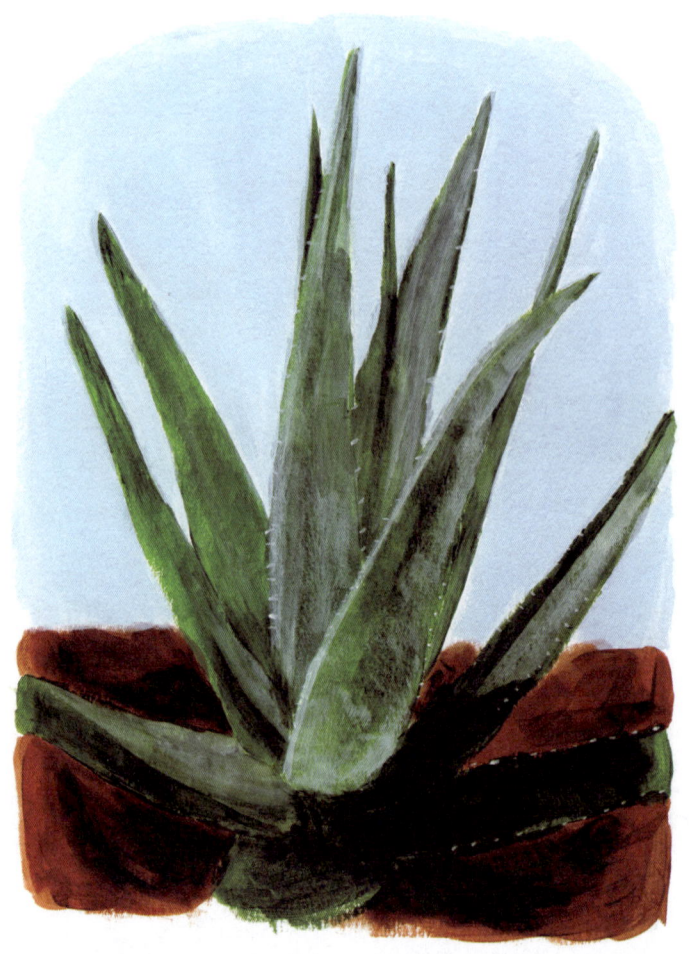

芦荟

性味 寒，苦。

归经 归肝、心、脾经。

功效 清热解毒，泻下通便，驱虫杀菌。

主治 肝火头痛，目赤肿痛，烦热惊风，热结便秘，虫积腹痛，小儿
疳积，湿疮疥癣，痔瘘，肿瘤。

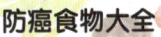

中医典籍　《得配本草》："散瘰疬，治惊痫，利水除肿。"

《本草再新》："治肝火，镇肝风，清心热，解心烦，止渴生津，聪耳明目，消牙肿，解火毒。"

现代研究

① 芦荟能防治放射线治疗癌症过程中引起的烧伤性皮肤溃疡。据报道，第二次世界大战末，用芦荟提炼药物治疗日本广岛因原子弹爆炸后受辐射灼伤的病人，取得一定疗效。

② 近年科学家们发现，芦荟具有抗癌作用。动物实验证明，芦荟浸出物中分离出一种几乎纯粹的物质，具有更高的抗癌作用。芦荟中的黏稠物质多糖类具有提高免疫力和抑制、破坏异常细胞生长的作用，从而达到抗癌目的。

食谱

雪耳芦荟

做法　银耳20克，芦荟125克，枸杞子、香菜、冰糖、纯净水各适量。银耳泡发、去根，加水蒸熟。芦荟去皮洗净，切条，焯熟冲凉，枸杞子泡发。冰糖加纯净水兑汁，放入银耳、芦荟、枸杞子浸泡入味，撒上香菜即可。

养生提示　清热、润肺。

点评

凡脾胃虚寒泄泻、纳呆者及孕妇禁用。

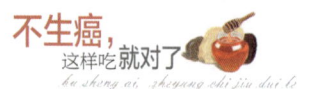
🌱 百合

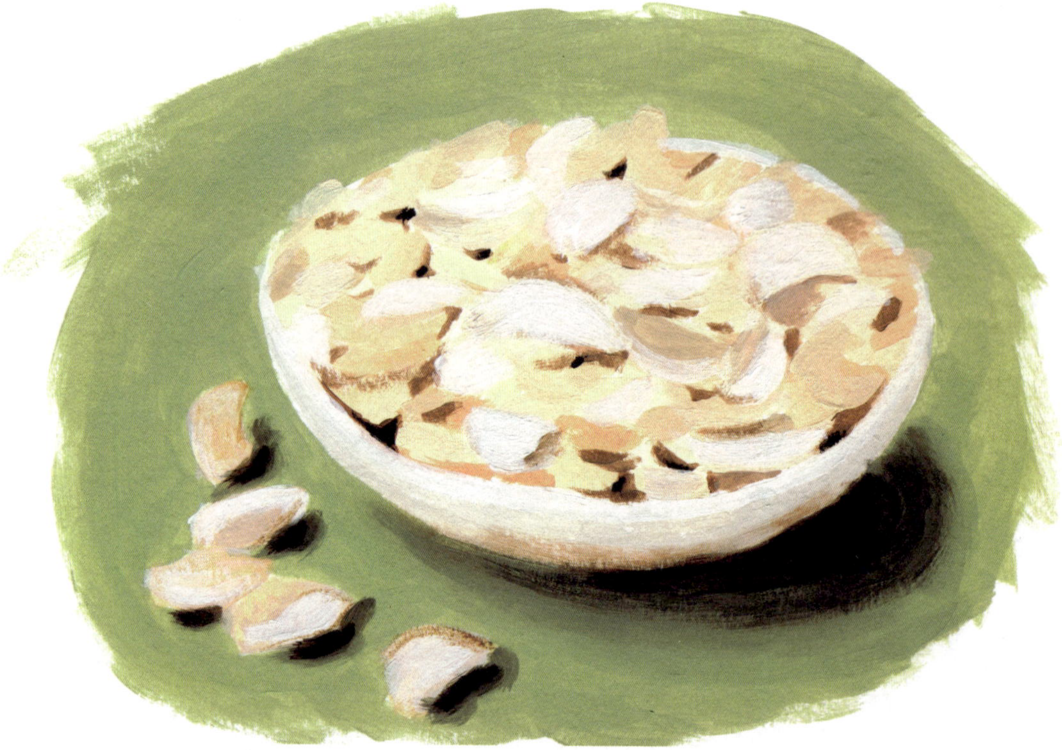

性味　甘微苦，平。

归经　归心、肺经。

功效　润肺止咳，清心安神。

主治　肺病久嗽，咳唾痰血；热病后余热未清，虚烦惊悸，神志恍
　　　惚；脚气浮肿。

中医典籍　《日华子本草》："安心，定胆，益志，养五脏。治癫邪啼泣、狂叫，惊悸，杀蛊毒气，熠乳痈、发背及诸疮肿，并治产后血狂运。"

《上海常用中草药》："治肺热咳嗽，干咳久咳，热病后虚热，烦躁不安。"

现代研究

❶ 百合含有秋水仙碱等多种生物碱，能抑制癌细胞增生。临床上常用于白血病、皮肤癌、鼻咽癌、乳腺癌、宫颈癌等病症均有明显疗效。

❷ 百合含多种生物碱，对白细胞减少症有预防作用，能升高白细胞，对化疗及放疗后白细胞减少症有治疗作用。百合在体内还能促进和增强单核细胞系统的吞噬功能，提高机体的体液免疫能力，因此百合对多种癌症均有较好的防治效果。

食谱

百合莲子粥

做法　净百合30g，莲子25g，糯米100g，加红糖适量，共煮粥食。

养生提示　养胃缓痛、补心安神。适用于治疗癌症晚期脾胃虚弱的胃脘痛、心脾虚或心阴不足的心烦不眠症。

点评

　　百合有小毒，不可大量、久服。风寒咳嗽，中焦寒便滑者忌服。

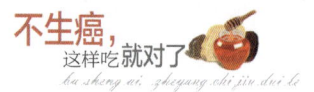
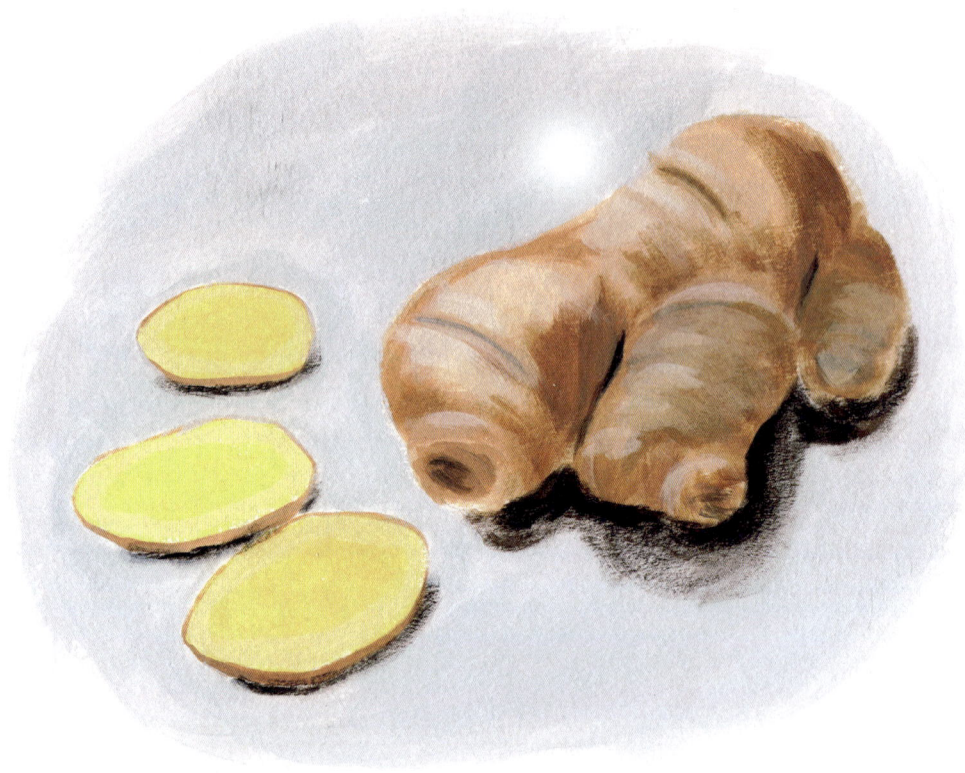

姜

性味　辛，温。

归经　归肺、胃、脾经。

功效　解表散寒，温中止呕，温肺止咳，解毒。

主治　常用于脾胃虚寒，食欲减退，恶心呕吐，痰饮呕吐，胃气不
和的呕吐，风寒或寒痰咳嗽，感冒风寒，恶风发热，鼻塞头
痛。

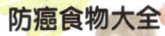

中医典籍　《日用本草》："治伤寒、伤风、头痛、九窍不利。入肺开胃，去腹中寒气，解臭秽。""解菌蕈诸物毒。"
《本草从新》："姜汁，开痰，治噎膈反胃，救暴卒，疗狐臭，搽冻耳。煨姜，和中止呕。"

现代研究

❶ 从生姜中能提取出一种植物营养素——姜辣素，这种天然植物营养素有延缓肿瘤生长以及摧毁前列腺癌细胞的作用。

❷ 鲜姜中含有多元酸人参萜三醇，这种物质可以抑制癌细胞扩散。有实验研究用人体胃癌细胞在37℃的试管培养液试验中加入上述物质后，恶性细胞的增长减少了50%。

食谱

姜汁茶

做法　鲜生姜一块，茶叶5克。把洗干净的鲜生姜在冷水中浸泡30分钟，取出后切片，榨汁放入冰箱备用；将茶叶放入杯中，用沸水冲泡后，焖15分钟，放入3滴姜汁，搅拌均匀即可饮用。

养生提示　解毒散寒，止呕防癌。

点评

姜性燥热，温中暖胃，近来研究证实可抗多种癌症。阴虚内热及实热证者禁服。

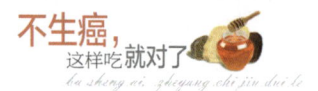
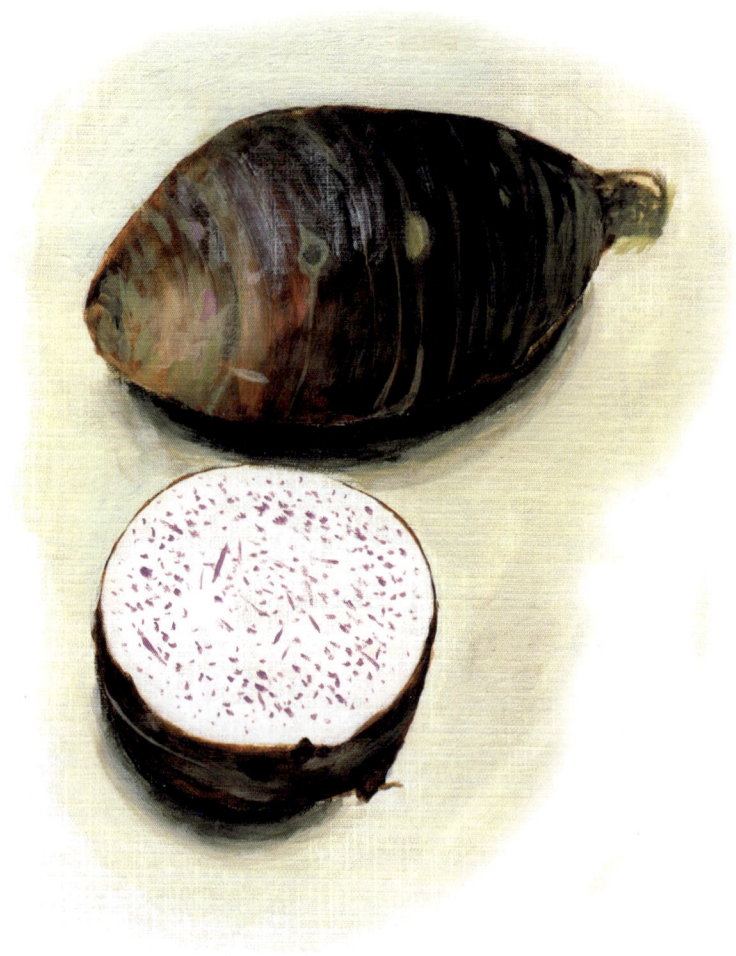

芋头

性味 甘辛，平。

归经 归肠、胃经。

功效 益胃，宽肠，通便，解毒，补中益肝肾，消肿止痛，益胃健
脾，散结，调节中气，化痰，添精益髓等。

主治 肿块，痰核，瘰疬，便秘等。

中医典籍　《本草拾遗》："吞之开胃，通肠闭，产后煮食之破血，饮其汁，止血、渴。"

《随息居饮食谱》："生嚼治绞肠痧，捣涂痈疡初起，丸服散瘰疬。"

现代研究

① 芋头营养价值丰富，能增强人体的免疫功能，可作为防治癌瘤的常用药膳主食。在癌症手术或术后放疗、化疗及其康复过程中，有辅助治疗的作用。

② 芋头含有一种黏液蛋白，被人体吸收后能产生免疫球蛋白，或称抗体球蛋白，可提高机体的抵抗力。故中医认为芋头能解毒，对人体的痈肿毒痛包括癌毒有抑制消解作用，可用来防治肿瘤及淋巴结核等病症。

食谱

香蒸芋头

做法　芋头一块，盐、生抽、水、油各适量。芋头去皮，切成较小的滚刀块，将油、水、盐和生抽混合与芋头块拌匀，装入盘中。蒸锅中的水烧开后，将芋头连盘放入，大火蒸25分钟即可。

养生提示　化痰散淤，解毒消肿。适用于癌肿、淋巴结核等病症。

点评

生品有毒，不可生食。多食难消化，脾胃虚弱者慎吃。

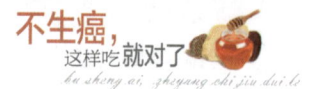

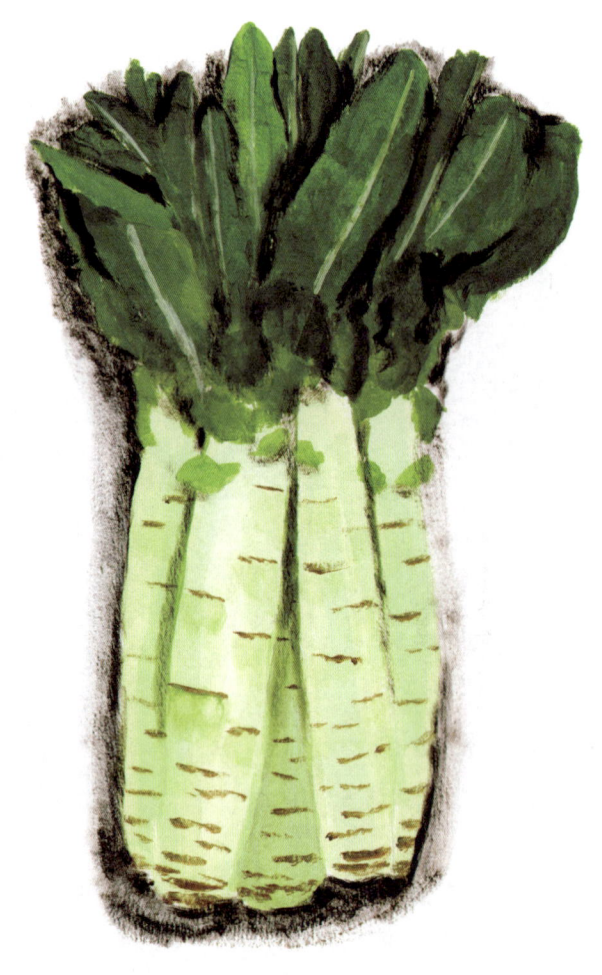

🌱 莴苣

性味 苦，甘，凉。

归经 归胃、小肠经。

功效 利尿，通乳，清热解毒。

主治 主小便不利，尿血，乳汁不通，虫蛇咬伤，肿毒。

中医典籍　《日用本草》："利五脏，补筋骨，开膈热，通经脉，去口气，白齿牙，明眼目。"

《滇南本草》："治冷积虫积，痰火凝结，气滞不通。"

现代研究

❶ 莴苣含丰富的胡萝卜素，在人体内可以转化为维生素A，而维生素A能刺激机体的免疫系统，维持上皮组织的正确结构，调动机体抗癌的积极因素，抵御致癌物质侵入人体。常吃莴苣对防癌抗癌有益。

❷ 莴苣的茎叶中含有一种芳香烃羟化酯，能够分解食物中的致癌物质亚硝胺，防止癌细胞的形成，对于肝癌、胃癌、肠癌等消化系统癌症有一定的预防作用。

食谱

莴苣炒三丝

做法　莴苣去皮，白萝卜、猪肚、芹菜洗干净后切丝，用食用油，加葱花、姜丝、白糖、酱油，低盐调味，急火快炒，出锅前用淀粉勾芡。

养生提示　防暑降温、宁心安神的功能。

点评

寒性体质者不宜食。痛风、结石患者不宜。

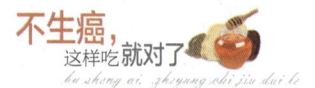

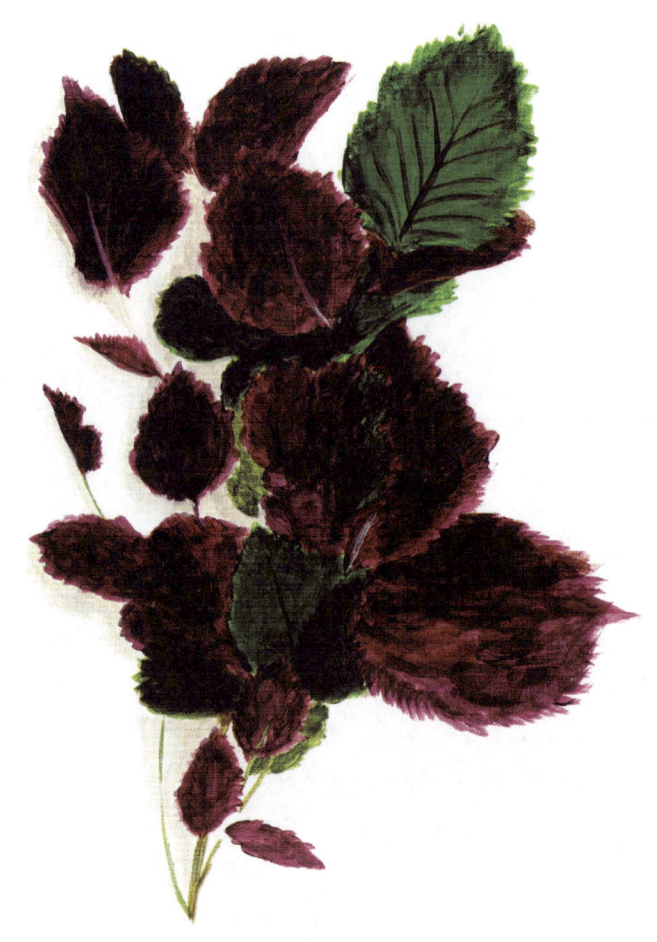

🌀 紫苏

性味　辛，温。

归经　归肺、脾、胃经。

功效　散寒解表，宣肺化痰，行气和中，安胎，解鱼蟹毒。

主治　风寒表证，咳嗽痰多，腹胀满，恶心呕吐，腹痛吐泻，胎气不和，妊娠恶阴，食鱼蟹中毒。

中医典籍 《日华子本草》："补中益气。治心腹胀满，止霍乱转筋，开胃下食，并(治)一切冷气，止脚气，通大小肠。"

《本经逢原》："能散血脉之邪。"

现代研究

① 紫苏中含有抗癌成分。这种成分主要是紫苏挥发油中的紫苏醛。有研究人员认为，紫苏浸出液的成分，并非直接杀死癌细胞，而是抑制癌细胞的分裂。

② 紫苏油可明显抑制化学致癌剂所致的癌症发病率，减小肿瘤体积，延长肿瘤出现的时间。药物试验中用紫苏油饲育化学致癌剂诱发的大肠癌大鼠，结果表明，紫苏油可降低黏膜鸟氨酸脱羧酶的活性，降低结肠肌对肿瘤促进剂——结肠上皮细胞磷脂膜的敏感性，有效地抑制结肠癌。

食谱

紫苏饮

做法 鲜紫苏叶3～5片、白糖适量。将鲜紫苏叶洗净沥水，放入杯内用开水冲泡，放入白糖即成清凉饮料。

养生提示 健胃解暑，可增强食欲，助消化，防暑降温，还可防治感冒、胸腹胀满等病症。

点评

紫苏性温，能去鱼腥，温病及阴虚者忌。

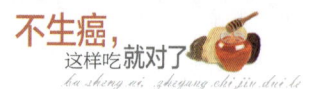
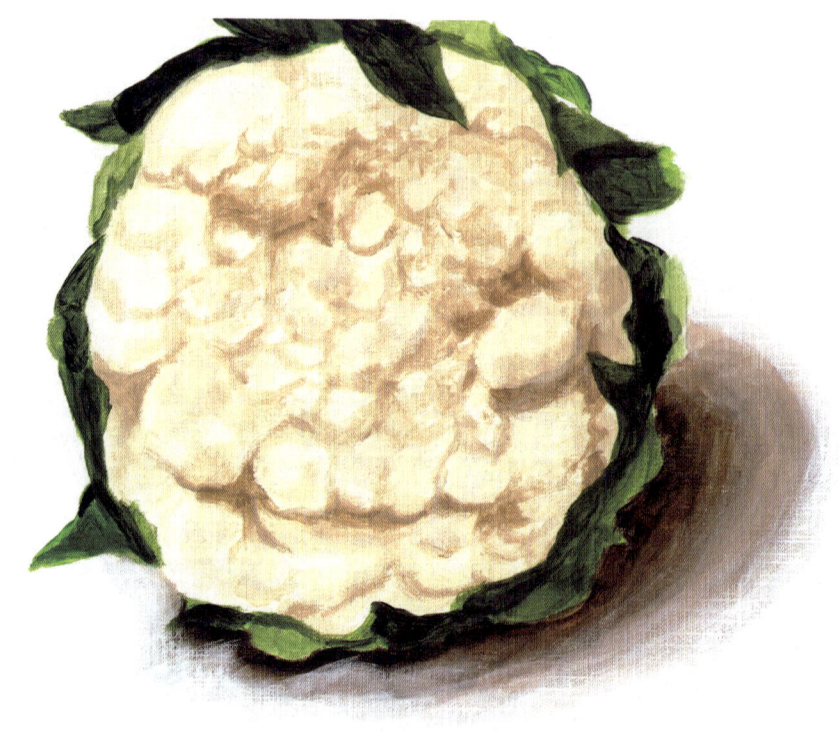

🌀 花菜

性味　性凉，味甘。

归经　归胃、肝、肺经。

功效　助消化，增食欲，生津止渴。

主治　消化不良，食欲不振，大便干结。癌症患者和肥胖者宜食。

中医典籍　《食物本草》："下气。"

《中国药植图鉴》："止下痢。"

现代研究

① 花菜等十字花科甘蓝族蔬菜中含有吲哚类化合物质，具有抗癌作用。实验报告指出：经常食用这类蔬菜有增强分解、抑制侵入机体内的苯并芘的作用，可明显降低胃肠癌和上呼吸道癌的发病率。

② 花菜在防治胃癌、乳腺癌方面，效果更好。研究表明，花菜不但能给人补充一定量的硒和维生素C，同时还能供给丰富的胡萝卜素，起到阻止癌前病变细胞形成的作用，遏制癌肿生长。

③ 花菜中所含的吲哚类化合物，具有转化雌激素，预防乳腺癌的功效。因而建议：凡具有乳腺癌发病史家族的女性和未生育或未哺乳，以及绝经期较晚的妇女，都应多食花菜，以防乳腺癌的发生。

④ 花菜已被各国营养学家列入人们的抗癌食谱，长期食用可以减少乳腺癌、直肠癌及胃癌等癌症的发病概率。据某癌症协会的报道，在众多的蔬菜水果中，花菜、大白菜的抗癌效果最好。

食谱

香菇炒花菜

做法 花菜250克，香菇15克，鸡汤100毫升，花生油、精盐、味精、葱、生姜、淀粉各适量。菜花择洗干净，切成小块，放入沸水锅内焯一下捞出；香菇用温水泡发，去蒂洗净。炒锅上火，放花生油烧热，下葱、姜煸出香味，加鸡汤、精盐、味精，烧开后捞出葱、姜不要，放入香菇、菜花，用小火稍煨入味后，用水淀粉勾芡，淋上鸡油，盛入盘内即可食用。

养生提示 益气健胃，补虚强身。适用于癌症患者食欲不振，吐泻乏力等症，也可防治佝偻病。

点评

花菜在抗癌蔬菜排行榜上是排名靠前的抗癌明星蔬菜。要注意的是，花菜嘌呤含量较高，尿酸高和痛风病人要慎吃。

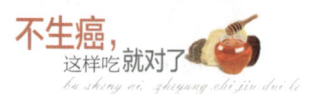

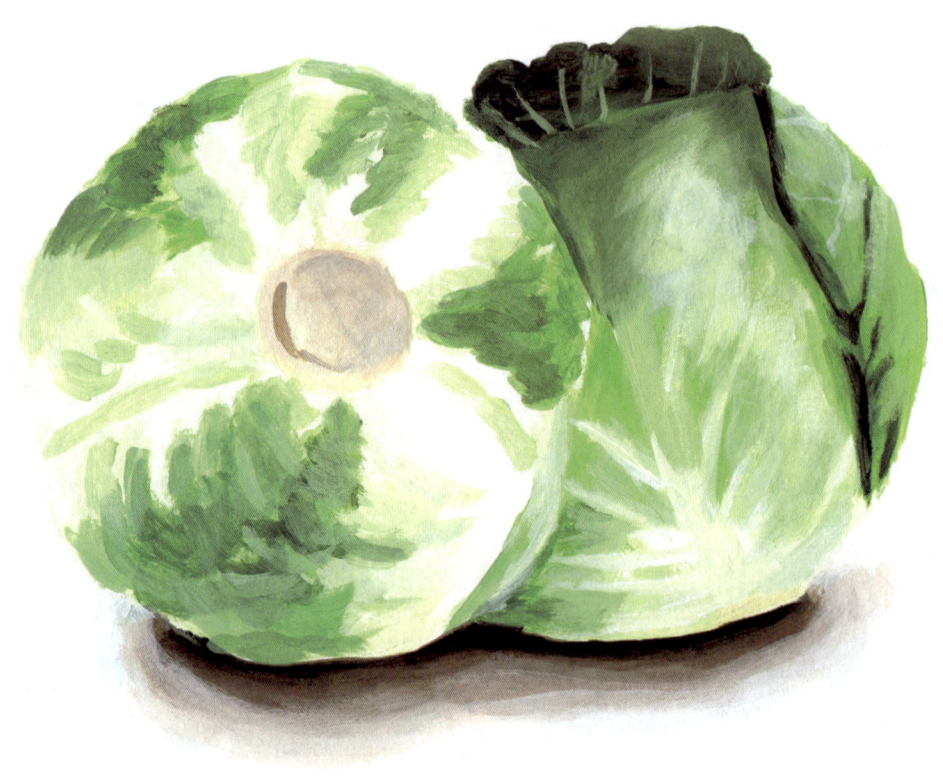

甘蓝（包菜）

性味　甘，平。

归经　归胃、肾经。

功效　清利湿热，散结止痛，益肾补虚。

主治　湿热黄疸，消化道溃疡性疼痛，关节不利，癌症虚损。

中医典籍　《千金·食治》："久食大益肾，填髓脑，利五脏，调六腑。"
《本草拾遗》："补骨髓，利五脏六腑，利关节，通经络中结气，明耳目，健人，少睡，益心力，壮筋骨。治黄毒，煮作菹经宿渍色黄，和盐食之。去心下结伏气。"

现代研究

① 日本某癌症预防研究所研究证实，甘蓝具有一定的防癌作用，其癌症发生抑制率为34.7%。

② 甘蓝有增强人体免疫功能的作用。球茎甘蓝中的吲哚，可在消化道中诱导出某种代谢酶，从而使致癌原灭活，甘蓝中含有微量元素钼，能抑制亚硝酸胺的合成，因而具有一定的防癌抗癌作用。

食谱

手撕包菜

做法　包菜洗净后用手撕成小片，干辣椒洗净切段，五花肉洗净切片后用生粉、料酒、酱油腌制片刻。锅中放油烧至五成热时放入五花肉片小火煎出油，放少许盐后盛出。锅中留油，烧至六成热将辣椒段和大蒜片炸出香味，调至大火，放入包菜爆炒至半熟，放入五花肉片、香醋翻炒均匀即可出锅。

养生提示　补益脏腑，令人安睡。

点评

甘蓝分紫甘蓝和绿甘蓝两种，绿甘蓝就是洋白菜或圆白菜，东北也叫大头菜，南方叫卷心菜。胃有积滞消化不良者慎食。

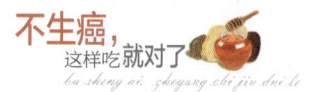

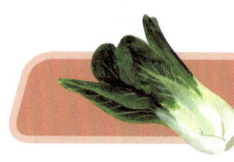 食用真菌类

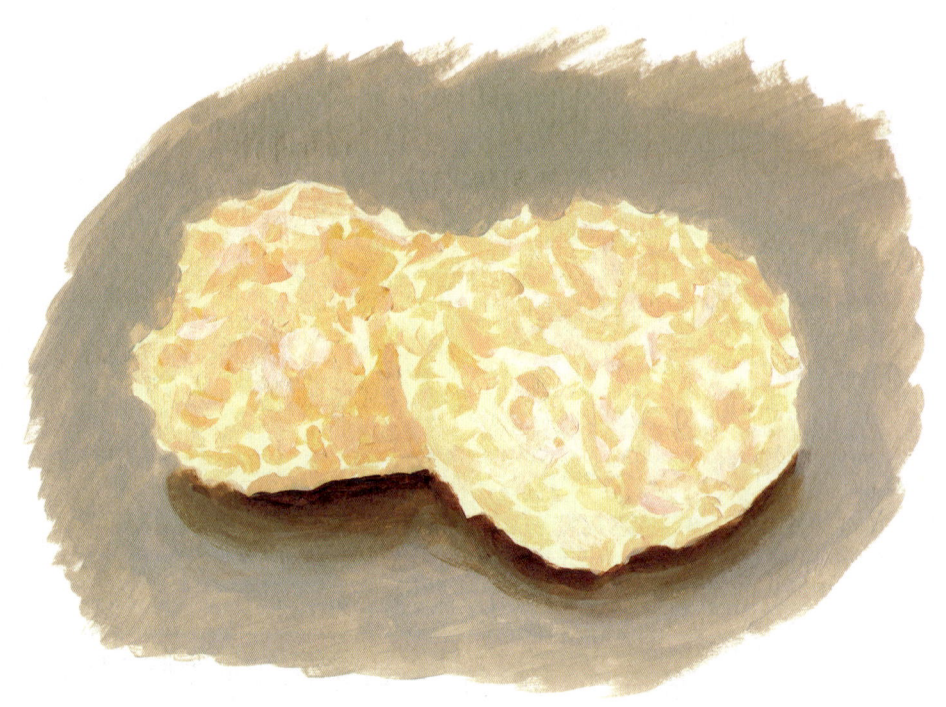

 # 银耳

性味 甘，平。

归经 归肺、胃、肾经。

功效 清肺热，益脾胃，滋阴，生津，益气，活血，润肠，解酒。

主治 肺热咳嗽，肺燥干咳，咳痰带血，胃肠燥热，便秘下血，月经不调，血管硬化症，高血压病。

42

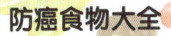

中医典籍　《本草问答》："治口干肺痿，痰郁咳逆。"
《增订伪药条辨》："治肺热肺燥，干咳痰嗽；衄血，咯血，痰中带血。"

现代研究

❶ 实验表明，从银耳中提取获得的多糖，具有抗癌作用。银耳多糖抗癌机理不同于细胞毒类药物的直接杀伤功效，而是通过提高机体免疫功能，达到间接抑制肿瘤的生长。多糖A具有一定的抗放射作用。

❷ 银耳能激活人体的巨噬细胞，可以提高巨噬细胞吞噬癌细胞的能力，增强机体抗肿瘤的免疫力，从而抑制癌瘤的发展。银耳还富含硒等微量元素，它可以增强机体抗肿瘤的免疫力。

食谱

银耳瘦肉汤

做法　银耳与猪瘦肉炖熟食，加入大枣十枚同炖。

养生提示　治病后体虚。

点评

外感风寒症慎用。

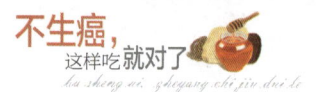
木耳

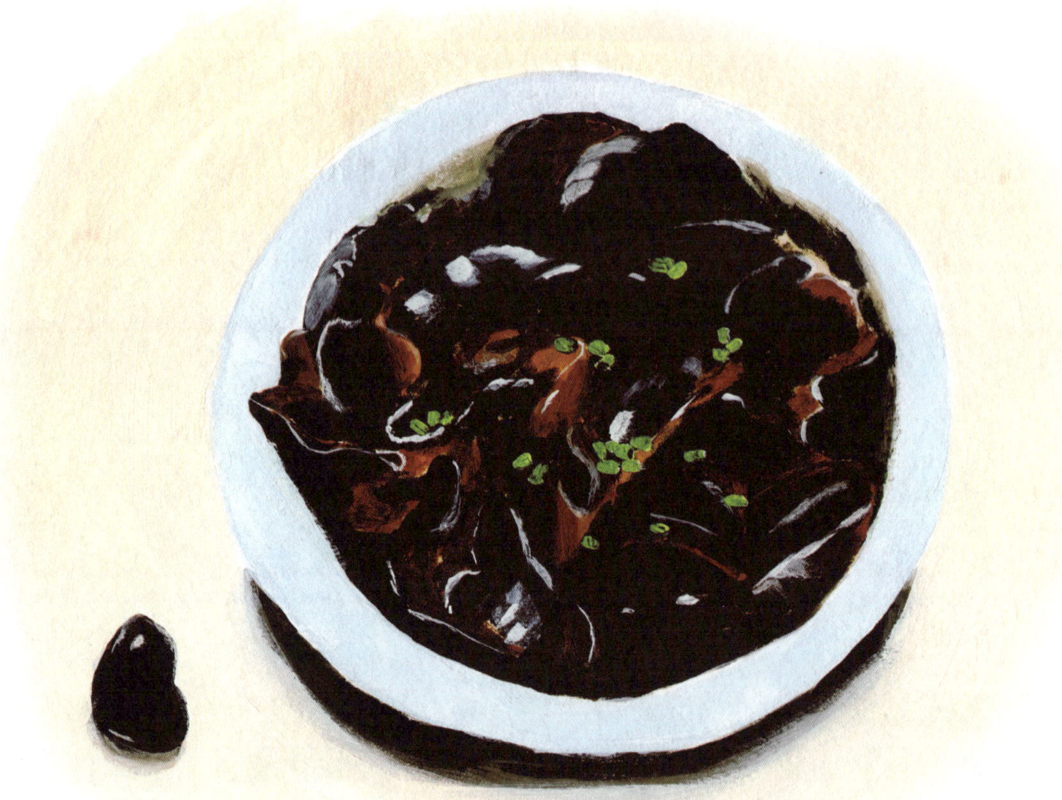

性味　甘，平。

归经　归脾、肾经。

功效　滋养益肾，安神润燥，活血去瘀。

主治　血病癥瘕积聚，崩中漏下，痔疮出血，血痢便血，高血压病，便秘。

中医典籍　《神农本草经》谓其"益气不饥，轻身强志"。

《饮膳正要》称之"利五脏，宽肠胃"。

《随息居饮食谱》曰："补气耐饥，活血，治跌扑伤，

凡崩淋血痢，痔患肠风，常食可瘳。"

现代研究

❶ 木耳素有"素中之荤"的美名，其营养价值较高，美国科学家研究发现，常吃木耳可抑制血小板凝聚，降低血液中胆固醇的含量，对冠心病、动脉血管硬化、脑心血管病颇为有益，并有一定的抗癌功效。

❷ 木耳含有抗肿瘤活性物质，能增强机体免疫力，经常食用可防癌抗癌。木耳含有丰富的纤维素和植物胶质还能促进胃肠蠕动而防止便秘，有利于体内大便中有毒有害物质及时清除和排出，从而起到预防直肠癌等癌症的作用。

食谱

凉拌木耳

做法　清洗干净的泡发木耳去蒂，撕成小片，开水焯熟，胡萝卜切丝。把木耳、胡萝卜丝放入盆里，加蒜泥、葱丝、盐、白糖、鸡精、少量陈醋一起搅拌均匀，最后洒上白芝麻，淋几滴香油即可。

养生提示　养血驻颜、祛病延年。能增强人体免疫力，经常食用可防癌抗癌。

点评

木耳泡发时间久了，容易被细菌、霉菌等污染而产生毒素，食用后有可能导致严重的食物中毒。

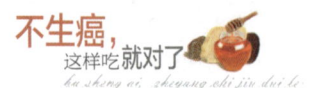
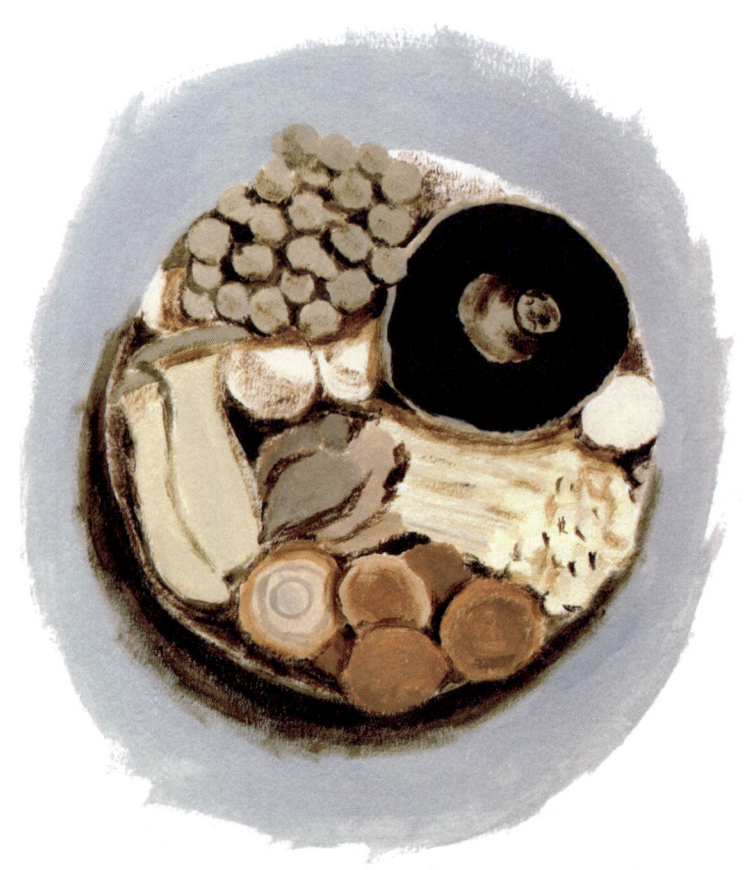

🍄 蘑菇

性味 微寒，凉，味甘。

归经 归肝、胃经。

功效 能补脾理气，化痰开胃，止吐止泻，润燥透疹。

主治 肺胃有热，咳逆上气，痰多胸闷，呕吐泄泻，体倦气弱等症。

中医典籍 《医学入门》曰："悦神，开胃，止泻，止吐。"
《生生编》载其"益肠胃，化痰，理气"。

现代研究

① 蘑菇类的植物中含有碱性磷酸酶（AIP）成分，能起到抗癌作用。

② 蘑菇的营养成分，较突出的有维生素B_{12}及维生素D_2，而其抗癌作用主要在于六种多糖，在小鼠实验中，证实蘑菇多糖及其他一些因素有强力的抗癌功效。日本大学医学院曾试图制成蘑菇抗癌注射液。日本方面认为蘑菇多糖不但能控制癌的发展，并能使已形成的癌肿萎缩，而且还有防癌的功效。近年日本科学家还从蘑菇中提取出一种能抑制肿瘤生长的物质，可提高免疫力，具有明显的抗癌作用，肺癌、乳腺癌、皮肤癌患者，食之则大有助益。

③ 蘑菇是干扰素的诱导物，如果我们日常食用相当量的蘑菇，机体便能产生充分的干扰素。干扰素除有抗病毒作用外，还有抑制癌细胞繁殖的效果。它能扰乱癌细胞核糖核酸的遗传密码，使癌细胞不能繁殖。

④ 有研究人员在蘑菇有效成分中分离出一种分子量为288的超强力抗癌物质，能抑制癌细胞的生长，其功效比绿茶中的抗癌物质强1000倍。蘑菇中还含有一种毒蛋白，能有效地阻止癌细胞的蛋白合成。

食谱

蘑菇猪排汤

做法　蘑菇100克，猪排250克。先洗净猪排，切块，入锅，放精盐炖至八成熟，下蘑菇，待蘑菇煮熟即成。

养生提示　此汤具有补脾胃，益气血的功效，适用于虚弱之人。

点评

我国古代就有蘑菇防治癌症的记载：明代名医龚廷贤在治疗"乳岩"（即乳癌）的处方中，蘑菇即为主要药物之一。蘑菇品种较多，采收野蕈须防有毒蕈类，误食毒蘑菇会出现腹痛、呕吐、头晕，严重则出现休克，甚至死亡。

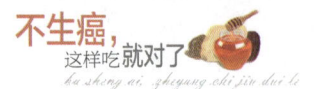
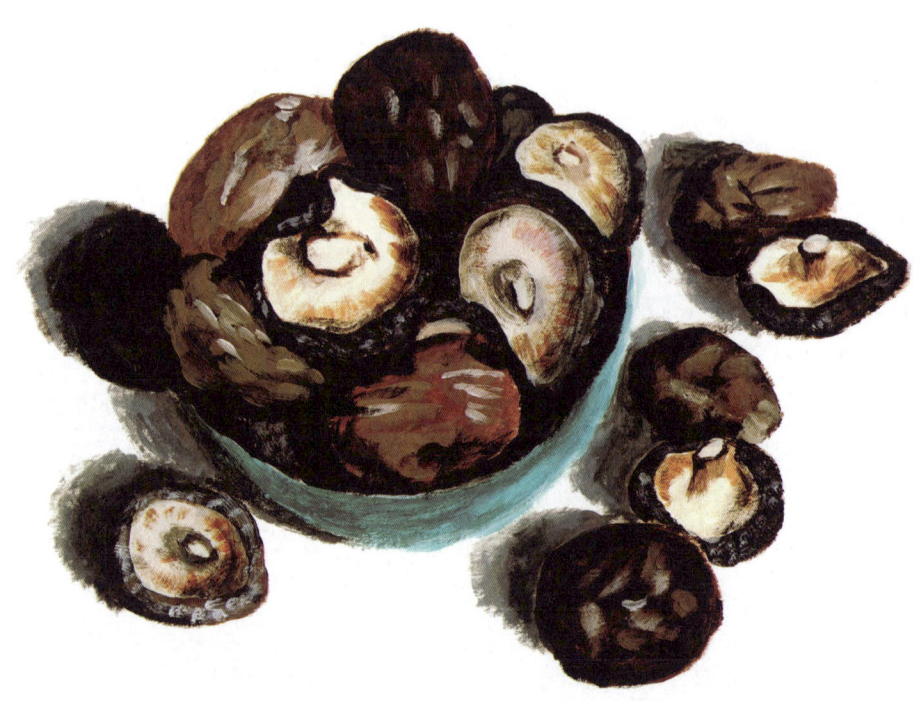

香菇

性味　性平味甘。

归经　归肝、胃经

功效　扶正补虚，健脾开胃，祛风透疹，化痰理气，解毒，抗癌。

主治　正气衰弱，神倦乏力，纳呆，消化不良，贫血，佝偻病，高血压病，高脂血症，慢性肝炎，盗汗，小便不禁，水肿，麻疹透发不畅，荨麻疹，毒菇中毒，肿瘤。

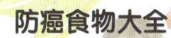

中医典籍 《本草纲目》称"蘑菇可以益胃肠，化痰理气"。

现代研究

① 香菇中含有抗病毒成分的干扰素诱导剂——双链核糖核酸。香菇中的双链核糖核酸还具有神奇的生物学活性，能使机体增加免疫细胞的活力，可增强人体免疫系统杀伤病毒和抑制病毒细胞的复制的能力。

② 医学家们从香菇中分离出一种高纯度、高分子结构的具有较强抗肿瘤作用的有机物香菇多糖，香菇多糖增强机体T淋巴细胞的活力，抑制癌细胞。香菇多糖可增强机体对病毒细胞和癌细胞免疫系统的防御功能，从而提高对多种癌症的防治效果。

食谱

香菇羊肉汤

做法 香菇50克，冷水洗净后浸泡发开，捞出香菇切块。浸泡香菇的冷水滤去沉淀及漂浮物后放入香菇、党参20克、大枣30克、羊肉块500克，酌加调料煮熟，吃肉喝汤。

养生提示 益气补血，用于久病体弱、气血不足或免疫功能下降者。

点评

《本草》等中医古籍认为，香菇属于"发物"，脾胃寒湿气滞和患顽固性皮肤瘙痒者不宜食用。

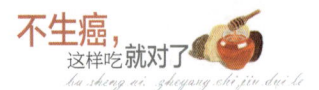

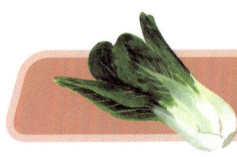 水产品类

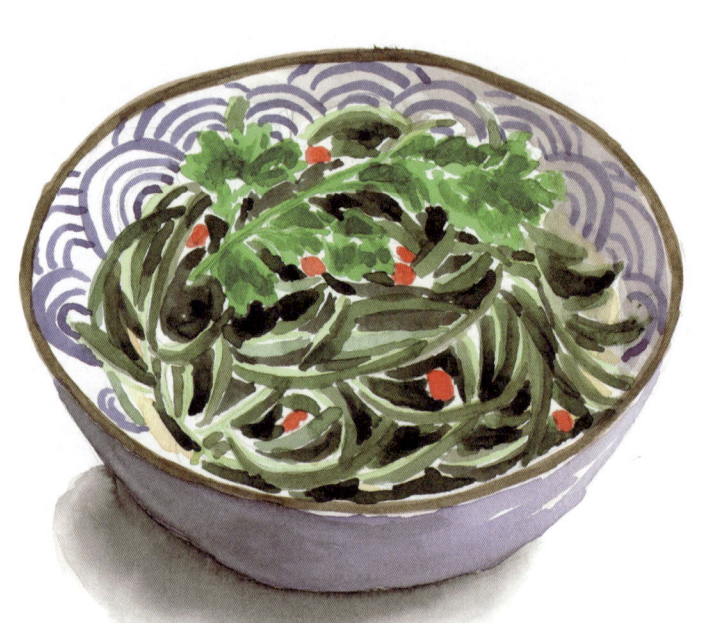

 海带

性味　咸，寒。

归经　归肝、胃、肾经。

功效　消痰软坚，泄热利水。

主治　瘰疬，瘿瘤，疝气下坠，痈肿，气急心下满，痰热壅膈，宿食
　　　不消，小便不畅。

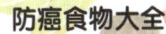

中医典籍　《本草经疏》称其"咸能软坚，其性润下，寒能除热散结，故主十二种水肿，瘿瘤聚结气，瘰疬。"。

《李东垣医学全书》云："瘿坚如石者，非此不除，正咸能软坚之功也。"

现代研究

❶ 海带中含有的岩藻多糖，为一种极好的食物纤维素，它能促进胃肠蠕动，调理肠道功能，防止便秘和大肠癌的发生。所含的大量钙和碘，分别可以预防甲状腺癌。

❷ 海带的浸液中含有的硫酸多糖，对治疗高血压病和预防肿瘤具有重要作用。海带中所含的钴与硒也同乳腺癌的发生以及人体的衰老都有很大关系。

❸ 有研究人员发现海带和裙带菜等褐藻类中含有一种能诱导癌细胞"自杀"的物质。研究人员把这种物质注入人工培养的骨髓性白血病细胞和胃癌细胞后，细胞内的染色体就会以自身拥有酶将自己分解，2~3日之后癌细胞就自我消灭，而正常细胞则几乎不受伤害。

食谱

海带冬瓜薏苡仁汤

做法　海带（或海藻）30克，冬瓜100克，薏苡仁10克，同煮汤，用适量白糖调味食用。

养生提示　有降血压，降血脂，清暑解热，利湿健脾，防癌等功效。

点评

海带性味寒凉，脾胃虚寒者忌食。另外，忌碘者忌吃海带。

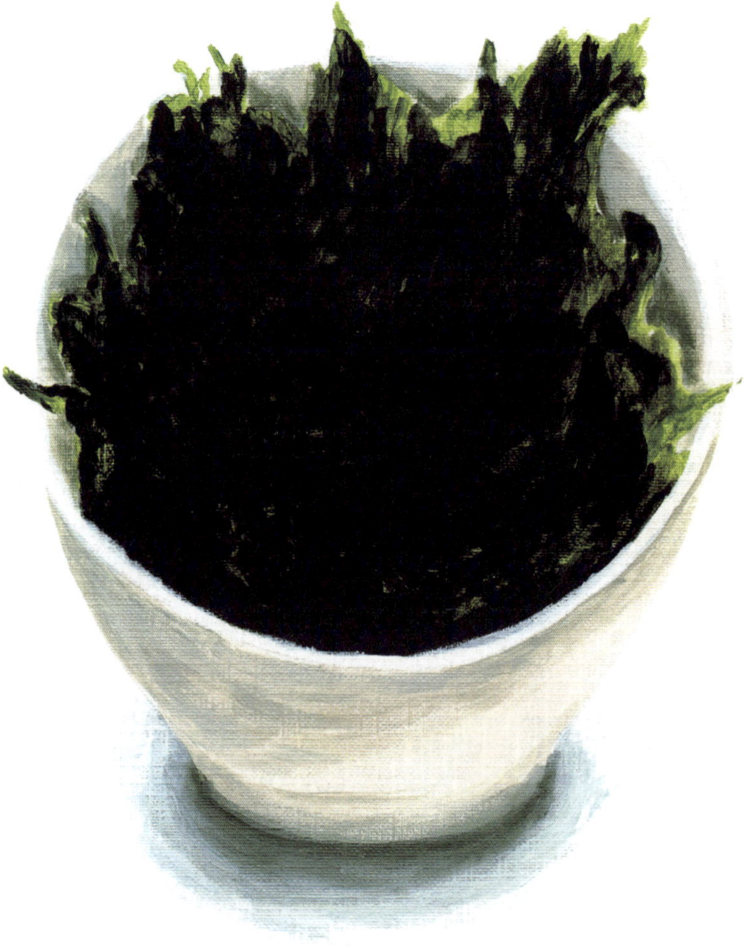

🌀 紫菜

性味　甘，咸，寒。

归经　归肺经。

功效　软坚散结，清热化痰，利尿。

主治　用于瘿瘤，瘰疬，咳嗽痰稠，饮酒过多，烦热不安，脚气，水
　　　肿，小便不利。

中医典籍　《本草经集注》："治瘿瘤结气。"

《随息居饮食谱》："和血养心，清烦涤热，治不寐，利咽喉，除脚气瘿瘤，主时行泻痢，析醒开胃。"

现代研究

① 有研究表明，在实验室中用紫菜多糖腹腔注射对小鼠肉瘤S180有抑制作用，抑制率达47.55%。紫菜对艾氏癌的抑制率为53.2%。

② 紫菜除含有蛋白质、碳水化合物、钙、磷、铁外，还含有丰富的碘元素，对防治颈部肿瘤、甲状腺肿瘤、子宫肿瘤均有一定作用。

③ 紫菜中含有丰富的多糖和硒元素，硒元素最重要的作用是可以参与谷胱甘肽的合成，可以消除自由基而保护健康细胞，起到解毒、抗癌的功效。

食谱

紫菜蛋花汤

做法　将紫菜洗净撕碎放入碗中，加入少量的虾米。锅中放入适量的水烧开，然后淋入拌匀的鸡蛋液。等鸡蛋花浮起时，加盐、味精然后将汤倒入紫菜碗中，淋2～3滴香油即可。

养生提示　紫菜软坚散结，用于瘿瘤、瘰疬和痰核肿块。紫菜蛋花汤能补铁补钙，可以经常食用。

点评

与海带相似，紫菜性寒，故平时脾胃虚寒，腹痛便溏之人忌食。每次不能食用太多，以免引起腹胀、腹痛。忌碘者忌吃紫菜、海带等富碘食物。

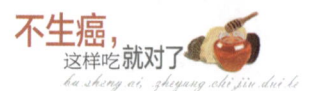

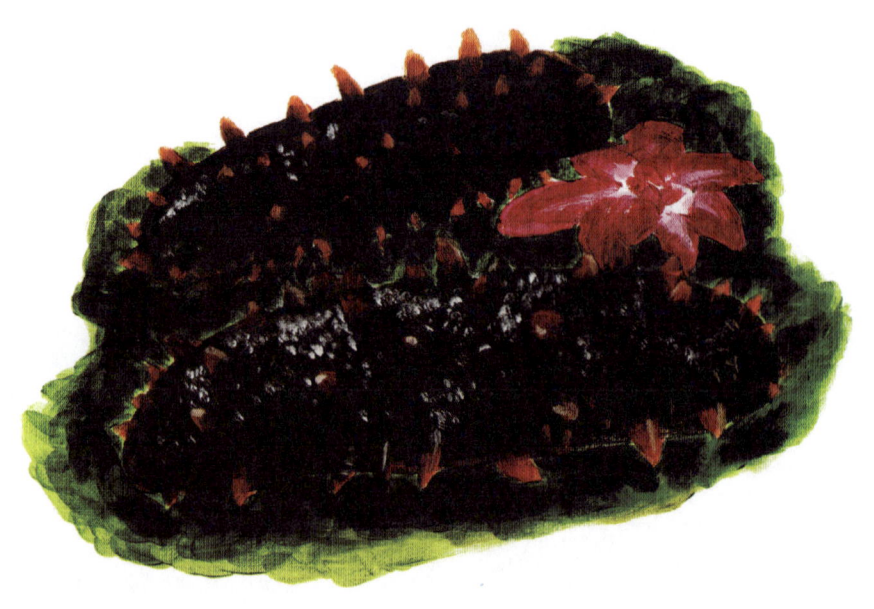

🌿 海参

性味　甘咸，微寒。

归经　归肺、肾、大肠经。

功效　补肾益精，养血润燥，除湿利尿。

主治　精血亏损，虚弱劳怯，适用于年老体弱、身体亏虚者。

中医典籍　《药性考》："降火滋肾，通肠润燥，除劳怯症。"
　　　　　《食物宜忌》："补肾经，益精髓，消痰涎，摄小便，壮阳疗痿，杀疮虫。"

现代研究

① 在海参的体壁、内脏和腺体等组织中含有大量的海参毒素，又叫海参皂甙，是一种抗毒剂，对人体安全无毒，但能抑制肿瘤细胞的生长与转移，有效防癌、抗癌，临床上已广泛应用于多种癌症及手术后患者的治疗。

② 海参中含有的活性物质酸性多糖、多肽等，能修复和增强人体免疫力，抵抗各种疾病的侵袭。海参中含有的硒能有效防癌抗癌，含有的硫酸软骨素能延缓衰老，含有的精氨酸、锌能滋阴壮阳等。

③ 海参除含有丰富的氨基酸外，还含有微量元素钒，能使铁转化，能加强造血功能的海参素也具有抗癌功效。

食谱

葱烧海参

做法 将水发小海参洗净，整个放入凉水锅中，用旺火烧开，煮约5分钟捞出，沥净水。在锅中加入适量水或鸡汤，放入盐、白糖、生姜、鸡精、料酒酱油，水开后放入海参烧5分钟，倒入容器。放置约半小时，让海参充分入味。锅里放入适量油，油烧至八成热，放入葱段，煸至金黄。把入味的海参，连同汁一并倒入锅中，烧到快干时倒入水淀粉，大火收汁。

养生提示 补肾益精，养血润燥。味道鲜美，养颜补肾，可提高免疫力。适用于肝肾阴虚的放化疗后肿瘤患者。

点评

葱烧海参为北方名菜。海参做菜的关键是要海参充分入味。海参性滑，凡脾弱不运，痰多便滑者勿食。

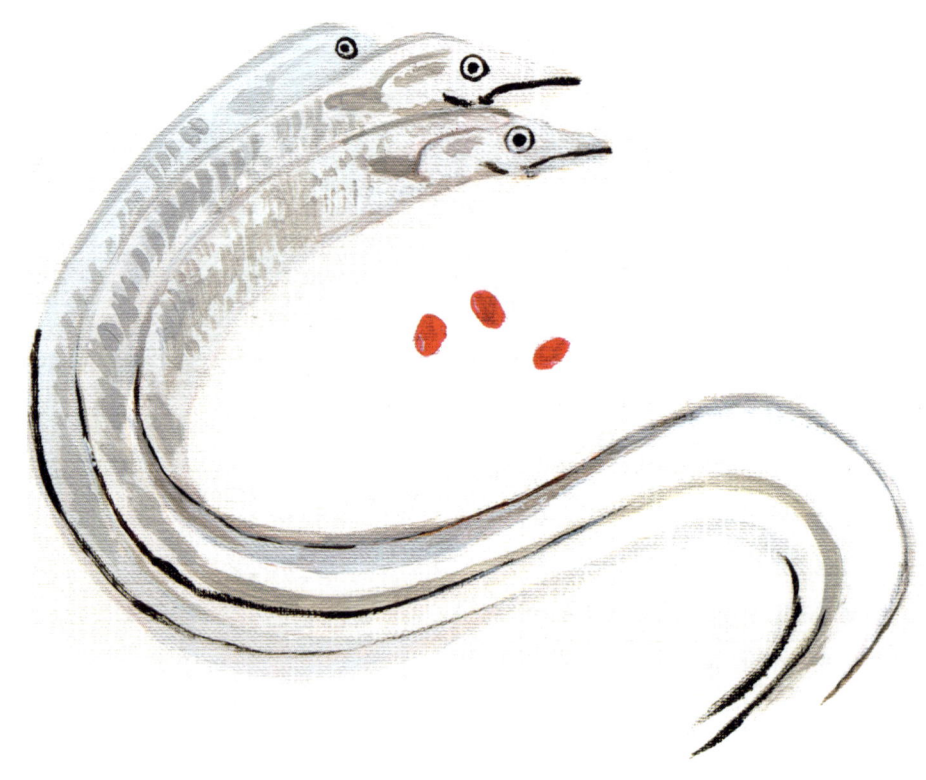

带鱼

性味 味甘，性微温。

归经 归胃经。

功效 补脾，益气，暖胃，养肝，泽肤，补气，养血，健美。

主治 体虚，头晕，气短，乏力，营养不良，脾胃虚弱，消化不良，皮肤干燥等。

中医典籍　《食物宜忌》："和中开胃。"
　　　　　《随息居饮食谱》："暖胃，补虚，泽肤。"

现代研究

① 带鱼肉中含高蛋白、多种维生素和矿物质。其抗癌成分主要在鱼鳞上。鱼鳞硬蛋白中有纤维性物质，和植物纤维具有相同的抗癌作用。现代医学研究证实，带鱼银色粉末状的细鳞是制作抗癌药物的原料，可作为治疗白血病和癌症的有效药物。与其他抗癌药物配伍，还可防治胃癌、淋巴肿瘤、绒癌等。

② 带鱼含有丰富的硒，这种矿物质有抗氧化能力，并且对于预防肝病意义重大，足够量的硒摄入可以极大地降低肝癌发病率。

食谱

清蒸带鱼

做法　带鱼、调味品各适量。将带鱼去鳞杂，洗净，放入盘中，加姜汁、酱油、葱花、胡椒、芥末等拌匀，放入笼中，蒸熟即成。

养生提示　可补虚益气。适用于慢性胃炎，慢性肝炎，肝癌，营养不良，毛发枯黄等。

点评

《随息居饮食谱》："带鱼，发疥动风。"皮肤病病人忌食。

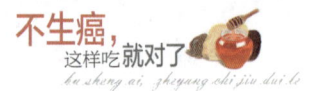

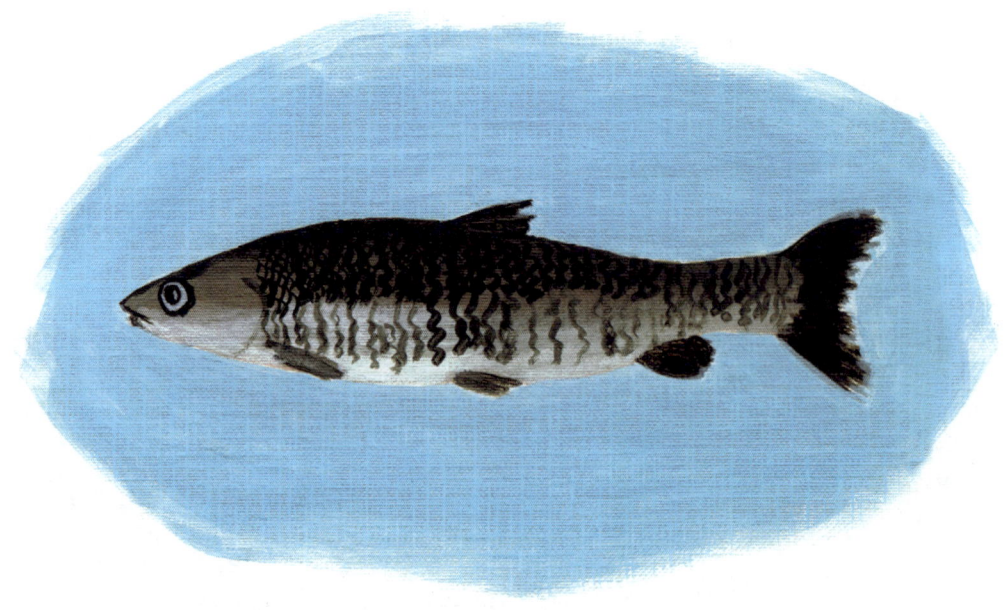

青鱼

性味 甘，平。

归经 归肝、脾经。

功效 青鱼清热解毒，鱼鳞胶收敛止血。

主治 青鱼胆治咽痛目赤，湿疹恶疮，耳内流脓；鱼鳞胶治齿龈出血，鼻衄，紫癜。

中医典籍 《增补食疗本草》说："青鱼肉同韭白煮，治脚气、脚弱、烦闷，益气力。"
《随息居饮食谱》："补气养胃，除烦懑，化湿祛风。"

现代研究

① 国外医学研究发现，青鱼肉中含有一种聚合非饱和脂肪酸对人体内的化学物质，能阻止乳腺肿瘤的生长，起到预防乳腺癌的效果。青鱼所含丰富的硒元素，有预防一系列化学致癌物诱发肿瘤的功能。青鱼中所含的核酸对肿瘤也有抑制的作用。

② 美国公布过一项实验成果，将青鱼皮白细胞素植入患有癌症的老鼠体内，结果老鼠的癌症消失了。推断可能是白细胞素激发老鼠的淋巴细胞而杀死癌细胞的，所以是一种高效免疫剂。

③ 日本某癌症研究中心发布的一项调查结果称，常吃青鱼、秋刀鱼、沙丁鱼等背部发青的鱼类，与不怎么吃这些鱼的人相比，患肝癌的风险约低40%。

食谱

党参青鱼汤

制法　先将党参、苹果、陈皮、桂皮分别去杂质洗净，装入纱布袋扎口；然后将青鱼去鳞，去腮，去内脏，洗净，放入锅中，再注入适量清水，放入纱布袋及熟猪油、姜片、葱段、盐，煮至鱼肉熟烂，拣去姜、葱、药袋，用胡椒粉调味即成。

养生提示　治疗脾肺气虚、倦怠无力。

点评

脾胃蕴热者不宜食用；瘙痒性皮肤病、内热、荨麻疹、癣病者应忌食。

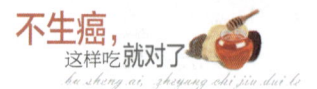
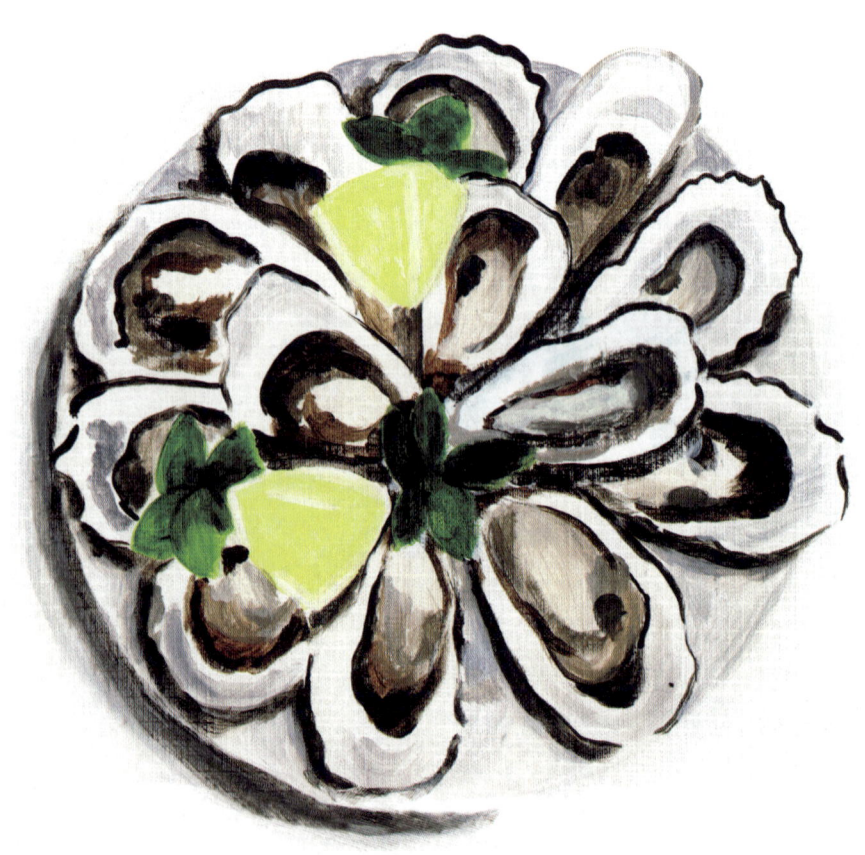

牡蛎（生蚝）

性味　咸，微寒。

归经　归肝、胆、肾经。

功效　平肝息风，养阴。煅牡蛎：收敛固涩除酸的作用强，治疗胃疼、胃酸等。生牡蛎：上收下敛，治疗头晕、便稀。

主治　心神不安，惊悸失眠，肝阳上亢，头晕目眩，痰核，瘰疬，瘿瘤，症瘕积聚，滑脱诸证，癌症患者放疗、化疗后。

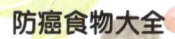

中医典籍　《珍珠囊》："软痞积。又治带下，温疟，疮肿，为软坚收涩之剂。"

《本草纲目》："化痰软坚，清热除湿，止心脾气痛，痢下，赤白浊，消疝瘕积块，瘿疾结核。"

现代研究

❶ 我国的医学科研人员从牡蛎肉中提取出过两种有效抗癌成分，经药理实验表明，有较强的抑制癌细胞生长的作用。

❷ 牡蛎肉含有丰富的蛋白质和维生素A、B、C、D和维生素E以及微量元素。近年来，有学者发现牡蛎肉中含有一种鲍灵素成分，对一些瘤细胞株和动物肿瘤有抑制其生长的作用。

食谱

牡蛎香菇枸杞煲

做法　牡蛎肉30克，香菇（水发)20克，枸杞15克，米酒20克，生姜丝15克，油10克，盐、胡椒粉适量。将牡蛎肉洗干净，香菇洗干净切成碎片。锅置旺火上，倒入油，七成温时，入牡蛎肉，翻炒数下，倒入米酒，加适量水，再放入枸杞、生姜丝、香菇、盐煮沸后，用小火再煮20分钟，胡椒粉调味即可食用。

养生提示　脾胃虚弱，呃逆、呕吐、吞咽噎嗝等症。

点评

　　牡蛎别名蚝，是所有食物中含锌最丰富的，是很好的补锌食物。民间以生吃或烤食最为常见。急慢性皮肤病患者忌食；脾胃虚寒，慢性腹泻便溏者不宜多吃。

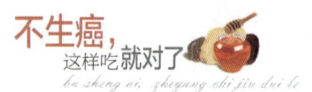

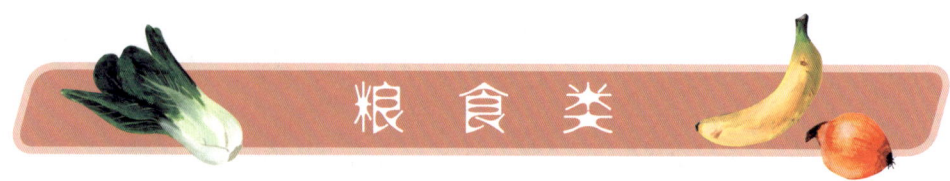

粮 食 类

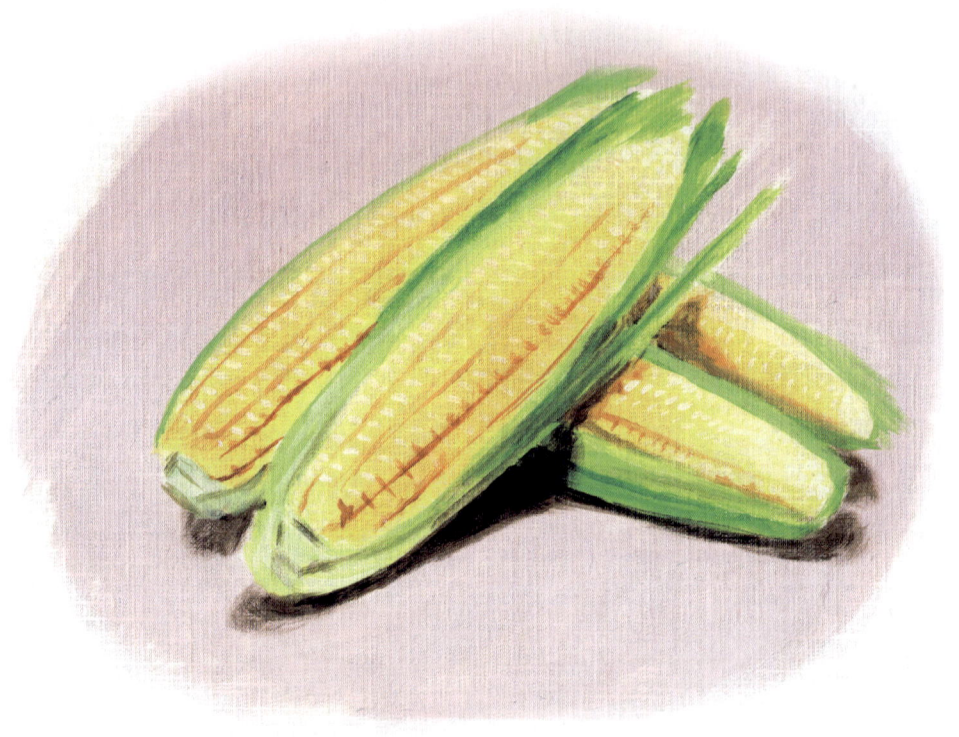

玉米

性味	甘，平。
归经	归胃、肾经。
功效	止血，利尿，利胆，降压。
主治	小便不通，膀胱结石，肝炎，肝癌，黄疸，高血压病。

中医典籍　　《本草纲目》："调中开胃。"
　　　　　　《本草推陈》："为健胃剂。煎服亦有利尿之功。"

现代研究

① 玉米中含有多种抗癌因子，谷胱甘肽能锁住致癌物质，使其失去活性并通过消化道排出体外。它又是一种强力的抗氧化剂，可以加速老化的自由基失去作用，是人体内最有效的抗癌物。

② 玉米中还含有硒和镁，硒能加速体内过氧化物的分解，使恶性肿瘤得不到氧的供应而衰亡；镁能抑制癌细胞的发展，能使体内的废物尽快排出体外，从而起到防癌的作用。而玉米中的叶黄素还能够预防大肠癌、皮肤癌、肺癌和子宫癌，玉米黄质则能够预防皮肤癌和肺癌。

③ 玉米中的维生素B_6、烟酸等成分，具有刺激胃肠蠕动、加速粪便排泄的特性，可防治便秘、肠炎、肠癌等。玉米中含有胡萝卜素，具有防止细胞发生癌变的作用，常吃玉米可预防胃癌和食道癌的发生。

食谱

玉米须饮

做法　玉米须30克洗净，加水500克，小火煮30分钟，静置片刻，滤取汁液，加白糖适量饮用。

养生提示　可利尿消肿、退黄、降压。水肿、高血压病、慢性肾炎、肝癌水肿患者可作为食疗饮料。

点评

嫩玉米煮熟后应立即食用，不要久存，因为玉米极易被黄曲霉菌污染而产生致癌物质。

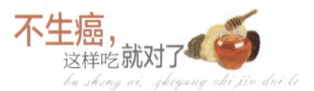
小麦

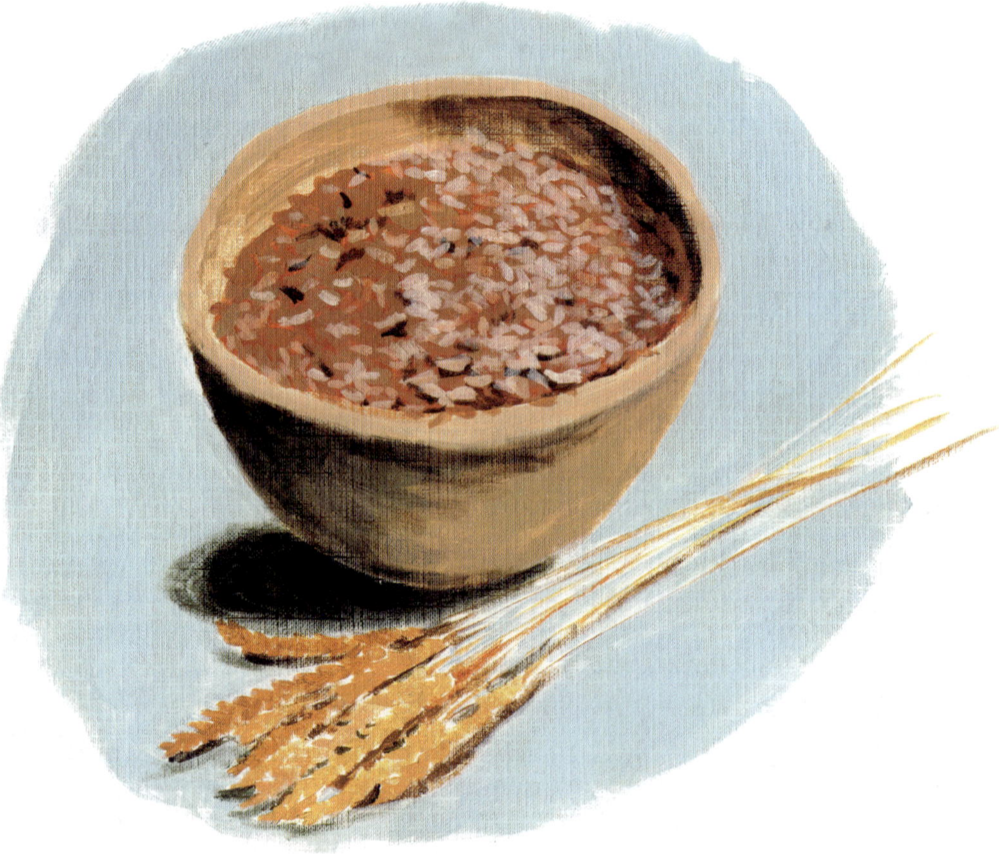

性味　甘，微寒。

归经　归脾、胃经。

功效　除热，止渴，利尿，养心除烦。

主治　补虚，养肠胃，补五脏，治癌症患者脏腑虚弱者。将它和水调
服，可以治疗中暑、肺热。治心神不宁，失眠，妇女脏躁，烦
躁不安，癌症患者精神抑郁，悲伤欲哭。

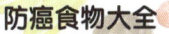

中医典籍　《名医别录》："除热，止燥渴，利小便，养肝气，止
　　　　　　漏血，唾血。"
　　　　　《本草拾遗》："小麦面，补虚，实人肤体，厚肠胃，
　　　　　　强气力。"

现代研究

❶ 意大利科学家经过13年的研究表明，多吃全
谷物食品，特别是全谷物面包、意大利通心
粉等，可预防多种癌症。不吃或少吃全谷物
食品的人，患癌症的比例高出许多。

❷ 日常生活中增加面食即可起到防癌效果。日
本也曾发现麦秆中的半纤维素有高度的抗癌
作用，麦秆中提取得到的多糖类，有抗肉瘤
作用，麦苗青汁也有抗癌疗效。

食谱

小麦粥

做法　小麦30～60g，加水
煮成稀粥，分2～3次食。

养生提示　用于烦热消渴、
口干，化疗后脾胃虚弱患者
适用。

点评

　　研究表明，多吃全谷物食品不仅可以降低消化系统癌症，如胃癌、结
肠癌、直肠癌、肝癌、胰腺癌和胆囊癌，而且可以降低其他大多数癌症
的发病率。

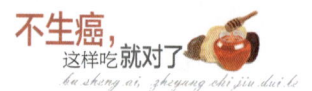

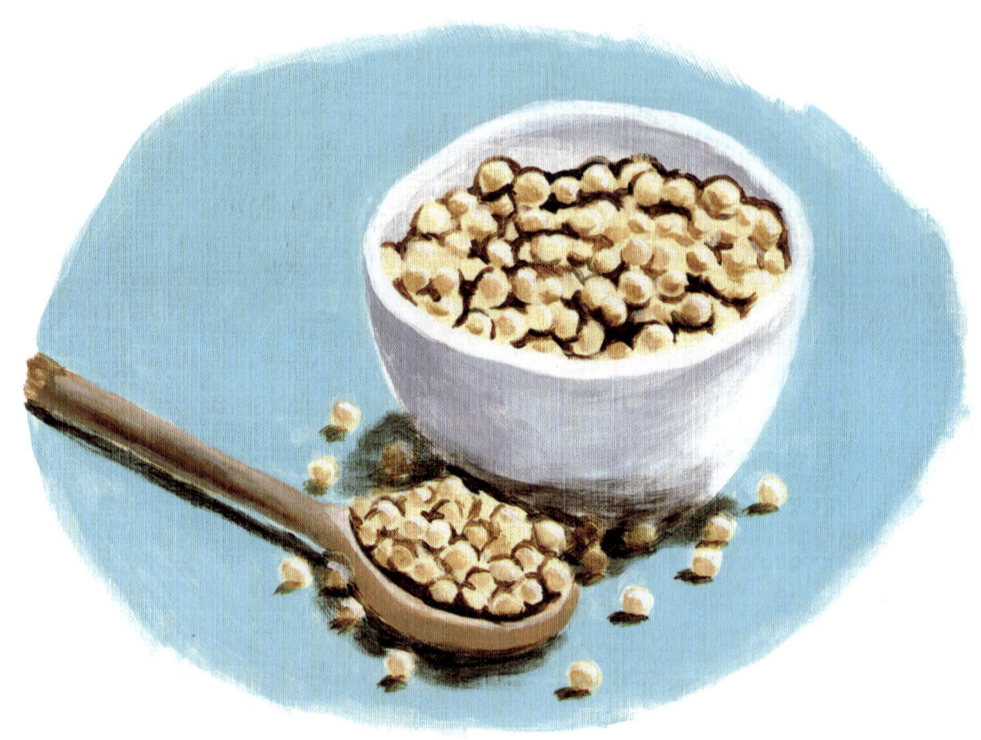

黄豆

性味 甘，平。

归经 归脾、胃经。

功效 煮汤饮，清热利小便，解毒；制成豆浆肠胃易于消化吸收（但性寒），能清利大小便，解热润肺，宽中下气。

主治 胃中积热，水胀肿毒，小便不利。

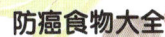

> **中医典籍**　《延年秘录》中载："服食物大豆"可令人"长肌肤、益颜色，填骨髓，加气力，补虚能食。"

现代研究

① 据日本流行病学调查证实，喜欢吃豆腐汤的人比平时少吃豆腐汤的人患胃癌的概率低很多。上海某医科大学对370例胃癌患者与健康人的饮食对照调查发现，豆腐有防癌作用，每天吃豆腐或豆浆患胃癌的可能性比不吃同类食物者低很多。

② 大豆及其制品对预防消化道癌症具有独特的功效。大豆中含有丰富的钼和硒，钼能显著地抑制食道癌的发生和发展，而硒有预防肝癌的作用。

③ 大豆中的胡萝卜素也有抑制肺、肝中的致癌物质苯化芘的氧化而产生的防癌作用。豆类中的钙元素，对大肠癌等有较好的防治功效。

④ 美国某大学研究人员称，大豆中含有一种类似它莫西芬的物质，能对抗雌激素，有预防乳腺癌的功效。大豆内含的这种物质，可在一定程度上解释为何亚洲妇女乳腺癌发病率会低于西方妇女。

食谱

黄豆软坚汤

做法　黄豆150~200克，海藻、海带各30克，同煮汤，用食盐或白糖调味食用。

养生提示　清热、降压、散结、软坚，适用于高血压病、单纯性甲状腺肿、淋巴结肿大、癌肿等。

点评

体弱、胃寒怕冷及大便溏稀者忌食。尿酸高者慎吃豆类。

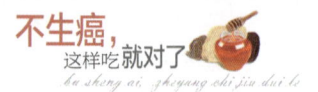
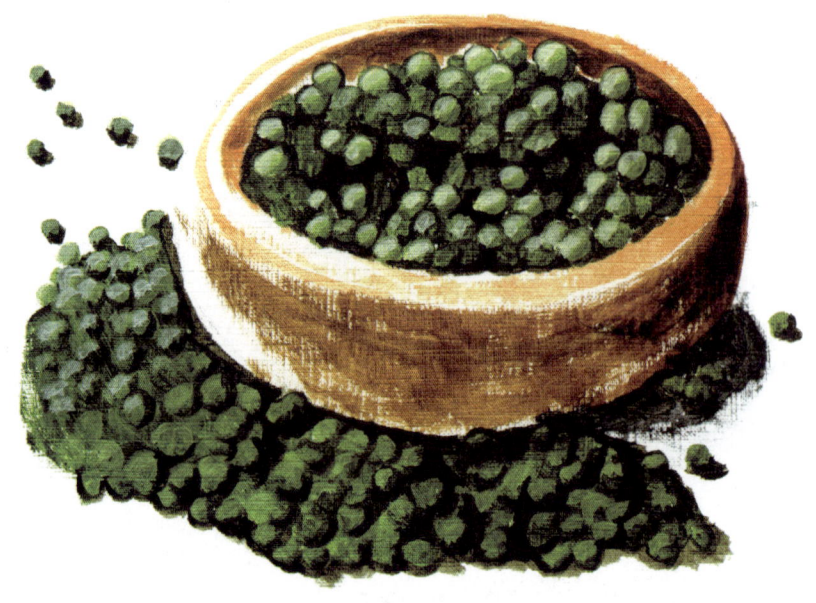

绿豆

性味　甘，寒。

归经　归心、肝、胃经。

功效　清热解毒，止渴利尿，消肿下气，厚肠胃，除烦热。

主治　绿豆水煎服主治火眼痛疮肿痛，下肢胀满，小便不通，口干，
消渴，暑热，泻痢，解药草中毒；生绿豆加水捣烂绞汁服主治
丹毒，烦热，风疹。

中医典籍　《本草纲目》云："绿豆，消肿治痘之功虽同于赤豆，而
压热解毒之力过之。且益气、厚肠胃、通经脉，无久服枯
人之忌。外科治痈疽，有内托护心散，极言其效。"

① 绿豆中含有大量蛋白质、B族维生素及钙、磷、铁等矿物质。绿豆配合生甘草与抗癌化学药物同用，能减轻抗癌药物的副作用。对于癌症病人伴有感染发热者服用效果也好。

② 有实验发现，绿豆对小鼠肺癌与肝癌有一定的预防作用。另有实验证实，从绿豆中提取的苯丙氨酸氨解酶对小鼠白血病细胞和人白血病细胞有明显的抑制作用。

绿豆饮

做法 绿豆，山楂糕，莴笋，冰糖。将绿豆泡涨，放入高压锅中，加入适量水，压15分钟左右；把山楂糕切成小丁，莴笋切成菱形块；将切好的莴笋和煮烂的绿豆一起放入豆浆机中，加入适量清水，开启机器开关，打成浆；在打好的绿豆汁中放入山楂糕和冰糖即可。

养生提示 清热解毒，止渴利尿，消食化滞散瘀，化痰行气。

脾胃虚，肾虚腰疼及体弱虚寒者忌食。

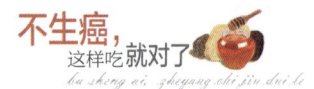
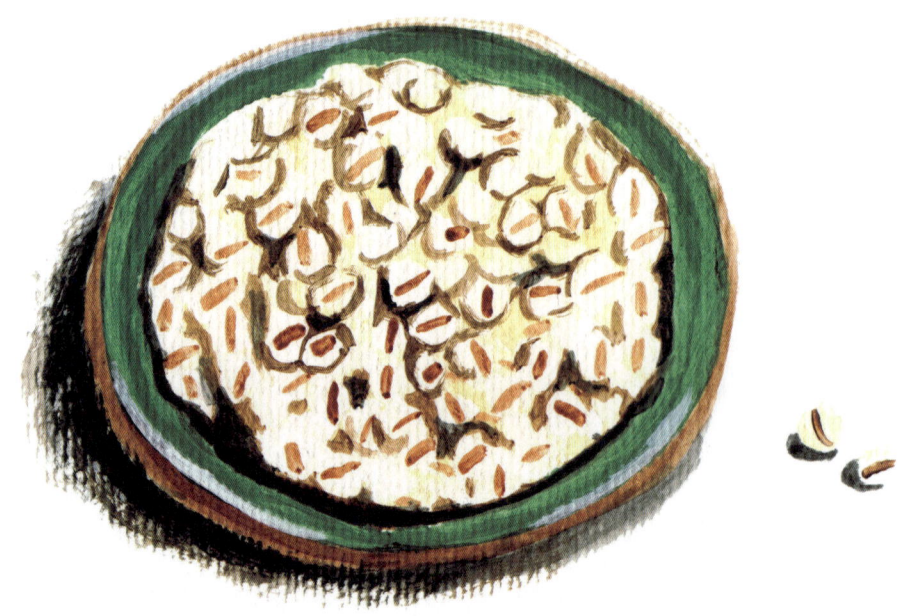

 # 薏苡仁

性味　甘，淡，微寒。

归经　归脾，肺，肾经。

功效　利湿健脾，舒筋除痹，清热排脓。主水肿，脚气，小便淋沥，湿温
　　　病，泄泻带下，风湿痹痛，筋脉拘挛，肺癌，肠癌等。

中医典籍　《本草纲目》："捣汁和酒服，治黄疸。"
　　　　　《草木便方》："能消积聚症瘕，通利二便，行气血。
　　　　　治胸痞满，劳力内伤。"

现代研究表明，薏苡仁具有防止癌细胞发育的作用。薏苡仁脂对艾氏腹水瘤有明显的抑制作用， 能延长癌症患者的存活期，还可以用于防治肺癌、肠癌、宫颈癌、绒毛膜上皮癌。

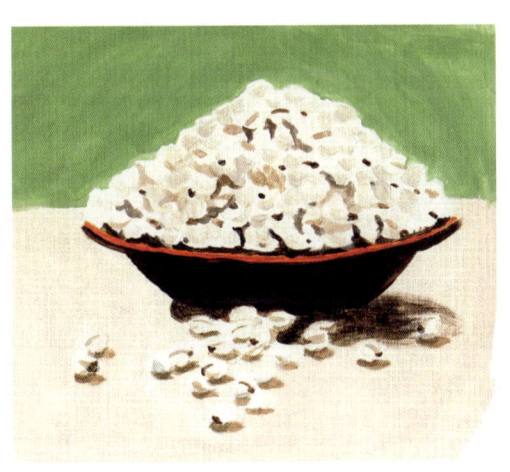

食谱

珠玉二宝粥

做法　薏苡仁、山药各60克，捣为粗末，加水煮至烂熟，再将柿霜饼25克，切碎，调入溶化，随意服食。

养生提示　润肺益脾。用于癌症患者脾肺阴虚，饮食懒进，虚热劳嗽。

点评

　　脾胃肾虚者及体质虚寒者忌食，孕妇忌吃。

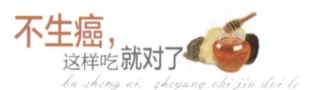

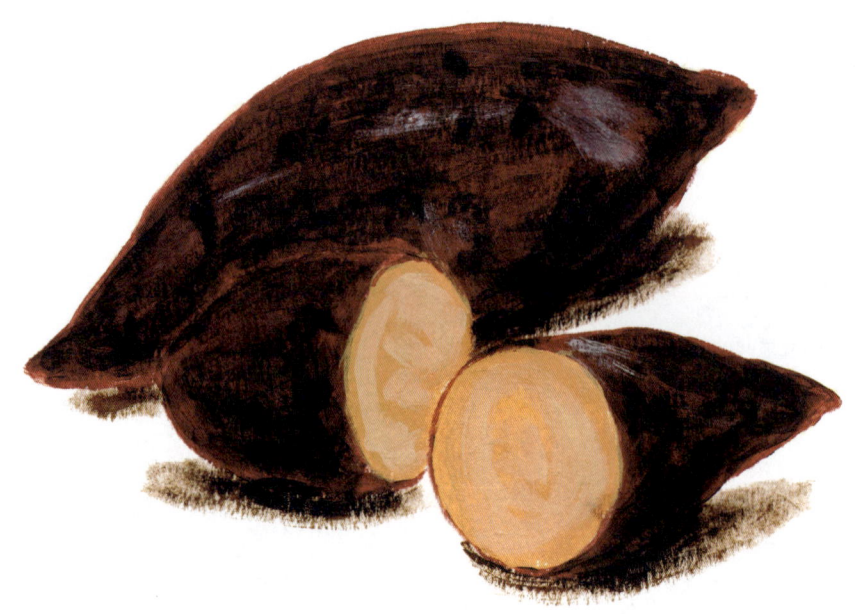

红薯

性味　甘，平。

归经　归肝、脾经。

功效　健脾胃，补虚乏，益气力，通乳汁；外用消疮疖肿毒。

主治　大便带血，腹泻，便秘，肝癌湿热黄疸，水臌腹泻，夜盲，消
　　　　渴，乳痈，疮疖。

> **中医典籍**　《本草纲目》记载：红薯"味甘平、补益气、益气力、
> 　　　　　　健脾胃、强肾阳。"

现代研究

① 美国生物学家发现，红薯有抗结肠癌和乳腺癌的作用，这在动物实验上已得到证实。癌症患者适宜食用红薯，但胃酸过多和肠胃易胀气的人应适当减少食用量。

② 红薯中含有丰富的胡萝卜素，可促使上皮细胞正常成熟，抑制上皮细胞异常分化，消除有致癌作用的氧自由基，阻止致癌物与细胞核中的蛋白质结合，增强人体免疫力，对防治某些上皮组织癌，有明显癌作用。

③ 医学研究证实，缺乏具有通便作用的食物纤维，可诱发各种生活习惯病和大肠癌。红薯经过蒸煮后，部分淀粉发生变化，与生食相比可增加40%左右的食物纤维，可有效刺激肠道，促进排便，预防肠癌发生。

食谱

红薯粥

做法 大米洗净，把红薯切成块，和大米一起煮成粥即可。

养生提示 治各种便秘。

点评

对于现代人来说，食物纤维显得尤为宝贵。红薯不宜多食，多食会滞气引起胃灼热（烧心）、吐酸水、腹胀和放屁。曾有吃过多红薯造成肠梗阻需要手术治疗的案例。

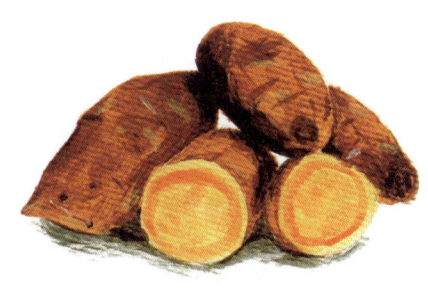

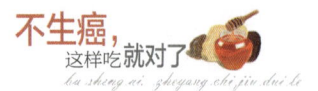

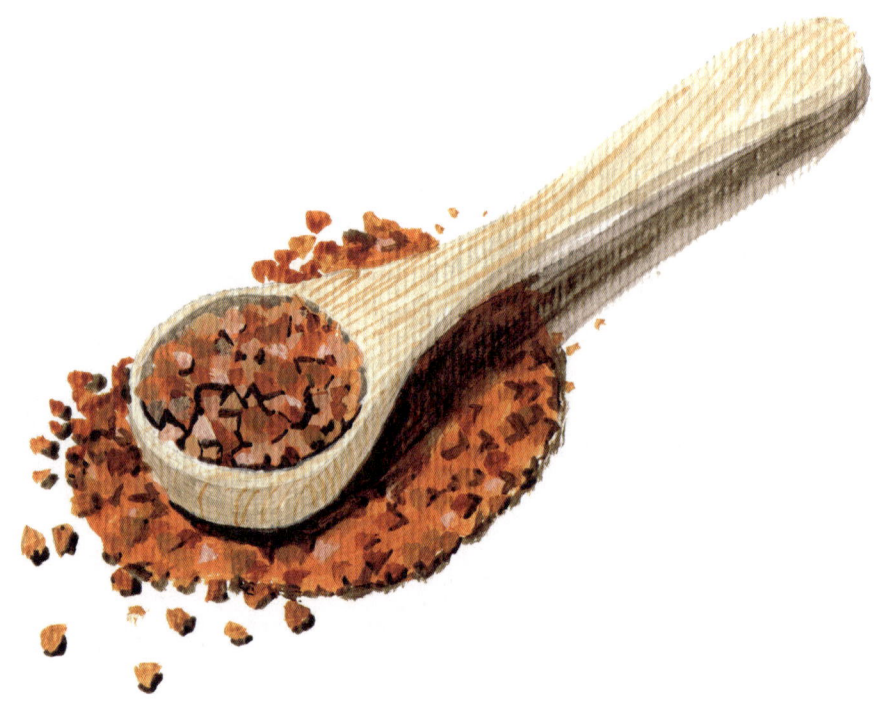

🌱 荞麦

性味 甘，平。

归经 归脾、胃经。

功效 降气宽肠，健胃止痢，降血压。

主治 肠胃热积泻痢，自汗；外用治丹毒疮肿。

中医典籍 孟诜："实肠胃，益气力，续精神，能炼五脏滓秽。"

《本草纲目》："降气宽肠，磨积滞，消热肿风痛，除白浊白带，脾积泄泻。"

❶ 荞麦具有增强机体免疫力和抗炎防癌作用。荞麦中蛋白质的含量明显高于大米和面粉，含有丰富的赖氨酸、色氨酸、精氨酸等人体必需的氨基酸，荞麦中还含有多种具有抗癌作用的特殊成分，如叶绿素、苦叶素、荞麦碱、芦丁（云香苷）、槲皮素等。

❷ 荞麦中含有大量的镁，镁能加强肠道蠕动，增加胆汁，促进机体排除废物。荞麦中的大量纤维能刺激肠蠕动增加，加速粪便排泄，可以降低肠道内致癌物质的浓度，从而减少结肠癌和直肠癌的发病率。

❸ 荞麦被誉为宝贵的富硒资源，硒是人体必需的微量元素，而且具有防癌抗癌作用。美国癌症研究所医学专家指出，适量的硒几乎能防止一切癌变。

荞麦粥

做法 将洗净的荞麦米和瘦肉丝同煮，至八成熟时，可放入适量的配料（黄瓜、胡萝卜等），熟时加入适量的盐即可。

养生提示 有止咳、平喘的作用，缓解肺癌症状。但荞麦不易消化，不宜多食。

体质敏感的人食用时要谨慎，主要由于荞麦中含有多量蛋白质及其他易导致过敏的物质，所以可引起或加重过敏者的过敏反应。荞麦富含粗纤维素，不易消化，故脾胃虚弱者不宜多食。

75

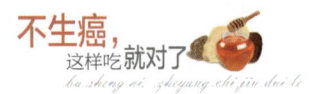

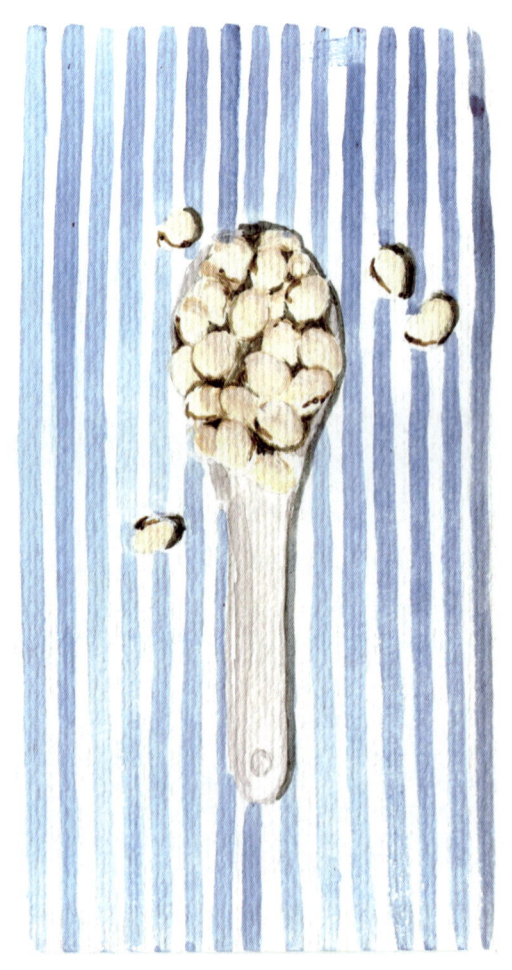

扁豆

性味　甘，平。

归经　归脾、胃经。

功效　清暑解渴，健脾和胃，除湿止泻，解毒下气，和中止呕；扁豆花最宜于祛暑；扁豆衣清热去湿。

主治　脾胃虚热，呕逆，霍乱吐泻，暑湿或脾虚泄泻，烦渴，酒醉呕吐，妇女白带，癌症病人恶心、烦躁、口渴欲饮、心腹疼痛、饮食不香。

中医典籍　《滇南本草》："治脾胃虚弱，反胃冷吐，久泻不止，食积痞块，小儿疳疾。"

《本草纲目》："止泄泻，消暑，暖脾胃，除湿热，止消渴。"

现代研究

❶ 扁豆中含有血球凝集素，这是一种蛋白质类物质，可增加脱氧核糖核酸和核糖核酸的合成，抑制免疫反应和白细胞与淋巴细胞的移动，故有消退肿瘤的作用。

❷ 扁豆中含有多种微量元素，刺激骨髓造血组织，减少粒细胞的破坏，提高造血功能，对白细胞减少症有效，可用于接受放疗化疗治疗后的癌症患者提高白细胞。

食谱

扁豆薏仁莲枣粥

做法　将扁豆洗净，晒干或烘干，研成细粉；薏苡仁、莲子、红枣用冷水泡发，入砂锅，加水适量，先以大火煮沸，调入扁豆粉，拌匀，再以小火煨煮1~2小时，薏苡仁、莲子、红枣煮烂并黏稠至羹时，加红糖搅和均匀即成。

养生提示　有补虚益气，健脾养血，解毒抗癌等功效。

点评

脾胃虚寒者慎用。

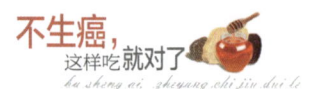

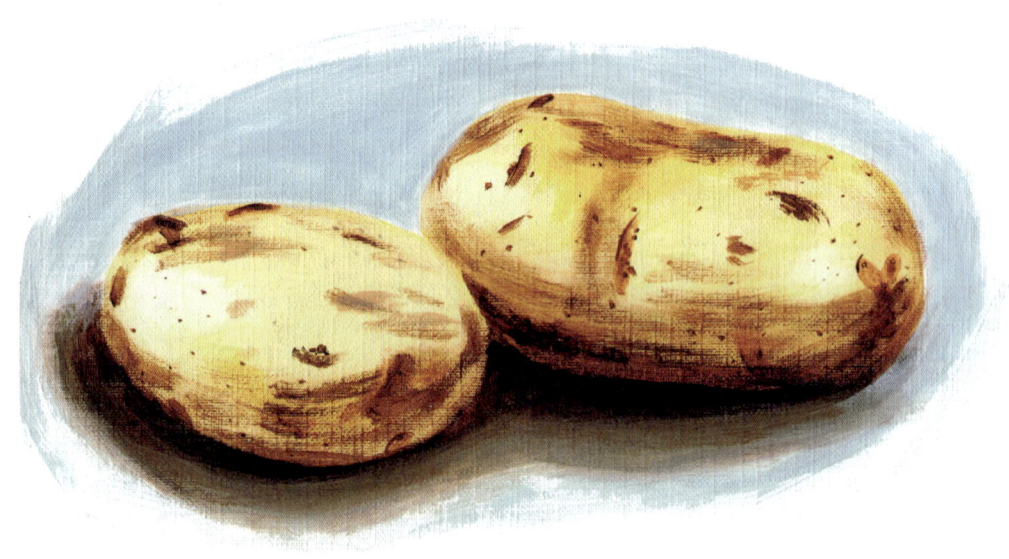

 # 土豆（马铃薯）

性味 甘，平。

归经 归胃、大肠经。

功效 健脾和胃，益气调中，缓急止痛，通利大便。

主治 内服治胃痛，便秘，脾胃虚弱，消化不良，肠胃不和，脘腹作
痛，大便不畅。外用治皮肤湿疹。

中医典籍 《湖南药物志》："补中益气，健脾胃，消炎。"

现代研究

① 研究结果证实，吃煮熟的土豆可以减少患肠癌的危险。摄入的淀粉越多，患肠癌的危险系数就越低。中国人肠癌的发生率比西方国家低，其主要原因是中国人的饮食结构不仅含有较多纤维物质，且含有丰富的淀粉成分。

② 日本某大学教授发表论文指出，每日食用一个马铃薯，可以起到预防癌症的作用。马铃薯中含有较多量的维生素B_6、泛酸和维生素C，其中维生素B_6和泛酸，具有增强淋巴组织的作用，而淋巴组织可以产生具有重要防癌作用的淋巴细胞。

食谱

酸辣土豆丝

做法 土豆去皮切丝，越细越好，过冷水，这样炒出的菜口感脆。开火，待油温热时，把花椒粒放进去，炸出香味，花椒捞出不要。油热时，把土豆丝和蒜粒放入爆出香味。掂锅翻炒几下，倒白醋，放盐，动作要快，菜稍熟起锅装盘。

养生提示 适用于脾虚纳少、大便干结、高血压、高血脂等病症。

点评

土豆含有剧毒的龙葵素，吃极少量龙葵素对人体无害。而变青、发芽、皮色变绿或变紫的土豆中龙葵素是正常含量的50倍或更多，不能食用。

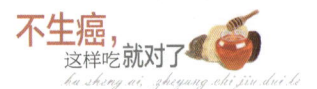

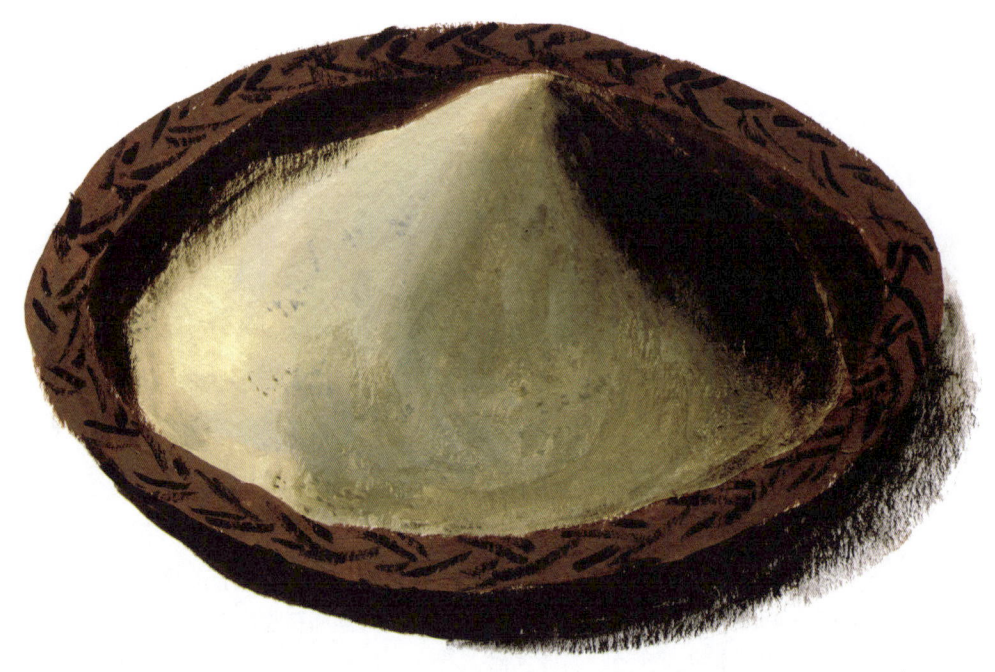

🌀 米糠

性味　苦，甘，平。

归经　归脾、胃经。

功效　健脾胃，消肿利尿。

主治　脚气，浮肿，泄泻，食管癌、胃癌所致的噎膈、反胃。

中医典籍　《名医别录》："主卒噎。"

　　　　　《食物本草》："通肠，开胃，下气，磨积块。"

现代研究

① 研究人员从米糠中提取了一种新物质，经过患有肺癌和皮癌的白鼠使用实验发现，其疗效比现有的抗癌剂高。研究人员认为，这种新物质可望成为一种能通过提高本身拥有的免疫力，来防止癌细胞增殖的药物。

② 日本某卫生与公害研究中心和癌症研究中心合作，发布了一项令人振奋的研究报告：米糠能吸附致癌物质。这使米糠的身价再度提高并为预防癌症开辟了一条有效途径。

③ 某工业技术中心从米糠中提取阿魏酸，其具有吸附紫外线与防止氧化的作用，将其与柠檬酸草油中的芳香醇结合，可预防大肠癌变。

食谱

米糠团子

做法　糯米糠，小麦芽等量，磨粉做团子，蒸熟食之，每天吃三至五个。

养生提示　治妇女妊娠浮肿，放化疗后所致脾虚腹泻。

点评

　　研究发现米糠中含有抑癌增殖成分。但是，估计一般人都吃不了这么粗糙的米糠。

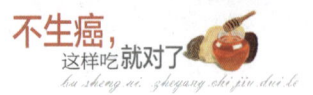
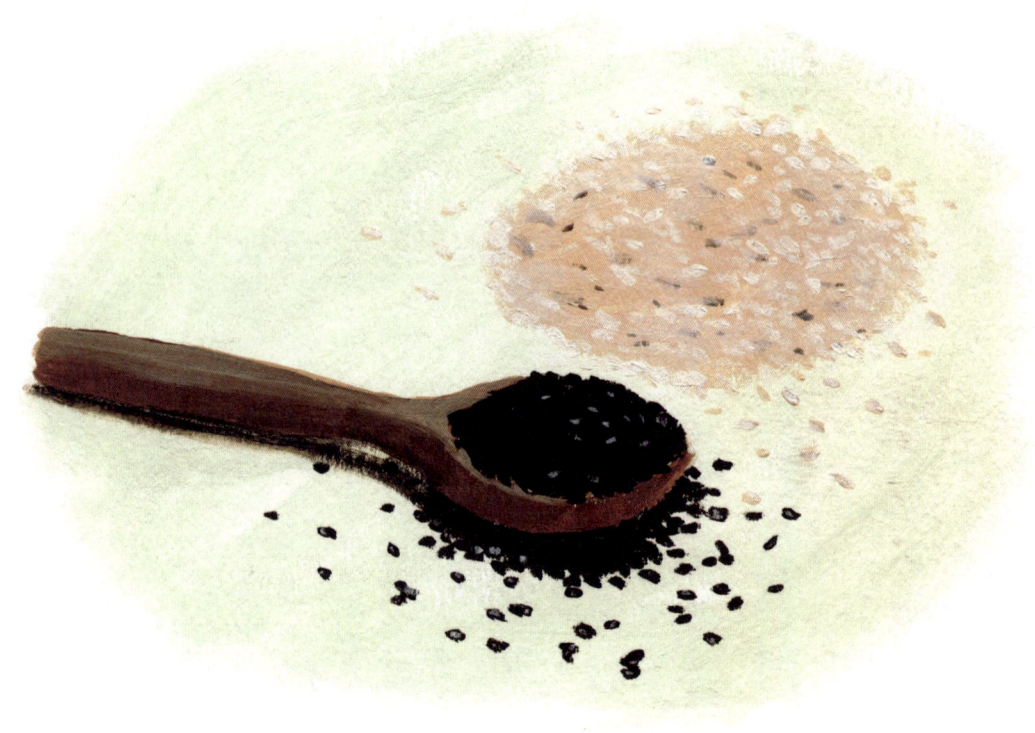

芝麻

性味 甘，平。

归经 归肺、脾、大肠经。

功效 润肠通便，补肺益气，助脾长肌，通血脉，润肌肤。

主治 可用于癌症患者身体虚弱、头晕耳鸣、咳嗽、头发早白、贫血
萎黄、津液不足、大便燥结、乳少、尿血等症。

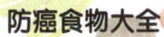

中医典籍　《食性本草》："疗妇人阴疮，初食利大小肠，久服即
否，去陈留新。"
《玉楸药解》："补益精液，润肝脏，养血舒筋。疗语
蹇、步迟、皮燥发枯、髓涸肉减、乳少、经阻诸证。医
一切疮疡，败毒消肿，生肌长肉。杀虫，生秃发。"

现代研究

❶ 芝麻有黑白二种，其成分大体相同，药用价值很高，可以强健肌骨，益肝补肾，养血，润燥，通便，止痛，延缓衰老，防止白发，增强视力，并可治疗胃酸过多，胃无力、胃扩张，能促进乳汁分泌，防癌等。

❷ 日本某大学研究了芝麻的抗氧化防癌作用机制。发现芝麻具有防止氧化的能力，因为芝麻油中含有多量的防活性氧的物质。

食谱

淮山芝麻糊

做法　粳米、淮山（切成小颗粒）、黑芝麻（炒香）各适量，清水适量，放入冰糖，边煮边搅拌成糊，熟后食用。

养生提示　有滋阴补肾，益脾润肠作用。经常服用，可收到壮体强身、延年益寿、防癌抗癌之功效。

点评

脾胃虚弱便溏者慎食。牙疼及皮肤疮毒、湿疹、瘙痒患者忌食。

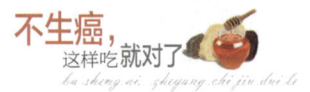
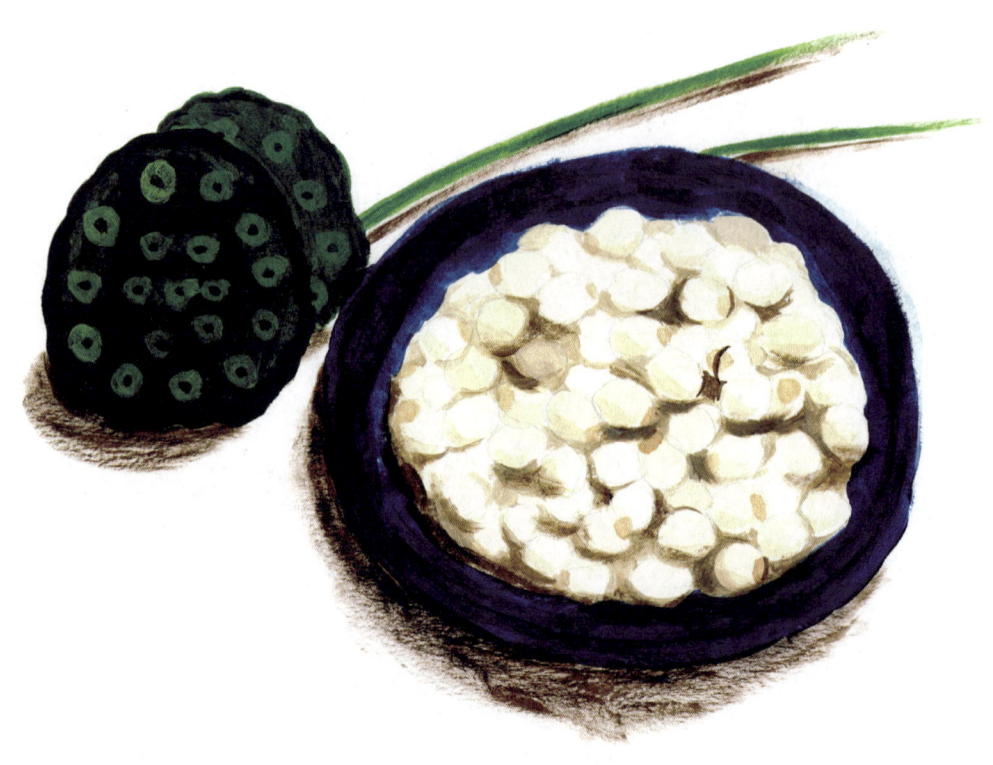

🌱 莲子

性味　鲜者甘，平，涩；干者甘，温，涩。

归经　归心、脾、肾经。

功效　清心醒脾，补中养神，健脾开胃，止泻固精。

主治　心烦失眠，大便溏泄，久痢，腰疼，男子遗精，妇人赤白带下。

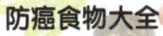

中医典籍 《本草备要》称其"清心除烦，开胃进食，专治噤痢、淋浊诸症"。

《本草纲目》："交心肾，厚肠胃，固精气，强筋骨，补虚损，利耳目，除寒湿，止脾泻久痢"。

现代研究

❶ 莲子中含莲心碱、异莲心碱等多种生物碱，以及木樨草苷、芦丁等多种黄酮类成分。荷的雄蕊称"莲须"，也含有生物碱和黄酮类成分。有降压、强心，防治血管疾病及癌症的功效。

❷ 现代药理试验发现，莲子荚含氧化黄心树宁碱，具有抑制鼻咽癌的作用。

食谱

莲子百合麦冬汤

做法 莲子15克（带心），百合30克，麦门冬12克，冰糖适量。加水煎服。

养生提示 有清心宁神之效。用于病后余热未尽，心阴不足，心烦口干，心悸不眠等。

点评

大便燥结者慎食。

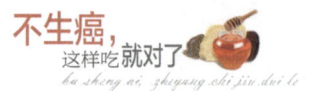

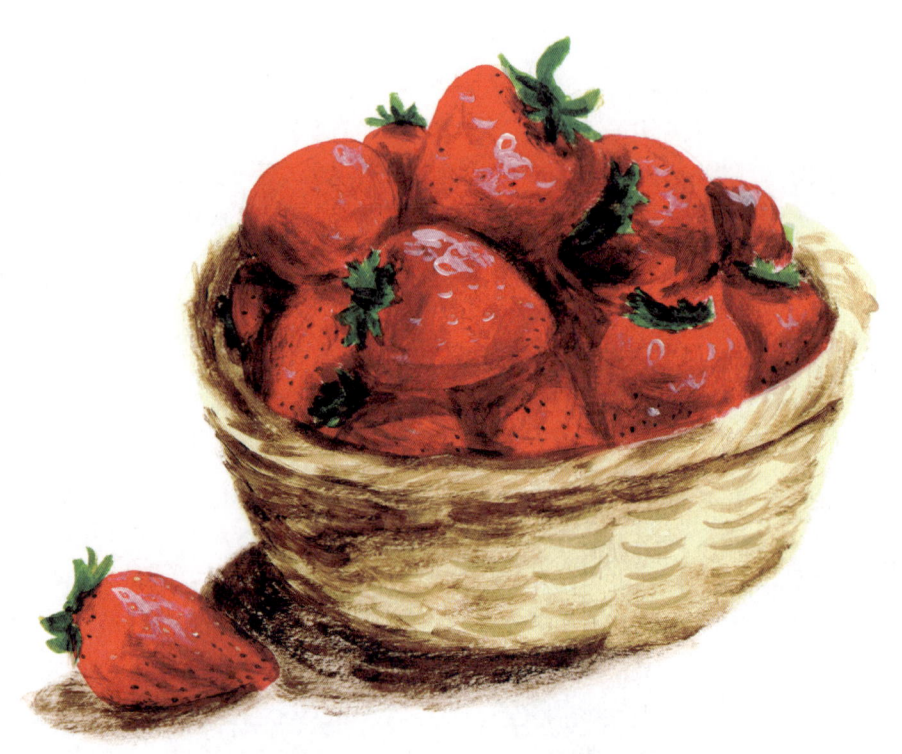

瓜果类

草莓

性味 性凉，味酸甘。

归经 归肺、脾经。

功效 清暑解热，生津止渴，利尿止泻，利咽止咳。

主治 风热咳嗽，咽喉肿痛，癌症患者宜食。

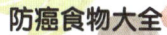

中医典籍　《本草纲目》："草莓补脾气，固元气，制伏亢阳，扶持衰土，壮精神，益气，宽痞，消痰，解酒毒，止酒后发渴，利头目，开心益志。"

现代研究

① 草莓不但营养丰富，它的药用价值也很高。草莓富含的维生素C，具有一定的防癌、抗癌功效。草莓中所含的有机酸、纤维素和果胶，能促进胃肠蠕动、帮助消化、解除便秘，对防治痔疮、高血压病、高胆固醇症、结肠癌等也有较好的效果。

② 美国医学家近年来研究发现，草莓中还含有较高的鞣花酸，它不仅能保护人体组织免受致癌物质伤害，而且具有抑制恶性肿瘤细胞生长的作用。

食谱

草莓绿豆粥

做法　绿豆挑去杂质，淘洗干净，用清水浸泡20分钟；草莓择洗干净。大米淘洗干净，与泡好的绿豆一并放入锅内，加入适量清水，用旺火烧沸后，转微火煮至米粒开花、绿豆酥烂，加入草莓、白糖搅匀，稍煮一会儿即成。

养生提示　润肺生津、清热健脾和胃，可治消化不良、暑热烦渴、大便秘结等症。此粥可增加癌症患者食欲。

点评

　　草莓等水果以生吃最佳，患有尿路结石和肾功能不好的人不宜多吃，因为草莓含草酸钙较多，过多食用会加重患者病情。

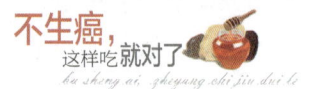
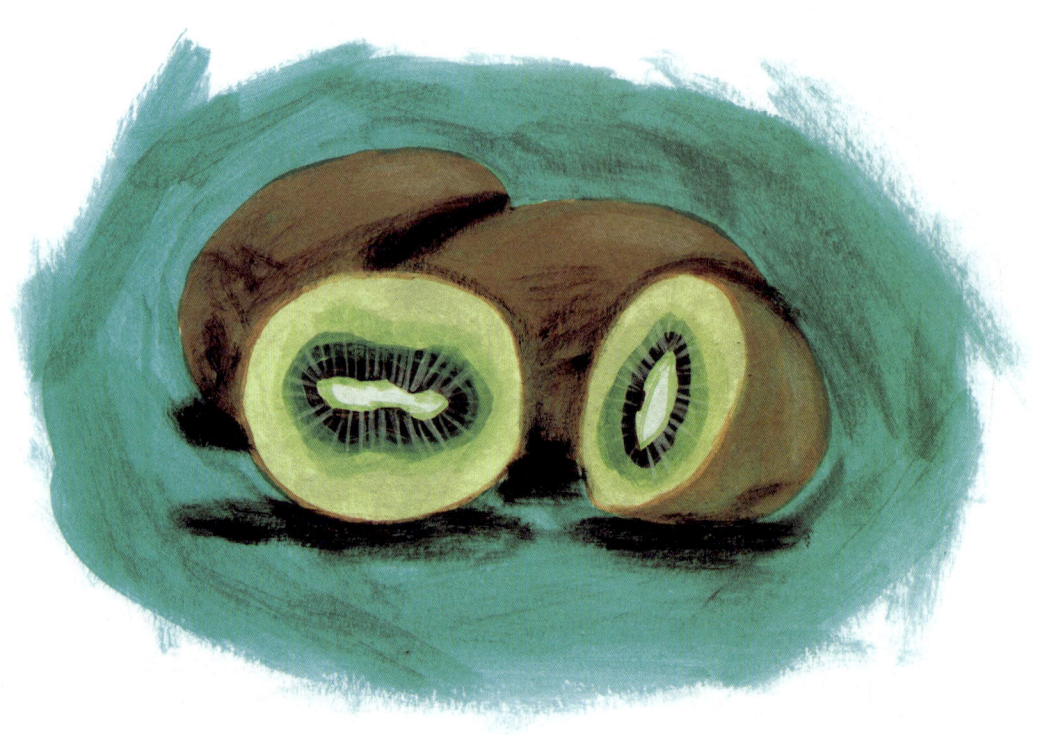

🌱 猕猴桃

性味　寒，甘，酸。

归经　归脾、胃经。

功效　清热生津，健脾止泻，止渴利尿。

主治　食欲不振，消化不良，反胃呕吐，烦热，黄疸，消渴，
尿道结石，疝气，痔疮，癌症，高血压病，冠心病等。

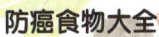

中医典籍　《本草纲目》："其形如梨，其色如桃，而猕猴喜食，故有诸名。"

《本草拾遗》："下石淋，主治胃闭，取汁和姜汁服之。"

现代研究

① 猕猴桃含有优良的膳食纤维和丰富的抗氧化物质，能够起到清热降火、润燥通便的作用，可以有效地预防和治疗便秘和痔疮。猕猴桃含有抗突变成分谷胱甘肽，可抑制癌症基因的突变，对多种癌细胞病变有一定的抑制作用。

② 某大学生物系研究人员在实验中发现，猕猴桃存在有可杀伤离体癌细胞的"多肽"。多肽对离体艾氏腹水细胞及宫颈鳞状上皮癌细胞均有杀伤作用。猕猴桃的抗肿瘤、抗衰老作用很值得进一步研究。

③ 近年来实验表明，猕猴桃的防癌抗癌功能明显，它能有效地阻断致癌物质亚硝胺的合成，其阻断率可达98%。除含有大量维生素C外，还有至少两种以上能阻断致癌物质亚硝胺合成的活性物质。因此，猕猴桃是理想的防癌佳果。

食谱

猕猴桃半枝莲煎

做法　新鲜猕猴桃60克，猕猴桃树根30克，半枝莲30克。加水1000毫升煎煮至1小碗。

养生提示　治胃癌、食道癌。

点评

猕猴桃性味寒凉，脾胃虚寒者不宜多食。

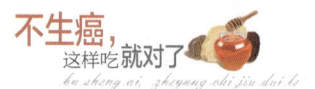
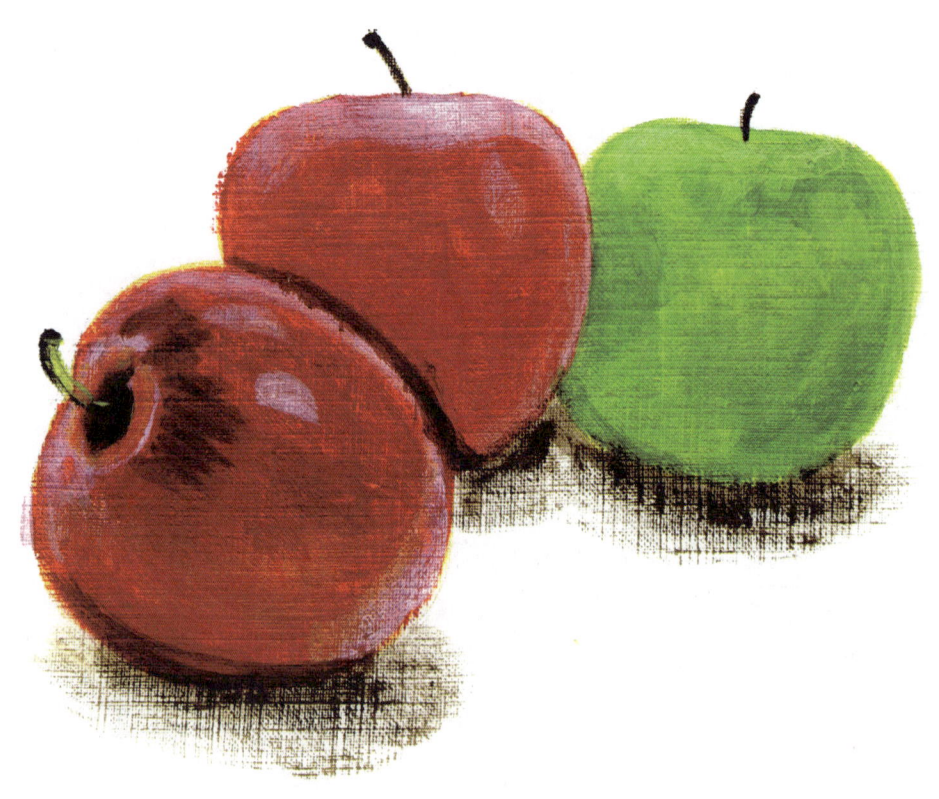

🌱 苹果

性味 酸，甘，平。

归经 归脾、胃经。

功效 补心益气，止渴生津，润肺化痰，健脾止泻。

主治 中焦诸气不足，消化不良，口干咽燥，慢性腹泻，肠癌。

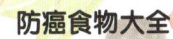

中医典籍　《滇南本草图说》中载苹果"治脾虚火盛，补中益气"。
《医林纂要》云："止渴，除烦，去瘀。"

现代研究

① 苹果营养丰富，还含有丰富的纤维素和果胶。纤维素对大便有充实、成块的作用，利于防癌；果胶易与放射性元素锶结合，有助于身体排除锶。果胶对其他有致癌作用的污染物，也有清除作用。

② 日本某大学的研究证实，苹果中的多酚能够抑制癌细胞的增殖。而芬兰的一项研究更令人振奋：苹果中含有的黄酮类物质是一种高效抗氧化剂，是癌症的克星。法国某健康医学研究所的最新研究还告诉我们，苹果中的原花青素能预防结肠癌。

食谱

苹果猪腱汤

制法　将猪腱肉切开汆水，取出待用，苹果、胡萝卜、马蹄分别洗净去皮后切成块。把所有材料放入煲中，注入清水1000克，中慢火煲2小时即可。

养生提示　开胃消滞，清热解毒，防癌，尤适合肺癌及胃癌。

点评

苹果是最佳的保健水果，中外都有共识，俗语有说："An apple a day, keep doctor away（一天一个大苹果，大夫见我躲着走）。"苹果性收敛，大便秘结者忌食苹果。

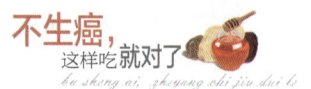

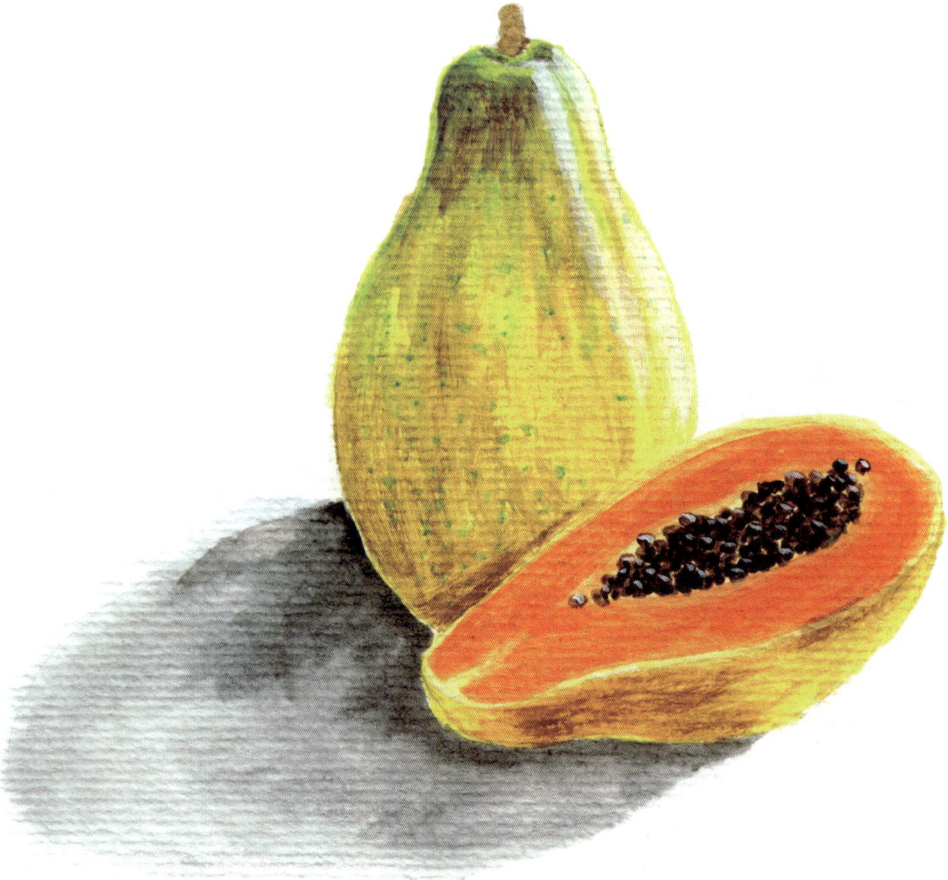

🌱 木瓜

性味　甘，平。

归经　归肝、脾经。

功效　健胃肠、助消化、润肺燥、除热痰、通乳汁、益身体。

主治　消化不良，胃及十二指肠溃疡，癌症疼痛，乳汁稀少，风湿痹
　　　痛，肢体麻木，湿疹，烂疮，肠道寄生虫病等。

92

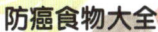

> **中医典籍** 《食物本草》："主利气，散滞血，疗心痛，解热郁。"
> 《现代实用中药》："未熟果液，治胃消化不良，并为营养品，又为发奶剂。熟果，可利大小便，也可治红白痢疾。"

现代研究

① 木瓜的营养丰富，菲律宾某医学科学家，从木瓜中提取出一种有抗癌作用的生物碱类物质，用于防治淋巴白血病取得一定疗效。试验证明，将木瓜的蛋白酶注入癌组织，可使癌瘤缩小。

② 新加坡某大学医院发布的一项"日常饮食与华人健康关系"调查显示，多吃以木瓜为代表的橙色水果，能减少患肺癌的概率，这要归功于其中的防癌物质——木瓜酵素。

食谱

木瓜羹

做法 木瓜100克、银耳15克、北杏10克、银杏12克、冰糖适量，共入锅炖煲20分钟，即可食用。

养生提示 能养阴润肺、滋润皮肤，还可以治疗肺癌咳嗽、干咳无痰、痰多带血等症。

点评

木瓜直接生吃最佳，也可榨汁或做成糖水甜品。木瓜中含有激素成分，有乳腺增生的女性和孕妇不宜多食。

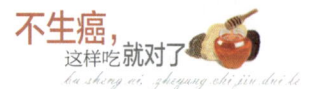

杏仁

性味 甘酸，微温。

归经 归肝、心、胃经。

功效 止渴生津，消热去毒。

主治 肺病咳嗽，上气喘急，喘促浮肿，咯血，偏风不遂，失音不语，
喉热生疮，痔疮下血，停食不化，气满膨胀，诸疮肿痛。

中医典籍 《千金要方·食治》："其中核犹未鞭者，采之暴干食
之，甚止渴，去冷热毒。"

《滇南本草》："治心中冷热，止渴定喘，解瘟疫。"

现代研究

❶ 含有苦杏仁甙、苦杏仁酶，以及大量的维生素B_{17}。维生素B_{17}是一种含有氰酸的化合物，这种化合物在体内便分解成氰酸和苯甲酸。现已确知氰酸有剧毒，能杀死癌细胞，苯甲酸也有很强的抗癌作用。

❷ 某大学肿瘤研究室认为杏仁可以作为防治肺癌、绒毛膜上皮癌肺转移、乳腺癌转移的一味主药。

食谱

杏贝萝卜露

做法　甜杏仁15克、川贝母5克、白萝卜300克。将白萝卜洗净再切成丁粒，甜杏仁、川贝母洗净打碎，将上述各物倒入瓷碗内，加蜂蜜2匙，用旺火隔水蒸2小时，冷却后滤去药渣。冷却装瓶密封。每日早晚各一次，每次一匙，开水送服。渣亦可食。

养生提示　化痰清热、通畅肺气、消食化滞。适宜于黄痰稠、肺火重的气管炎、肺癌患者。

点评

　　苦杏仁有毒，服用时应掌握剂量。孕妇忌食。

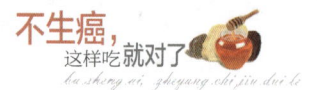
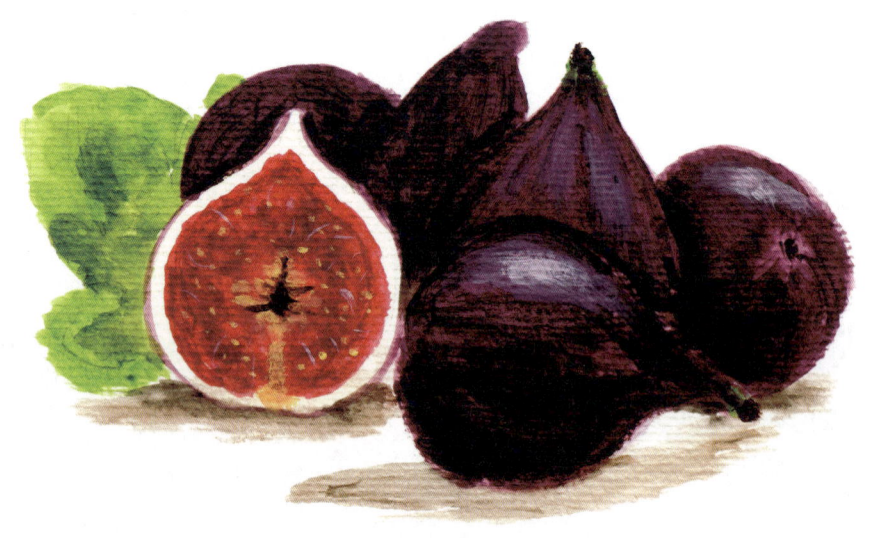

🌿 无花果

性味 甘，平。

归经 归肺、脾、胃经。

功效 清热润肺，除疾润肠，止泻痢，利咽喉，开胃驱虫。

主治 用于消化道肿瘤食欲不振，脘腹胀痛，痔疮便秘，消化不良，痔疮，脱肛，腹泻、乳汁不足，咽喉肿痛，热痢，肺癌咳嗽多痰等症。

中医典籍 《滇南本草》："敷一切无名肿毒，痈疽疥癞癣疮，黄水疮，鱼口便毒，乳结，痘疮破烂；调芝麻油搽之。"
《随息居饮食谱》："清热，润肠。"

现代研究

① 无花果干果、未成熟果实的乳状汁液都含抗癌成分，水提取物有抗艾氏内瘤的作用。从未成熟果实中提取所得乳状汁液能抑制大鼠移植性内瘤、小鼠自发性乳癌，致使肿瘤坏死；又能延缓移植性腺癌、骨髓性白血病、淋巴肉瘤之发展，使其退化。

② 日本有医学家成功地从无花果中提取一种"苯甲醛"抗癌物质，并将其制成糖等制剂，治疗原发性肝癌、恶性淋巴瘤、乳腺癌和子宫颈癌等晚期癌症患者。

③ 我国医学研究工作者发现，无花果的枝叶和果实中，含有活性抗癌物质，对癌细胞有明显的抑制作用。医学家还发现，口服无花果液，能提高免疫细胞的活力，提高人体免疫功能，具有抗癌防癌、制止癌痛，减轻肿瘤患者对化疗和放疗毒副作用等功效。

食谱

无花果猪肉汤

做法 猪瘦肉250克，切小块，无花果100克(干品)，同煮汤，用适量食盐调味食用。

养生提示 有理肠健胃，解毒消炎功效，治肠癌、慢性肠炎。

点评

大便溏薄者不宜生食。

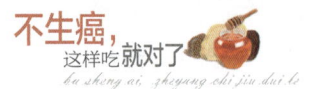

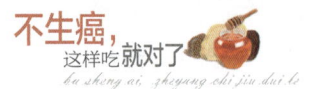

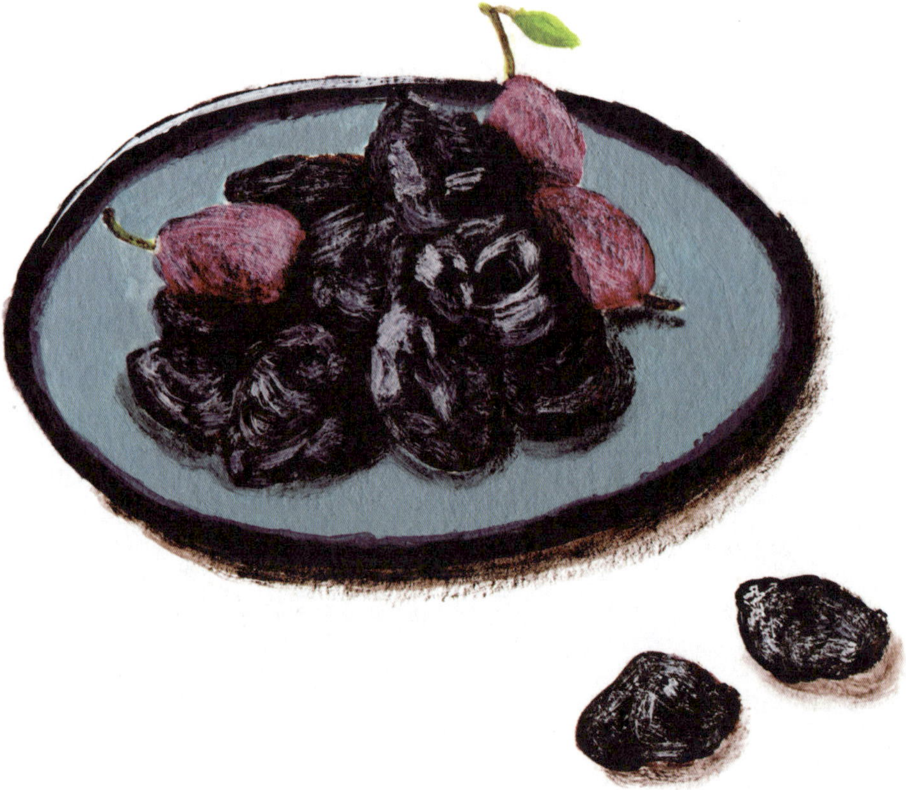

乌梅

性味　酸，涩，平。

归经　归肝、脾、肺、大肠经。

功能　敛肺，涩肠，生津，安蛔。

主治　用于肺癌肺虚久咳，虚热烦渴，久疟，久泻，痢疾，肠癌便血，尿血，血崩，蛔厥腹痛，呕吐，钩虫病。

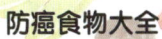

中医典籍　《本经》："主下气，除热烦满，安心，肢体痛，偏枯不仁，死乌梅肌，去青黑痣、恶肉。"

《本草纲目》："敛肺涩肠，治久嗽，泻痢，反胃噎膈，蛔厥吐利，消肿，涌痰，杀虫，解鱼毒、马汗毒、硫黄毒。"

现代研究

① 乌梅中含有苹果酸、枸橼酯、酒石酸、琥珀酸、谷甾酸、三萜等，具有抗菌、抗过敏、抗癌的作用，乌梅提取液能明显克制黄曲霉素的致癌变作用，也有实验表明乌梅有克制肿瘤细胞活性的作用。

② 动物实验证明，乌梅能增强网组织细胞功能，提高吞噬机能，加强机体的免疫力，因而具有抗癌作用。采用乌梅的药方已用于防治食管癌、胃癌、大肠癌、宫颈癌、膀胱癌、皮肤癌、阴茎癌等。

③ 研究人员发现，乌梅萃取物对妇女宫颈癌等多种癌症的突变作用有显著的抑制效果。

食谱

乌梅麦冬冰糖饮

制法　乌梅、麦冬洗净共入砂锅中，水煎2次，去渣合汁，加入冰糖稍炖即成。

养生提示　涩肠，清热，生津，用于肠癌、肠炎之湿热泄泻。

点评

感冒发热，咳嗽多痰，胸膈痞闷之人忌食；女性月经期以及产前、产后忌食。

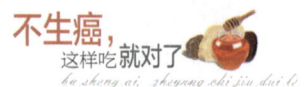
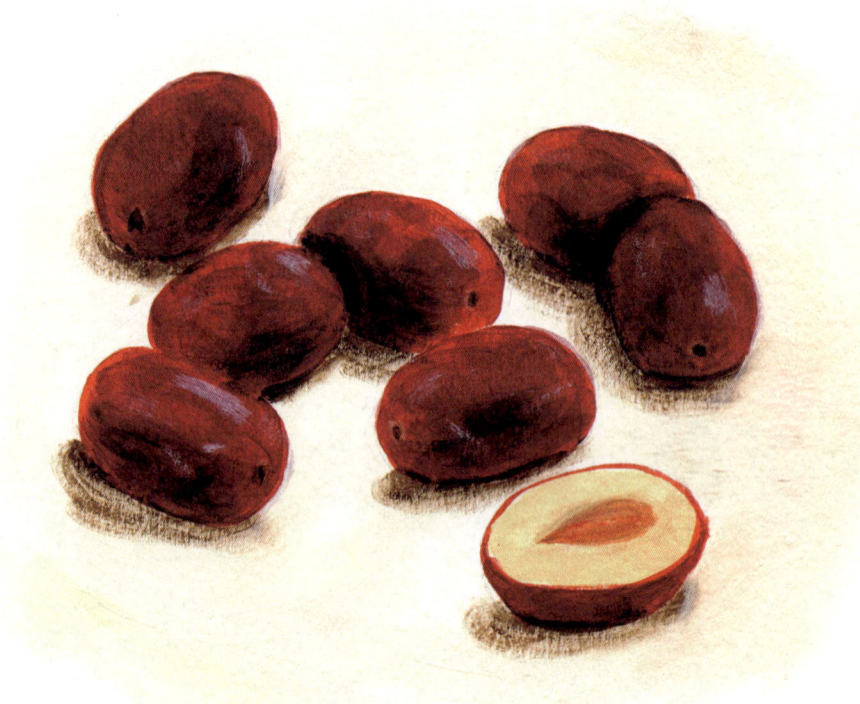

🌀 大枣

性味　甘，平。

归经　归脾、胃经。

功效　补脾益阴，调和营卫，补血安中，润肺止咳，固肠止泻，和百药。

主治　胃虚食少，脾虚便溏，气血不足，营养不良，贫血头晕，癌症放疗、化疗致骨髓抑制。

中医典籍　《神农本草经》曰："红枣主心腹邪，安中养脾，助十二经。平胃气，通九窍，补少气、少津液、身中不足、大惊、四肢重，和百药，久服轻身延年。"

《本草备要》云："红枣能补中益气，滋脾土，润心肺，调营卫，缓阴血，生津液，悦颜色。"

现代研究

① 大枣的营养很丰富，含较多的糖，蛋白质，脂肪、多种维生素及胡萝卜素，单宁，硝酸盐，有机酸和磷、钙、铁等物质。大枣中含糖很高，其维生素C的含量在水果中居前几位，有抑制癌细胞繁殖的作用，也能防止癌细胞扩散、转移。

② 研究人员已成功地提取出大枣中的抗癌物质，研究还发现，大枣和人参一样，含有一种丰富的环磷腺苷(CAMP)活性物质，它能调节细胞的分裂繁殖过程。而在癌细胞中环磷腺苷含量，低于正常细胞，但若在体外培养时增加癌细胞的环磷腺苷含量，可使它向正常细胞转化。

③ 大枣常作为中药用于肿瘤患者放疗、化疗而致骨髓抑制的不良反应。肿瘤病人化疗过程中常食红枣汤、红枣粥之类，可减轻化学药物对肝脏的损害及对机体免疫机制的损害。

食谱

红枣乌鸡汤

做法 乌鸡、阿胶、黄精、芡实、桂圆、红枣、枸杞子、桑葚洗净，加水炖煮3小时即可。

养生提示 养肝、益气、补血、滋阴，适用于放化疗后气虚血虚阴虚患者。

点评

痰浊偏盛，腹部胀满，舌苔厚腻，肥胖病者忌食；急性肝炎湿热内盛者忌食；小儿疳积和寄生虫病忌食；齿病疼痛者亦忌。糖尿病患者切忌多食。

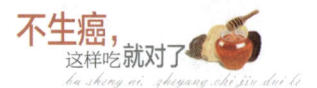
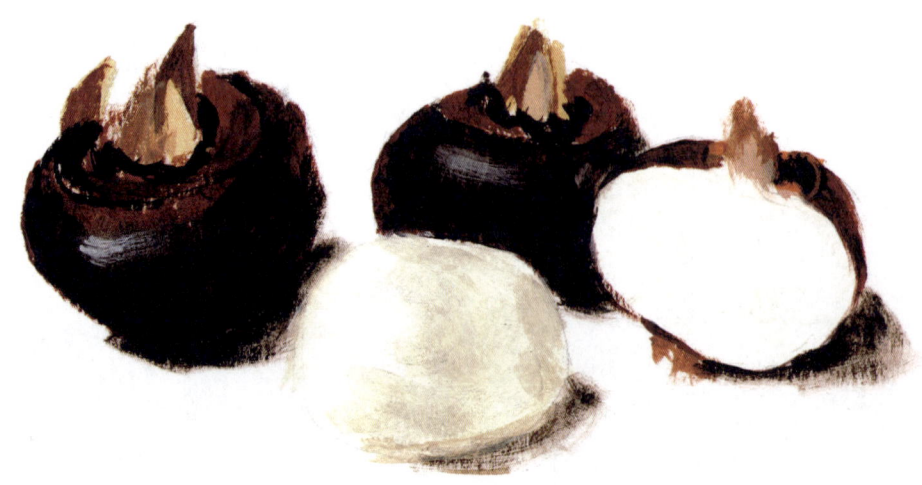

荸荠（马蹄）

性味 甘，平。

归经 归肺、胃经。

功效 有清热化痰、降血压、通淋利尿作用。

主治 肺癌咽干，喉痛，舌赤，口疮，放疗中或放疗后引起的津液亏
损、大便秘结干燥、热病烦渴等。

中医典籍 《本草纲目》："主治消渴、痹热、温中、益气。"
《本草再新》："清心降火，补肺凉肝，消食化痰，破
积滞，利脓血。"

现代研究

① 荸荠内含淀粉、蛋白质、脂肪、钙、磷、铁、维生素等，还含有一种不耐热的防治癌症的成分，属于抗癌食物。

② 某肿瘤防治研究协作组在筛选中药时，发现荸荠的制剂在动物体内均有抑制肿瘤细胞作用。新加坡某中医学报曾介绍，当地用荸荠来辅助治疗食道癌。

食谱

荸荠香菇汤

做法 荸荠60克，香菇30克，嫩豆腐400克，油、盐、胡椒粉、味精各适量。将香菇洗净，温水发开去蒂切丝（保留菇水）；将嫩豆腐切成小块状；将荸荠洗净削皮，并切成小片。取香菇、荸荠、豆腐一起置入锅中煮汤。

养生提示 防癌、抗癌。癌症病人术后、放化疗亦适宜。

点评

脾胃虚弱者不宜多食。生食时注意洗净、削皮或用开水烫一烫，以免感染姜片虫病。

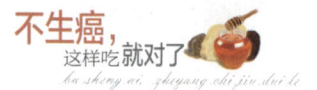

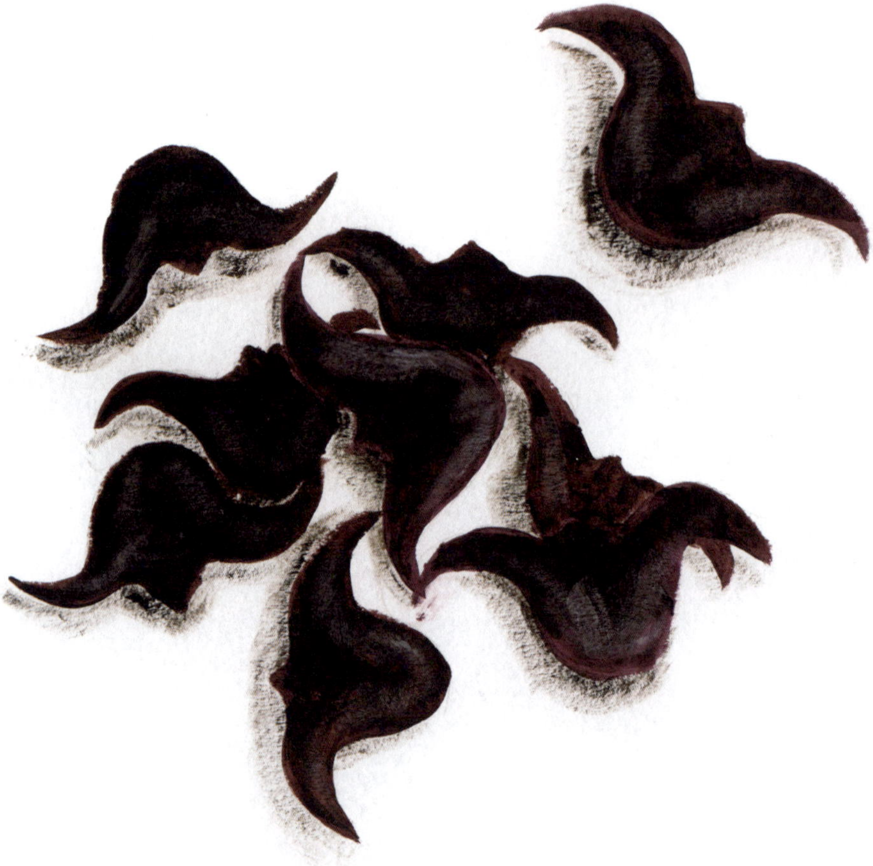

🌀 菱角

性味　甘，性凉，涩。

归经　归脾、胃经。

功效　清热除烦、益气健脾。

主治　热病伤津，口渴心烦，酒后烦渴及脾虚泄泻，食道癌、胃癌、
　　　子宫癌。

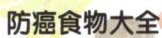

中医典籍　《本草纲目》："解伤寒积热，止消渴，解酒毒。"
《名医别录》："安中补五脏，不饥轻身。"

现代研究

❶ 现代药理研究表明，菱角中含有一种叫作AH-13的抗癌物质，对小鼠癌细胞活性和组织增生有明显的抑制作用，尤其是四角菱热水浸出液对小鼠肉瘤抑制率可达60％。

❷ 现代医学研究证明，菱角中含β-谷甾醇、麦角甾四烯及鞣质等药物成分，有抗癌作用。常食菱角，对老年人脾胃亏虚、食欲不振、肢软乏力等有治疗作用，对胃癌、肺癌、食道癌、直肠癌、膀胱癌等，也有辅助治疗作用。

❸ 近年来，国内外有关菱角抗癌的报道很多。如日本《信使周刊》曾报道，菱角对癌细胞的抑制率为28.8%；我国《中草药通讯》曾报道，菱角在体内体外的筛选试验中，均有抗癌作用。

❹ 有研究表明，菱角果肉中含有一种能抑制肝癌引起腹水的物质，对癌细胞有一定对抗作用。

食谱

菱角粥

做法　鲜菱角100克（去壳）、大米50克，同放锅中，加清水适量煮粥，分2次食用，连续3~5天。

养生提示　益气抗癌，适用脾胃亏虚，食欲不振，气短乏力等。预防胃癌、食道癌、肺癌作用明显。

点评

鲜果生吃过多易损伤脾胃，宜煮熟吃。脾胃虚弱者不宜生吃，以免寒凉之性损伤脾胃。

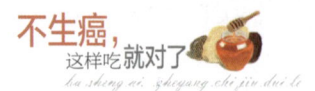

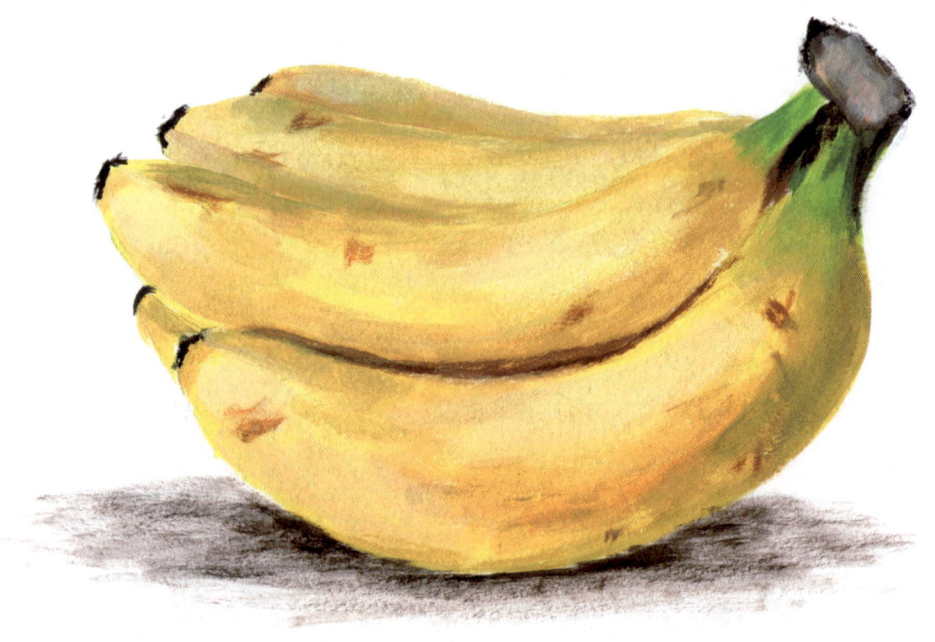

🌱 香蕉

性味　甘，寒。

归经　归肺、大肠经。

功效　清热润肺，止烦渴，润大肠，通血脉，解酒毒，降血压，防癌。

主治　热性便秘，痔疮出血，烦渴咳嗽，高血压病，癌症。

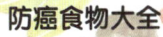

中医典籍　《日用本草》："生食破血，合金疮，解酒毒；干者解
　　　　　　肌热烦渴。"
　　　　　《本草求原》："止咳润肺解酒，清脾滑肠；脾火盛者
　　　　　　食之，反能止泻止痢。"

现代研究

❶ 香蕉的提取液对三种致癌物：黄曲霉素 B_1、4-硝基喹啉-N-氧化物、苯丙(a)芘都有明显的抑制癌细胞的作用。

❷ 日本某大学教授利用动物试验，证实香蕉的免疫活性好，能够增加白细胞，改善免疫系统的功能，还会产生攻击异常细胞的物质。

❸ 据现代医学研究，香蕉中含有丰富的微量元素镁，而镁有预防癌症的作用。

❹ 香蕉中含有能预防胃溃疡的化学物质5-羟色胺，因此能缓解胃酸对胃黏膜的刺激，是胃病患者理想的食疗佳果。

食谱

香蕉饮

做法　香蕉3条去皮，玉米须60克，西瓜皮60克（鲜品用200克），加水四碗同煎至一碗半，加冰糖调味食用。

养生提示　平肝，泄热，利尿，润肠。适用于肝癌肝阳上亢，胃癌胃热烦渴等症。

点评

香蕉对胃有刺激作用，不宜空腹吃。凡肠胃虚寒、便溏者慎食。

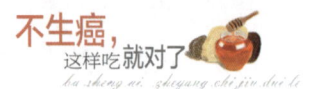

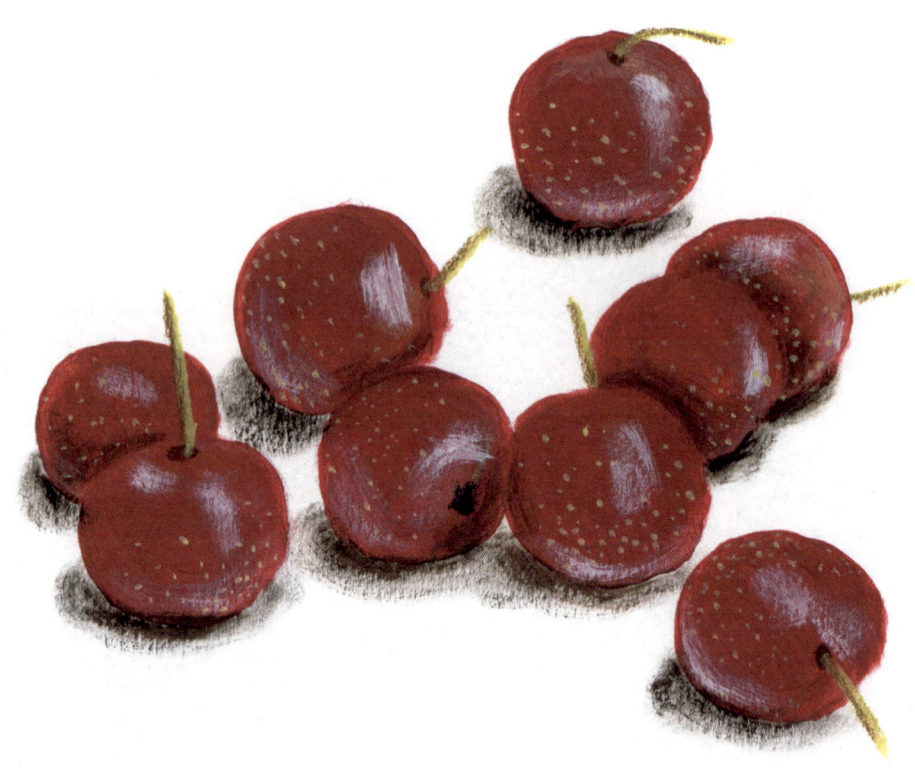

🌿 山楂

性味　酸，冷。

归经　归脾、胃经。

功效　健脾消积，活血散瘀，化痰行气。

主治　肉食滞积，症瘕积聚，腹胀痞满，瘀阻腹痛，痰饮，
　　　泄泻，肠风下血等。

108

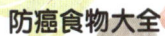

中医典籍 《日用本草》："化食积，行结气，健胃宽膈，消血痞气块。"

《滇南本草》："消肉积滞，下气；治吞酸，积块。"

现代研究

❶ 山楂中所含的维生素C能促进抗体的形成，对化学致癌物质——亚硝胺有阻断作用。山楂所含有的牡荆素衍生物，是一种较强的抗癌化合物。山楂种子中含苦杏仁苷，用山楂种子煎水服，体外实验证明对癌细胞有抑制作用。

❷ 山楂提取液不仅能阻断亚硝胺的合成，还可抑制黄曲霉素的致癌作用。所以，消化道癌症的高危人群应经常食用山楂，既可助消化，又可起到辅助抗癌的作用。

食谱

山楂双耳糖水

做法 山楂、银耳、黑木耳洗净，银耳、黑木耳泡发好，放进砂锅，中火煮20分钟加入冰糖食用。

养生提示 强精、补肾、补脑、润肠、益胃、补气、和血。用于癌症患者和气血不足者。

点评

脾胃虚弱者慎用。服用滋补药品期间忌食。

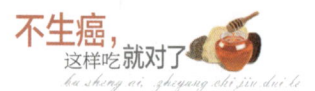
🌱 石榴

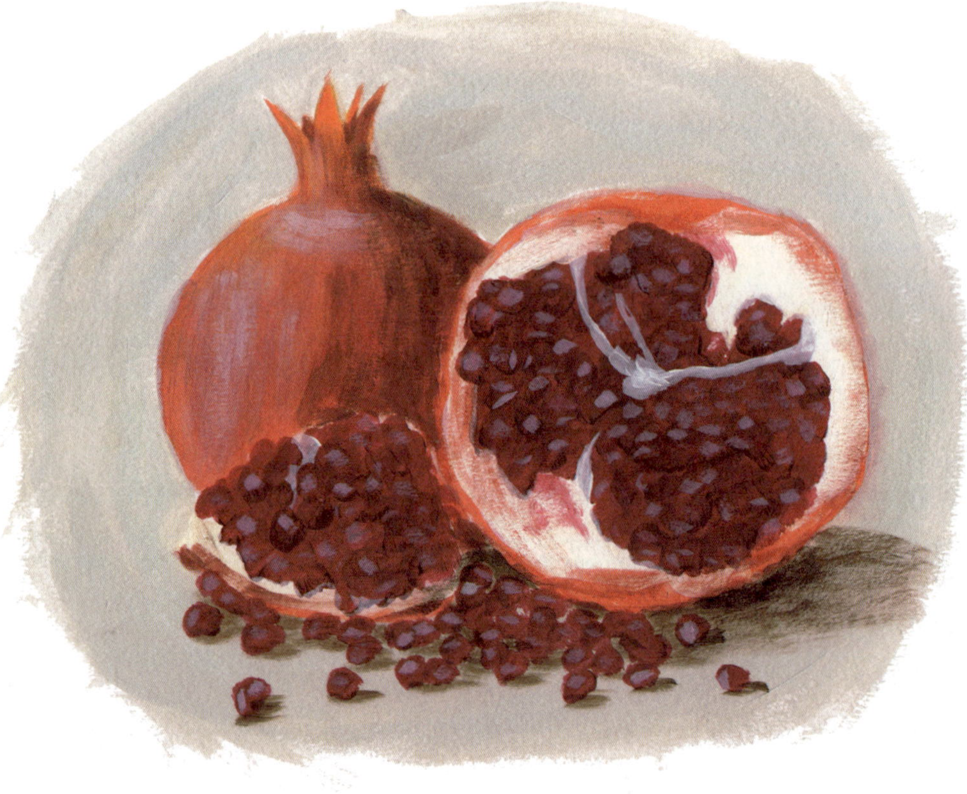

性味　甘酸涩，温平。

归经　归脾、肾、大肠经。

功效　收涩固肠，止泻治带，润肺止咳。

主治　肠癌大便滑泻，小便不禁，肠滑久痢，赤白痢疾，腹痛，肺癌
　　　肺痨喘嗽之失眠，妇女崩漏带下，脱肛，虫积。

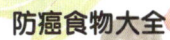

中医典籍　《本草纲目》："止泻痢，下血，脱肛，崩中带下。"
　　　　　《生草药性备要》："治瘰子疮，洗疝痛。"

现代研究

❶ 石榴中含有人体所需的6大类养分（蛋白质、脂肪、碳水化合物、维生素、矿物质以及膳食纤维）且含量不菲，尤为可贵的是蕴藏着鞣花酸、多酚等强力抗癌成分，能有效降低前列腺癌、乳腺癌以及肺癌等诸多癌症的发病风险。

❷ 石榴能抑制结肠癌和前列腺癌中的炎性细胞信号蛋白，从而具有明显的抗肿瘤生长作用。

❸ 某大学综合癌症中心研究证明，饮用石榴汁能减缓小鼠肺癌的生长。石榴汁中含有有效的抗皮肤癌、抗前列腺癌和抗肺癌成分。

食谱

石榴皮蜜汁

制法　石榴皮洗净，放入砂锅，加水煮沸30分钟，加蜂蜜，煮沸滤汁。

养生提示　润燥、止血、涩肠，用于预防肺癌、肠癌。

点评

　　由于石榴对肿瘤生长有抑制作用，研究人员将其列入抗癌食品中。实热积滞者忌用。

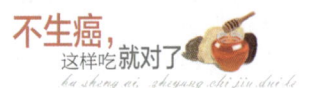
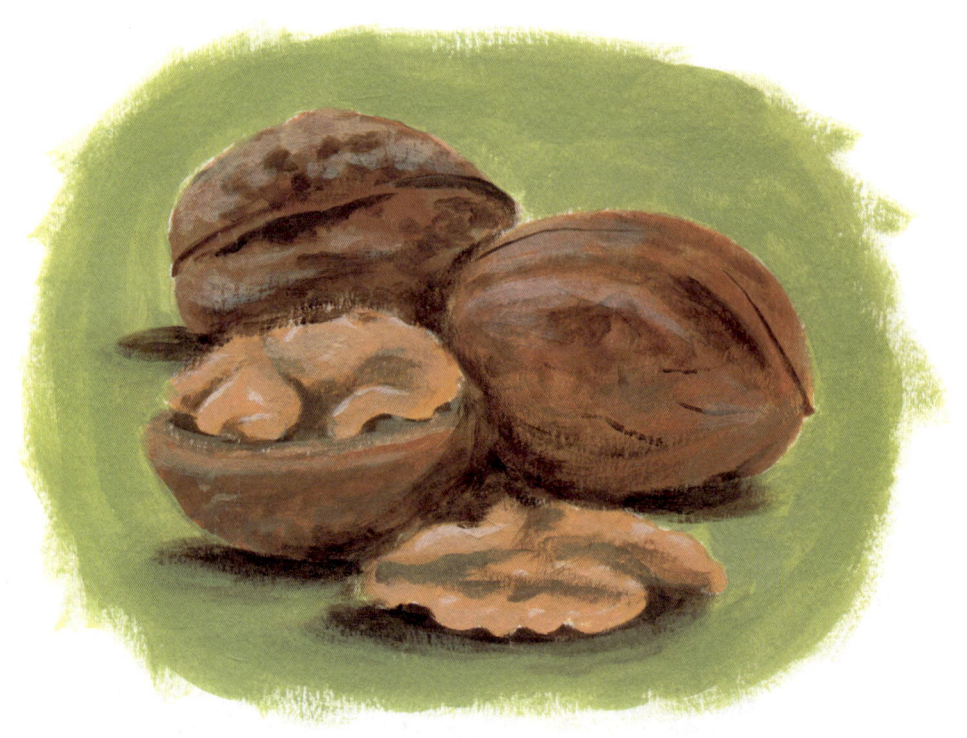

核桃

性味	甘、平温。
归经	归肺、肾、肝经。
功效	补肾养血，润肺纳气，润肠止带。
主治	核桃肉治下焦虚寒，肾气虚弱，小便频数，四肢无力，腰腿疼，筋骨痛，劳喘嗽，女子崩带；核桃夹可治噎嗝，遗精，遗尿，癌症。

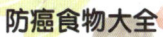

中医典籍 《本草纲目》："核桃补气养血，润燥化痰，益命门，利三焦，温肺润肠，散肿毒，发痘疮，制铜毒。"

现代研究

❶ 核桃的防癌、抗癌功效与其所含的营养素有关。据测定，核桃内含约16%的蛋白质和18种氨基酸，能抑制肿瘤生长，并可减轻抗癌药物产生的副作用。核桃中含有的胡萝卜素，有助于防癌并对化学致癌物质有破坏作用；核桃中还含有镁元素，可以促进体内废物排除。

❷ 核桃主要用于辅助治疗食道癌、胃癌、贲门癌、肺癌、卵巢癌、宫颈癌、甲状腺癌、皮肤癌等，能明显改善症状，降低血清转氨酶，提高白细胞与血小板等。

食谱

五仁粥

做法 芝麻、松子仁、核桃仁、桃仁、甜杏仁各10克，粳米200克。将五仁混合碾碎，入粳米共煮稀粥。食用时，加白糖适量，每日早、晚服用。

养生提示 滋养肝肾，润燥滑肠。适用于放化疗后引起的副作用及癌症患者使用止痛药引起的习惯性便秘。

点评

痰火喘咳，泻痢，腹胀及感冒风寒者忌食。

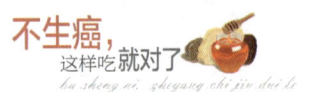

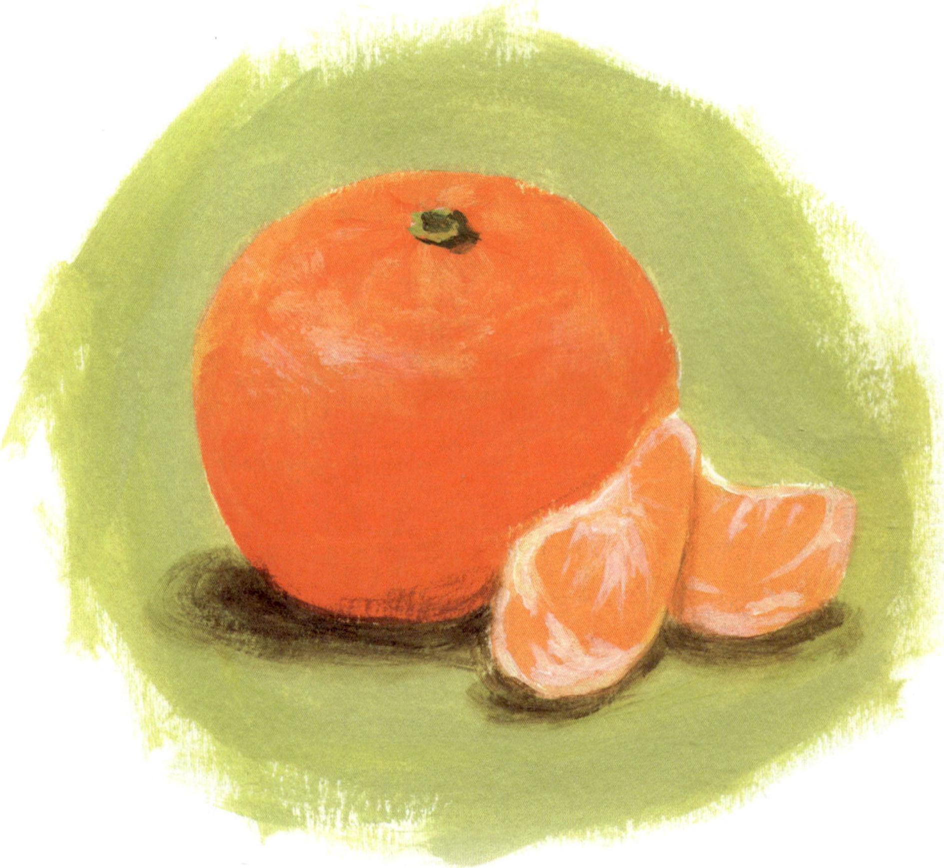

柑

性味　甘，微寒。

归经　归肺、胃、膀胱经。

功效　清胃利肠，通利小便，止渴生津。

主治　口干热燥，胃中热毒，小便不畅。

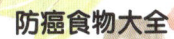

> **中医典籍** 《开宝本草》："利肠胃中热毒，止暴渴，利小便；山柑皮，疗咽喉痛效。"
>
> 《食经》："食之下气，止胸热烦满。"

现代研究

① 通过实验发现柑橘类水果包括橘子、柠檬、酸橙和葡萄等，含有自然纤维果胶，可阻止老鼠前列腺癌扩散。果胶可以割断老鼠体内癌细胞的联系，并阻止它们在老鼠其他组织上"生根发芽"。

② 日本某试验机构宣布，他们通过老鼠试验确认，橘子在预防皮肤癌、大肠癌方面有明显效果。某果树试验场在橘子中发现的有效防癌物质是 β-隐黄素，其防癌效果相当于防癌物质 β-胡萝卜素的5倍。

食谱

冰糖炖柑子

做法 鲜柑子1个，生姜2片，冰糖适量。将柑子洗净，带皮切块，放入容器中，加入生姜、冰糖及适量清水，隔水炖约30分钟即成。

养生提示 止咳化痰，醒酒生津，适用于肺癌久咳，咳嗽痰多，饮酒过度等。

点评

柑性寒，多食令人肺冷生痰，大肠泄泻。柑橘全身是宝，橘皮、橘络、橘核均可入药。

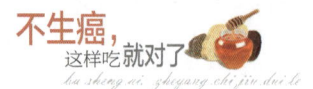

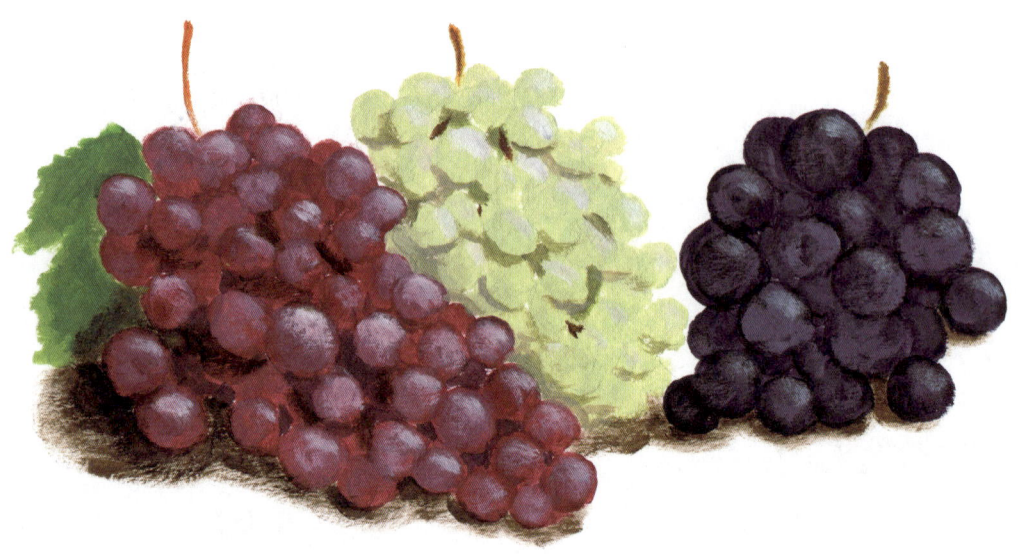

葡萄

性味 甘酸，平涩。

归经 归脾、肝经。

功效 葡萄果肉补血强肌利筋骨，健胃生津除烦渴，益气逐水利小
便；葡萄干能健胃益气，为滋养品；葡萄藤祛风利水；葡萄
根和叶有安胎、消肿、利尿作用。

主治 烦热口渴，筋骨湿痹，热淋涩痛。冠心病，脂肪肝，癌症，
肾炎，高血压病，水肿。

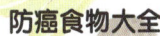

中医典籍　《滇南本草图说》："治痘症毒，胎气上冲，煎汤饮之即下。"
《本草再新》："暖胃健脾，治肺虚寒嗽，破血积疝瘤。"

现代研究

❶ 美国《科学》杂志发表的一项研究报告指出，葡萄具有抗癌功效，而红葡萄和红葡萄酒的抗癌效力尤其显著。

❷ 科学家们发现葡萄及葡萄制品中白藜芦醇含量很高。白藜芦醇是一种生物性很强的天然多酚类物质，又称为芪三酚，是肿瘤的化学预防剂，对激素依赖性肿瘤有明显的预防作用。因此，专家们已反复向人们提出防癌的建议：多吃葡萄，尤其是多吃带皮的红葡萄。

食谱

鲜葡萄汁

做法　新鲜葡萄100克，白糖适量。将葡萄洗净去梗，用清洁纱布包裹并挤汁，加白糖调匀即成。

养生提示　和中健胃，增进食欲的功效。适用于肿瘤患者食欲不振，厌食诸症。

点评

记住专家防癌新建议：多吃葡萄。糖尿病患者及便秘者不宜多吃。阴虚内热、津液不足者忌食。

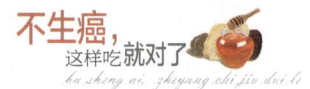

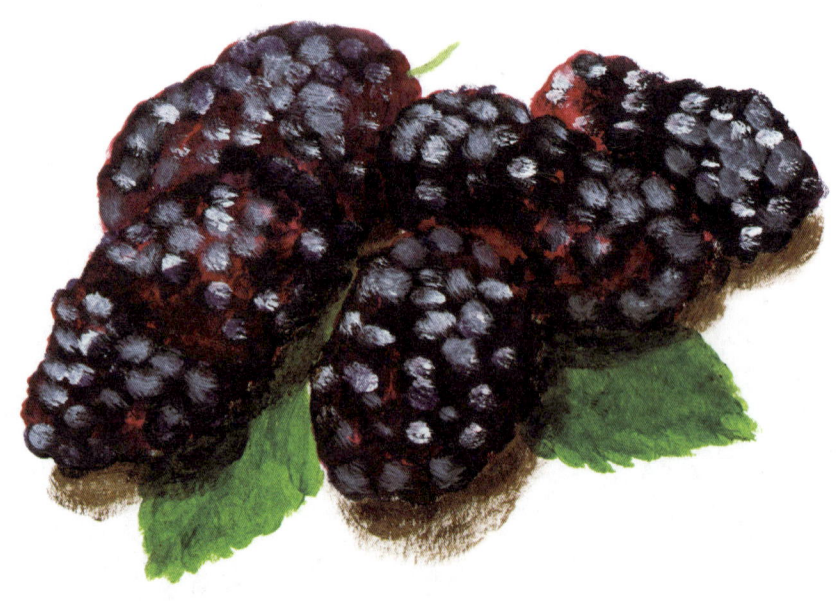

 桑葚

性味 甘，酸寒。

归经 归心、肝、肾经。

功效 补血滋阴，生津润燥，补益肝肾。

主治 用于气血不足所致眩晕、耳鸣、心悸失眠、须发早白、津伤口
渴、内热消渴、血虚便秘、耳鸣、瘰疬、关节不利等。

中医典籍 《随息居饮食谱》："桑葚滋肝肾，充血液，止消渴，利关
节，解酒毒，祛风湿，聪耳明目，安魂镇魄。"
《本草求真》："除热养阴止泻。"

现代研究

① 据美国某研究小组的试验发现，桑葚中含有被喻为继紫杉醇之后的又一新的绿色抗肿瘤物质——白藜芦醇。

② 桑葚所含的白黎芦醇是天然的抗氧化剂，可以抑制蛋白质-酪氨酸激酶的活性，从而达到抑制癌细胞增殖，诱导癌细胞分化、凋亡，并能阻止血液细胞中栓塞的形成和致癌物质引起的细胞突变，可用于防治多种癌症。

③ 桑葚中含一种叫"花青素"的化合物，具有抗氧化、清除自由基、有良好的抗肿瘤的作用，尤其是对防治白血病和直肠癌有很好的效果。

食谱

桑麦粥

做法 桑葚（干）20克、小麦100克、五味子6克、薏苡仁20克、猪脊骨100克、五指毛桃30克、冰糖20克。先将五味子、五指毛桃、猪脊骨放进锅里，加进清水煮开后半小时，捞起五指毛桃、五味子药渣，加入桑葚、小麦、薏苡仁，文火煮麦成粥，调入冰糖食用。

养生提示 养阴益气，适合肿瘤晚期气阴两虚者。

点评

敢与排名第一的抗肿瘤化疗药物紫杉醇相提并论，想必防癌效果不会差。脾胃虚寒便溏者禁服。

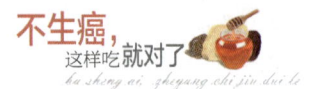
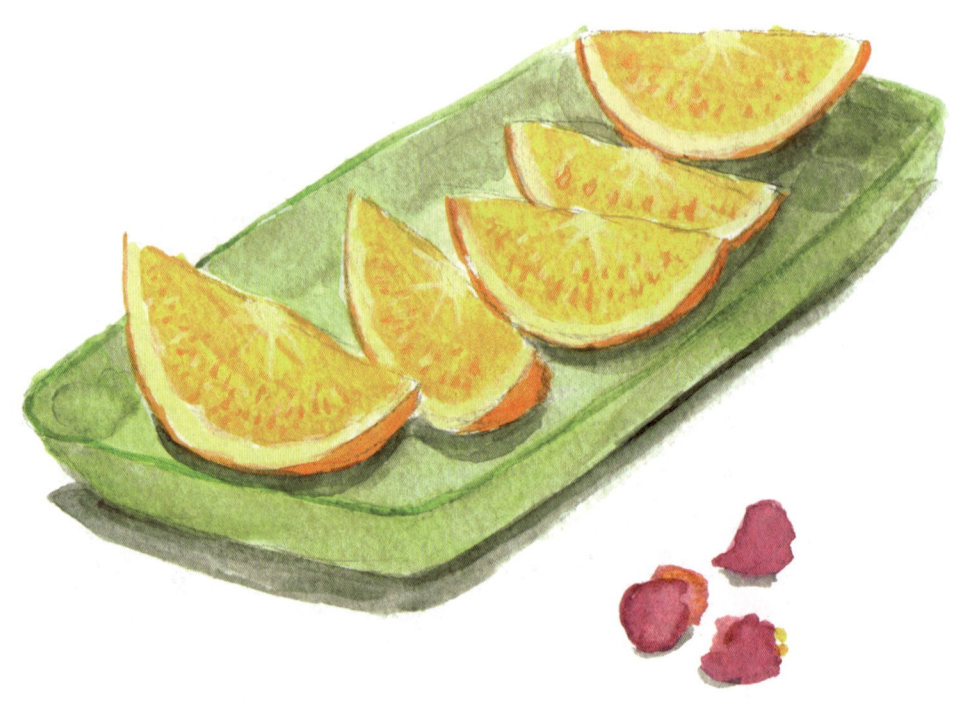

🌱 香橙

性味　甘，酸。

归经　归肺、肝、胃经。

功效　生津止渴，疏肝理气，通乳，消瘿，醒酒，解鱼蟹毒。

主治　主肝郁胁痛，乳房胀痛或结块，恶心呕吐，胸闷腹胀，瘿瘤，
　　　醉酒，鱼蟹中毒。

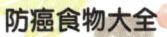

中医典籍 《食性本草》："行风气，疗瘿气，发瘰疬，杀鱼虫毒。"
《纲目拾遗》："消顽痰，降气，和中，开胃，宽膈，健脾，解鱼、蟹毒，醒酒。"

现代研究

❶ 香橙果实中含有有益人体的橙皮苷、柠檬酸、苹果酸、琥珀酸、糖类、果胶和维生素C等。香橙中含有丰富的挥发油，其中的萜烯类化合物有明显的抗癌功效。

❷ 有研究表明橙皮油中有95%的萜烯类化合物，有控制和预防癌症的作用。萜二烯有干扰癌细胞至关重要的蛋白质的能力，且能使培养皿中的人体癌细胞减少。

食谱

橙子蒸川贝

做法 川贝5克、橙子1个，橙子洗净，切开一个盖，在橙子中间挖一个坑，把川贝放入后盖上橙子盖，放碗内隔水蒸30分钟，放至温热即可食用，连皮吃的止咳效果最佳。

养生提示 理气化痰，主治肺癌咳嗽痰多。

点评

川贝价格不菲，不用川贝，只放盐也可成为治疗风寒咳嗽的偏方"盐橙"。橙子伤肝气，不可多食。气虚者忌食。

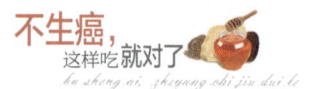

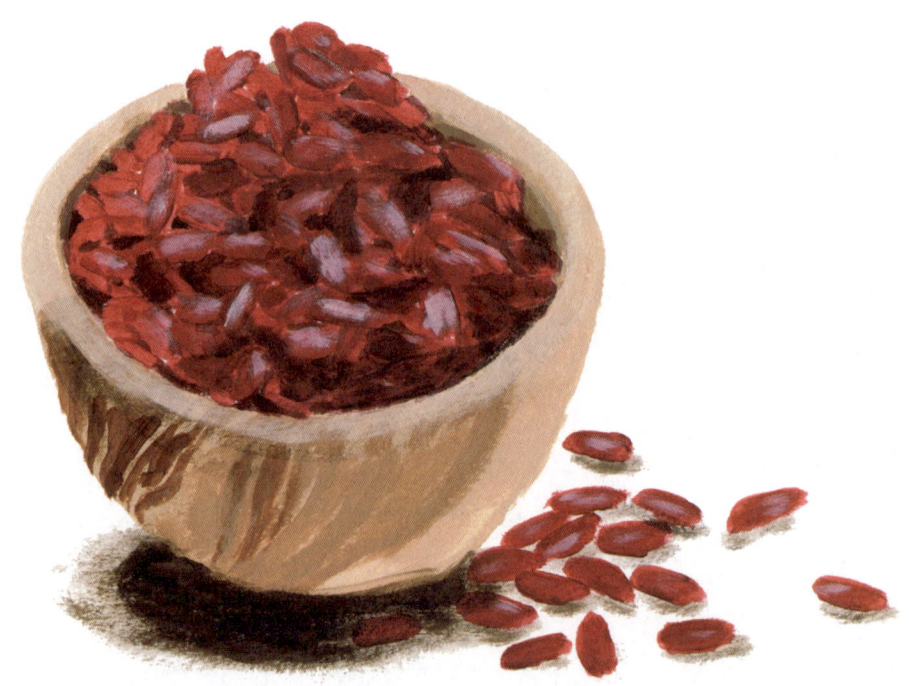

🌱 枸杞

性味　味甘，性平。

归经　归肝经、肾经、肺经。

功能　养肝，滋肾，润肺。

主治　肝肾亏虚，头晕目眩，目视不清，腰膝酸软，阳痿遗精，虚劳咳嗽，消渴引饮。

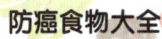

中医典籍　《食疗本草》："坚筋耐老，除风，补益筋骨，能益人，去虚劳。"

《本草述》："疗肝风血虚，眼赤痛痒昏翳。治中风眩晕，虚劳，诸见血证，咳嗽血，痿、厥、挛，消瘅，伤燥，遗精，赤白浊，脚气，鹤膝风。"

现代研究

❶ 枸杞子中所含的枸杞多糖对淋巴细胞有选择性药理作用，并具有免疫调节功能。动物实验表明，枸杞多糖可提高T淋巴细胞的转化反应，增强机体的免疫功能。

❷ 国内某肿瘤防治研究所实验证明枸杞子中含有抗突变物质，具有防御、阻断致突变作用。致癌剂和乙型肝炎病毒感染是肝癌的危险因素，枸杞子既能防治肝炎，又能抑制突变，对预防肝癌有一定的意义。

❸ 有科学实验表明，枸杞对人体癌细胞有明显的抑制作用。枸杞子富含枸杞多糖，枸杞多糖具有生理活性，能够增强非特异性免疫功能，提高抗病能力，抑制肿瘤生长和细胞突变。

❹ 枸杞子有抗γ射线辐射、保护机体的作用，可作为辅助药物来配合放疗等抗肿瘤治疗，减轻放疗的毒副作用，提高疗效，保护机体的免疫功能。

食谱

小米枸杞安神粥

做法　小米1/2杯，枸杞1小把，清水适量。小米淘洗干净，枸杞洗净。锅内注水烧开，加入小米和枸杞同煮。烧开以后，小火煮30分钟左右装碗即可。

养生提示　安神，补脑，养心。适用于癌症患者心血不足、烦躁失眠等症。

点评

外邪实热，脾虚有湿及泄泻者忌服。

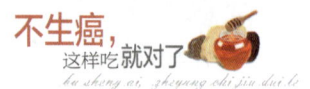

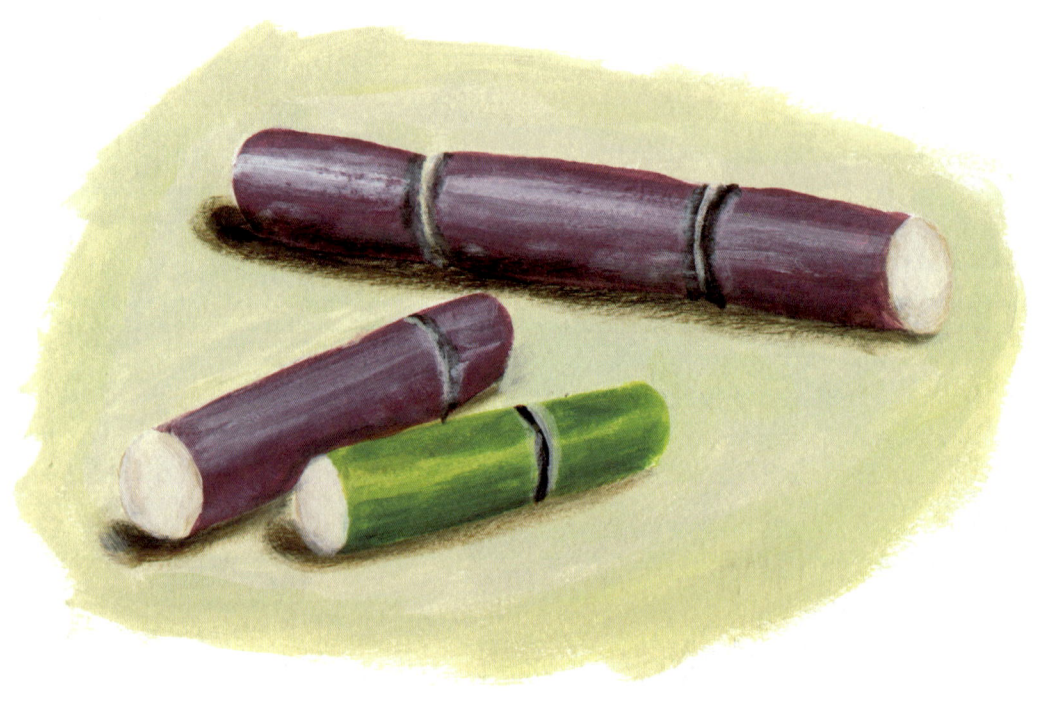

🌀 甘蔗

性味　　甘，寒。

归经　　归肺、脾、胃经。

功效　　清热生津，润燥和中，解毒。

主治　　烦热，消渴，呕秽反胃，虚热咳嗽，大便燥结，痈疽疮肿。

中医典籍 《日华子本草》："利大小肠，下气痢，补脾，消痰止渴，除心烦热。"

《滇南本草》："治百毒诸疮，痈疽发背，捣烂敷之。汁，治心神恍惚，神魂不定，中风失音，冲开水下。又熬饧食，和胃更佳。"

现代研究

① 甘蔗糖是以五碳糖和六碳糖为主要成分的多糖类物质，对癌瘤具有抑制的作用。

② 现代医学研究表明，从甘蔗叶中提取分离甘蔗叶多糖，对人鼻咽癌CNE2细胞的生长有抑制作用，且呈明显的剂量依赖关系。

食谱

甘蔗萝卜饮

做法 甘蔗200g，鲜萝卜150g。切碎，加水煮至萝卜烂熟，去渣取汁，随量服用。

养生提示 清热除烦、化食下气。

点评

民间早有用甘蔗防治癌症的经验。如用甘蔗汁与生姜汁混合饮用，防治贲门癌；用甘蔗汁、生藕汁、生姜汁、梨汁、萝卜汁、白果汁、竹沥、蜂蜜混合饮用，防治食管癌等。脾胃虚寒者慎服。

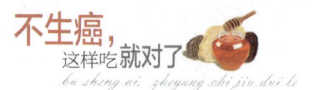

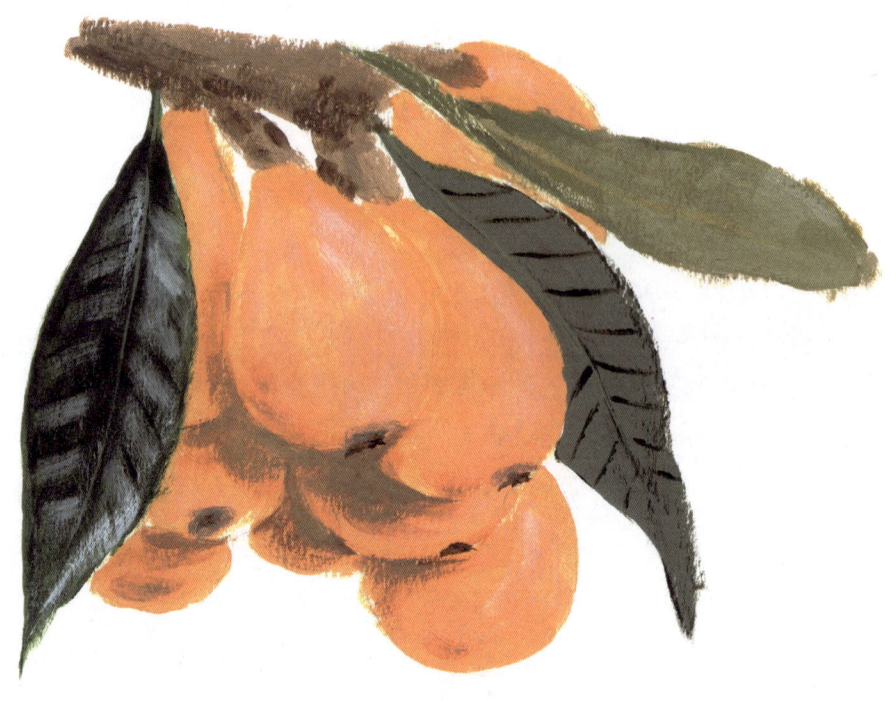

🌱 枇杷

性味 甘，酸，凉。

归经 归脾、肺、肝经。

功效 润肺下气，止渴。

主治 用于阴虚肺燥，咳嗽，或咯血，胃阴不足，咽干口渴，或气失和降，干呕不欲食。

中医典籍 《本经逢原》："必极熟，乃有止渴下气润五脏之功。若带生味酸，力能助肝伐脾，食之令人中满泄泻。"

《滇南本草》："治肺痿痨伤吐血，咳嗽吐痰，哮吼。又治小儿惊风发热。"

现代研究

❶ 枇杷中含有有机酸能刺激消化腺分泌，增进食欲，帮助消化。枇杷还含有维生素B_{17}、苦杏仁甙和白芦梨醇等防癌、抗癌物质，因此枇杷也被称为"果之冠"。它可促进食欲、帮助消化，也可预防癌症、防止老化。

❷ 日本某大学研究机构，检测到从枇杷叶中分离出的化合物中含有抗癌物质。结果表明，其中两种化合物具有抗癌活性，但是对正常细胞却没有太大毒性。他们用老鼠进行的癌变实验的结果也表明，枇杷叶有预防癌症发生的功效。

食谱

枇杷冰糖饮

做法 枇杷12个，冰糖30克。将枇杷去皮、核，与冰糖入锅，加适量水煎汤。即可饮用。

养生提示 润肺止咳。

点评

多食助湿生痰，脾虚滑泄者忌之。

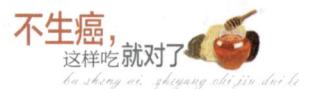

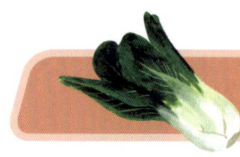

肉蛋奶类

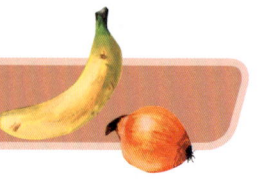

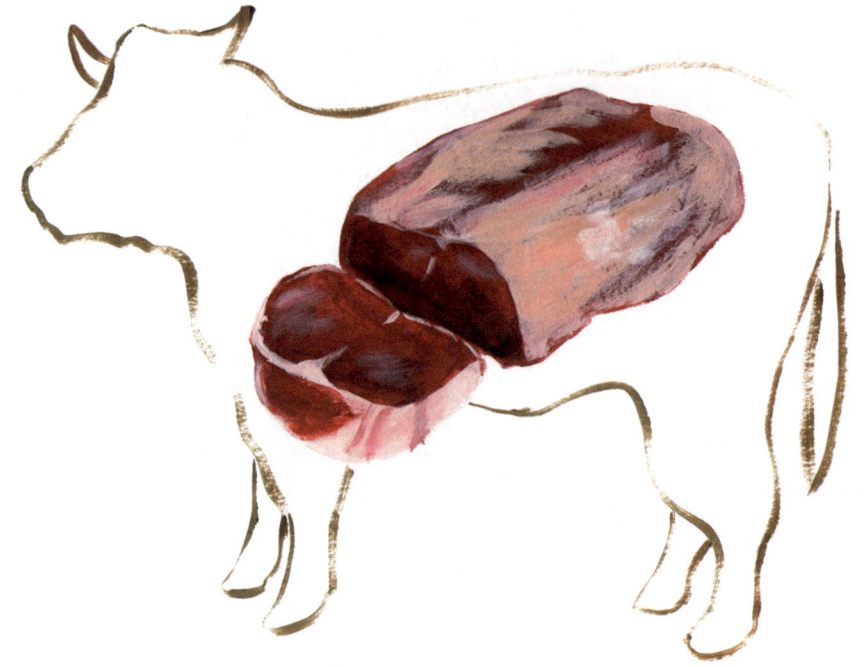

🌱 牛肉

性味 甘，温平。

归经 归胃、脾经。

功效 安中益气，健脾养胃，强骨壮筋，补虚损，除湿气，消水肿。

主治 胃弱脾虚，水肿胀满，腰膝乏力。

中医典籍 《医林纂要》："牛肉味甘，专补脾土。脾胃者，后天血气之本，补此则无不补矣。"

《本草纲目》："牛肉补气，与黄芪同功。"又曰："肉者，胃之药也。熟而为液，无形之物也。故能由肠胃而透肌肤、毛窍、爪甲，无所不到。"

现代研究

① 牛肉中含锌、镁、谷氨酸盐和维生素B_6能增强免疫系统，提高机体抗病能力，对术后癌症患者和病后需要调养的人有很好的补充失血、修复组织等作用。

② 美国某大学有微生物学家研究发现，牛肉中含有一种能抑制致癌物质活动的成分，该成分能起到防癌作用。目前，这个研究小组对新物质的化学结构及功能正在进行深入研究，可望从牛肉中提取出防癌抗癌的新药。

食谱

牛肉杞芝煲

做法 牛肉200克洗净切成片，枸杞15克，灵芝9克洗净，把枸杞、灵芝洗净放在砂锅中，加水适量煮沸，入牛肉同煮熟，再放入葱、姜、胡椒粉、蒜煮沸片刻，然后拿出灵芝，放盐、油调味后即可。

养生提示 滋阴养血、解毒抗癌，适用于癌症术后，放化疗中。

点评

疮毒或皮肤湿疹患者忌食。

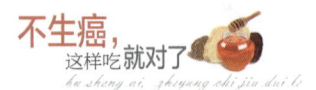

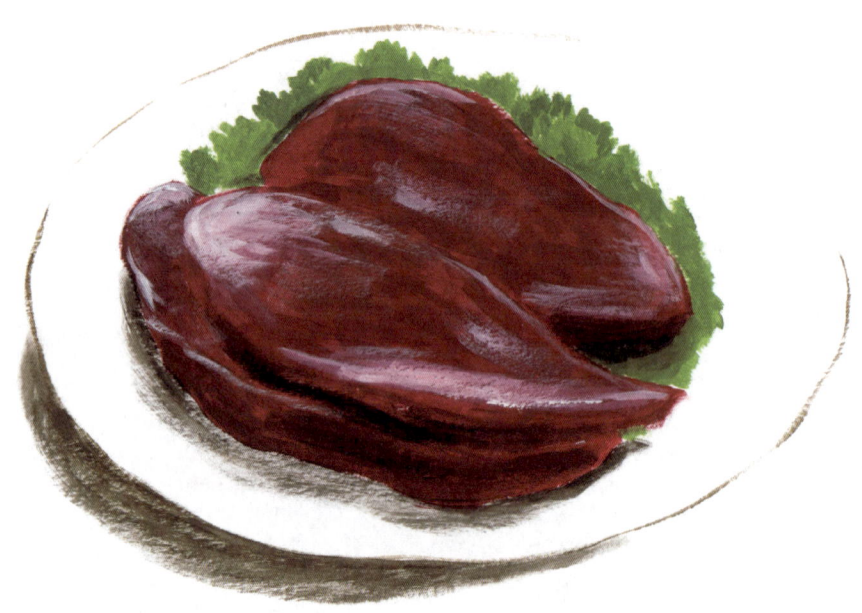

🌿 动物肝脏

性味　苦，温。

归经　归肝经。

功效　补肝，养血，明目等。

主治　贫血，肺痨，夜盲症，浮肿，水肿，风泪眼，糙皮病，癌症晚
期患者肝肾不足者。

中医典籍　《食医心镜》："猪肝：治水气胀满、浮肿。"

《日用本草》："明目，平肝气。"

现代研究

① 近来研究表明，动物肝脏还有防癌抗癌作用。肝内含有丰富的维生素A、叶酸、核酸和一定量的硒，这些成分在抗癌保健方面均可起到有益的作用。

② 日本研究人员研究证明，动物肝脏阻抑癌瘤生长的能力比啤酒酵母更强。动物实验中用啤酒酵母抑癌时，必需占大鼠正常膳食的15%，而用肝时只需占10%。

③ 美国某大学医学中心从动物肝脏中分离并鉴定出一种特殊物质细胞色素P-450，在消除药物成瘾、酒精中毒甚至癌症方面，有可能成为一种有效的因素。

④ 有关科研人员从未出生的胎羊肝细胞中提取出一种含有糖蛋白的物质，通过实验室的实验证明，这种提取物具有抗癌作用。这种具有抗癌功效的胎羊肝提取物，可以激活动物的免疫系统，达到消灭各种癌细胞的作用。

食谱

枸杞子牛肝汤

做法 枸杞子30克、牛肝200克、牛肉200克、生姜3片、葱花适量。枸杞子洗净；牛肝洗净切薄片状；牛肉洗净，切薄片。先用清水1500毫升（约6碗水量）煲枸杞子、牛肉为汤。起油锅下葱、姜，下牛肝煸炒片刻，下牛肉汤，滚至牛肝熟透，调入适量食盐和少许生油便可，牛肝、牛肉可捞起，拌入酱油佐餐用。

养生提示 补肝、养血、明目、健美、益寿，用于免疫力低下、贫血等。

点评

动物肝脏中胆固醇含量较高，患有高血压病、动脉硬化症、胆石症的人食之要适量。

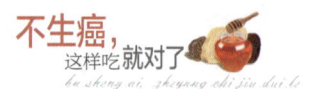
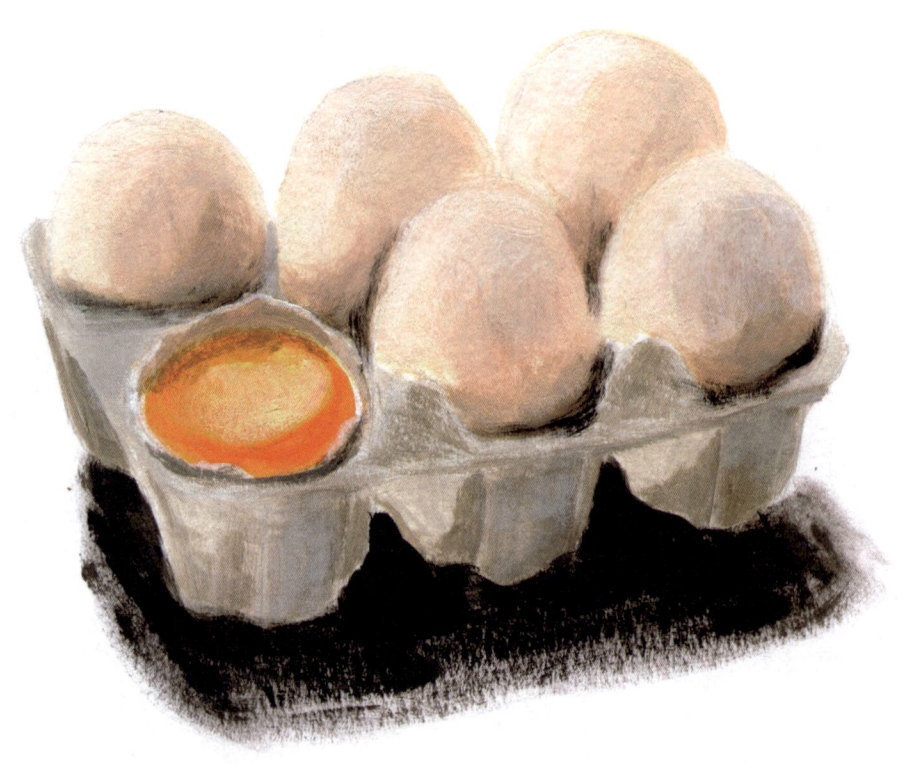

🌱 鸡蛋

性味 甘，平。

归经 归脾、胃经。

功效 补肺养血，滋阴润燥。

主治 用于癌症患者气血不足，热病烦渴，胎动不安等。

中医典籍　《本草纲目》云："卵白，其气清，其性微寒；卵黄，其气浑，其性温。精不足者，补之以气，故卵白能清气，治伏热，目赤，咽痛诸疾。形不足者，补之以味，故卵黄能补血，治下痢，胎产诸疾。鸡蛋白能润肺利咽，清热解毒，适宜咽痛音哑，目赤，热毒肿痛者食用。"

现代研究

① 鸡蛋中含有较多的维生素B_2，可以分解和氧化人体内的致癌物质。鸡蛋中的微量元素，如硒、锌等也都具有防癌作用。

② 美国某大学研究小组分析了护理健康研究搜集的数据，发现十几岁时经常吃鸡蛋的女士患乳腺癌的概率比较低。鸡蛋之所以能够减少患乳腺癌的危险，是因为它"富含人体必不可少的氨基酸、矿物质和维生素。"

③ 鸡蛋中的蛋白质对肝脏组织损伤有修复作用。蛋黄中的卵磷脂可促进肝细胞的再生。还可提高人体血浆蛋白量，增强肌体的代谢功能和免疫功能。

食谱

益母草鸡蛋

做法　益母草30~60克，加水煮半小时，滤去药渣，打入鸡蛋两个煮熟食用。

养生提示　有调经活血，消肿利水的作用。有预防子宫癌作用，适用于气血瘀滞、月经不调、子宫出血等症。

点评

肝炎患者，有高热、腹泻、胆石症、皮肤生疮化脓等病症者不宜食鸡蛋。

133

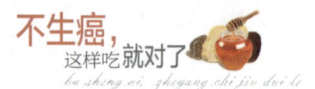

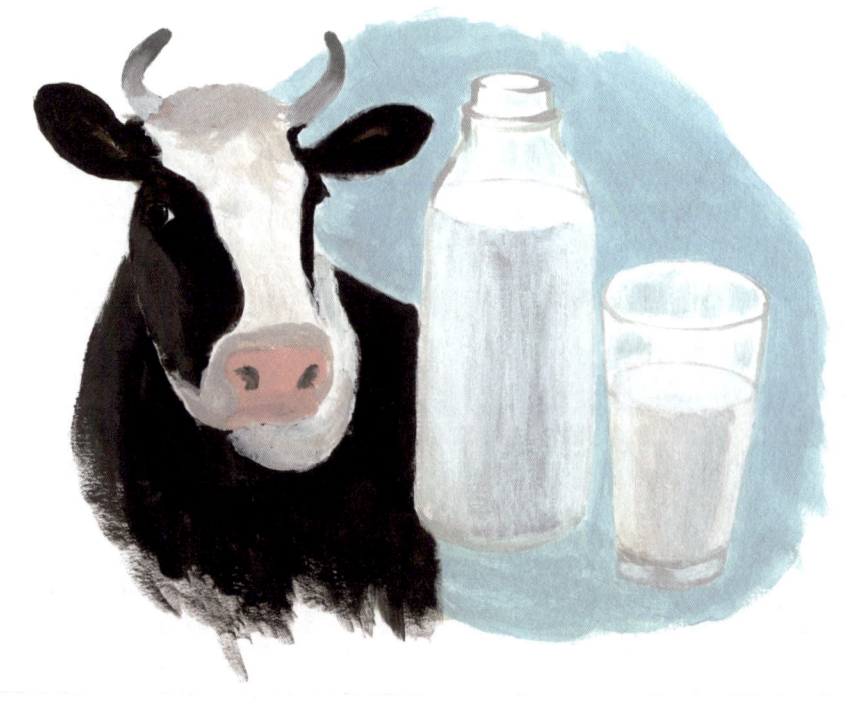

牛奶

性味 甘，平，微寒。

归经 归心、肺、胃经。

功效 补虚损，益肺胃，生津润肠。

主治 久病体虚，气血不足，营养不良，噎膈反胃，胃及十二指肠溃
疡，胃癌，消渴，便秘。

中医典籍 《名医别录》："补虚羸、止渴。"
《本草纲目》："治反胃热哕，补益劳损，润大肠，治气
痢，除黄疸，老人煮粥甚益。"

现代研究

① 牛奶的蛋白质中含有人体所必需的8种氨基酸，尤以植物蛋白质所缺乏的蛋氨酸和赖氨酸最为丰富。现代研究表明牛奶中含的铬氨酸可能有抑制体内形成亚硝酸盐的作用，对于防止消化道癌变有积极的作用。

② 牛奶中含有丰富的维生素A，可以保护胃黏膜不受致癌物质的损害，有防癌的功效。故有建议中老年人应常喝牛奶，以防癌于未然。

③ 动物试验发现，酸牛奶有抑制肿瘤的功效。将患肿瘤的白鼠分成两组，一组用酸牛奶喂养，一组用其他饲料喂养。结果发现，喂酸牛奶组的白鼠，其肿瘤得到明显抑制，癌细胞的增长比喂其他饲料组降低30%~35%。科学家认为，乳酸菌能够增强人体免疫系统，吞噬致癌物质。

食谱

牛奶大枣饮

做法　牛奶500毫升，大枣25克，大米100克。先将大米与大枣同煮成粥，然后加入牛奶，烧开即可。

养生提示　补气血、健脾胃，适用于体虚、气血不足等症。

点评

牛奶致癌的争议和对立观点异常尖锐，目前世卫组织尚未明确牛奶致癌。根据临床观察，笔者认为乳腺癌和肠癌等"富人癌"要少喝牛奶；而从营养学角度看，牛奶对胃癌、鼻咽癌等"穷人癌"有益。另外，对牛奶等蛋白质过敏以及脾胃虚寒、痰湿积饮者慎服牛奶。

135

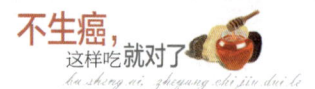
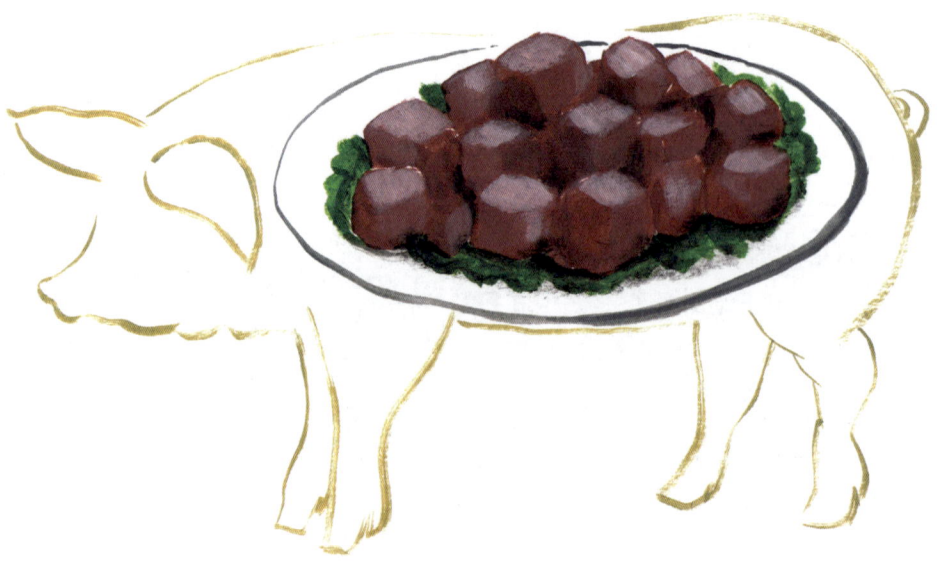

🌱 猪血

性味　咸、平。

归经　归心、肝经。

功效　补血养心，熄风镇惊，下气，止血。

主治　主头风眩晕，癫痫惊风，中满腹胀，奔豚气逆，淋漏下血，
　　　宫颈糜烂等。

中医典籍　《名医别录》："主奔豚暴气，中风头眩，淋沥。"
　　　　　《日华子本草》："生血，疗奔豚气。"

现代研究

① 猪血是一种蛋白质含量很高的食物，能使存留在肠道的一些能诱发癌症的毒素及时排出体外，保持肠胃道不受有毒物质侵害。

② 科学工作者还利用猪血粉生产出新药：原卟啉钠和血卟啉衍生物。以原卟啉衍生物为起始原料的血卟啉衍生物是卟啉类光敏药物，能与激光配合防治多种癌症。

③ 医学实践证明，猪血中的微量元素钴可防止恶性肿瘤的生长。科学家从猪血中分离出名为"创伤激素"的物质，它可将坏死和损伤的细胞除掉，使受伤组织逐渐痊愈并恢复正常功能。

④ 猪血含铁量非常丰富，每100克含铁高达45毫克，比猪肝高两倍，比鸡蛋高18倍，比瘦肉高20倍，且猪血中的铁离子和人体内铁离子的化合价相同，摄入后更易为人体吸收利用，其铁吸收率可高达到22%以上。癌症晚期贫血病人常吃猪血可以起到补血的作用。

食谱

猪血猪肝汤

做法　将猪血、猪肝洗净。猪血切成1厘米见方的小块，猪肝切成3厘米宽、4厘米长的薄片；将花生米洗净，用温开水浸泡1小时，捞出盛碗内备用。炒锅内放入10克清油加热后，将大茴香、葱白（切碎）放入，炸黄，透出香味。将猪血块、猪肝片放锅内炒熟。加入开水1000毫升，煮10分钟，将花生米放入，再煮10分钟。加入细盐、白胡椒粉、陈醋，烧开后起锅。

养生提示　补血益肝。适用于贫血所致的头目眩晕、面色萎黄、心悸气短、食欲减退、疲倦无力等症。

点评

高胆固醇血症、肝病、高血压病和冠心病患者应少食。患有上消化道出血阶段忌食，因可能会影响大便潜血的检验结果。

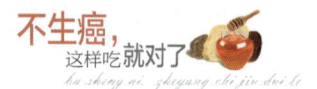

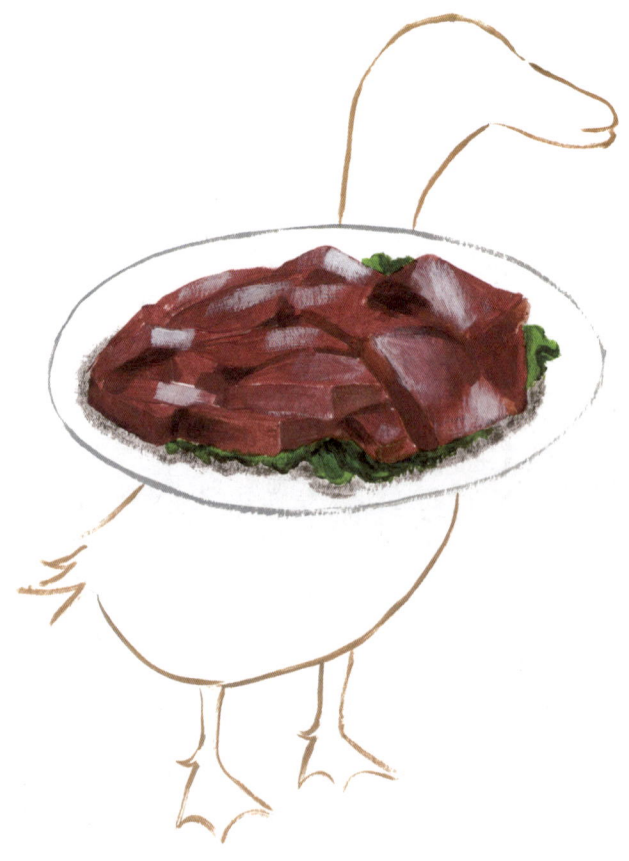

 鹅血

性味　性平，味咸。

归经　归心、肝、胃三经。

功效　解毒通膈，软坚化瘀，益气补虚，暖胃开津。

主治　噎膈，反胃，虚劳赢瘦、消渴等。

中医典籍　《本经逢原》："能涌吐胃中瘀结，开血膈吐逆，食不
　　　　　得入，趁热恣饮，即能呕出病根。"
　　　　　《本草求原》："苍鹅血，治噎膈反胃；白鹅血，能吐
　　　　　胸腹诸虫血积。"

现代研究

① 鹅血中富含免疫球蛋白、抗癌因子等活性物质，能升高白细胞，增强与提高抗肿瘤的免疫能力，可用于消化道淋巴肉瘤及网状细胞肉瘤的防治。

② 某大学肿瘤研究所的科研人员在对小鼠肝癌腹水细胞、纤维肉瘤进行的抑制实验结果显示，生鹅血及冻干鹅血粉确有显著抑癌作用，对升高病人白细胞、改善症状及延长生存期有一定的疗效。

③ 某肿瘤研究所的科学家最近研究发现，鹅血中的免疫活性物质能提高机体抵抗力，改善肿瘤症状及延长患者生存期。

④ 鹅血能使红细胞免疫黏附肿瘤细胞能力增强，通过黏附接触，杀伤肿瘤细胞。

食谱

鹅血养阴汤

做法 取活鹅血100克，鹅肉50克，山药10克，沙参、玉竹各15克，黄酒、精盐适量。先将山药、玉竹、沙参洗净，加水与鹅肉同煮熟，过滤取汤汁，用洁净的注射器从活鹅翅下抽血，加入煮沸的汤中，稍煮片刻，加入黄酒和味精调味，佐餐食用。

养生提示 健脾养胃，滋阴补血。适用于食道癌及胃癌放疗、化疗后口干喜饮、乏力气短、食欲不振者。

点评

高胆固醇血症、肝病、高血压病和冠心病患者应少食。有上消化道出血症状者忌食，会影响大便潜血的检验结果。

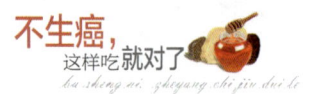

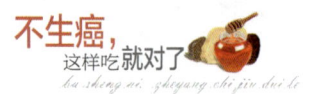

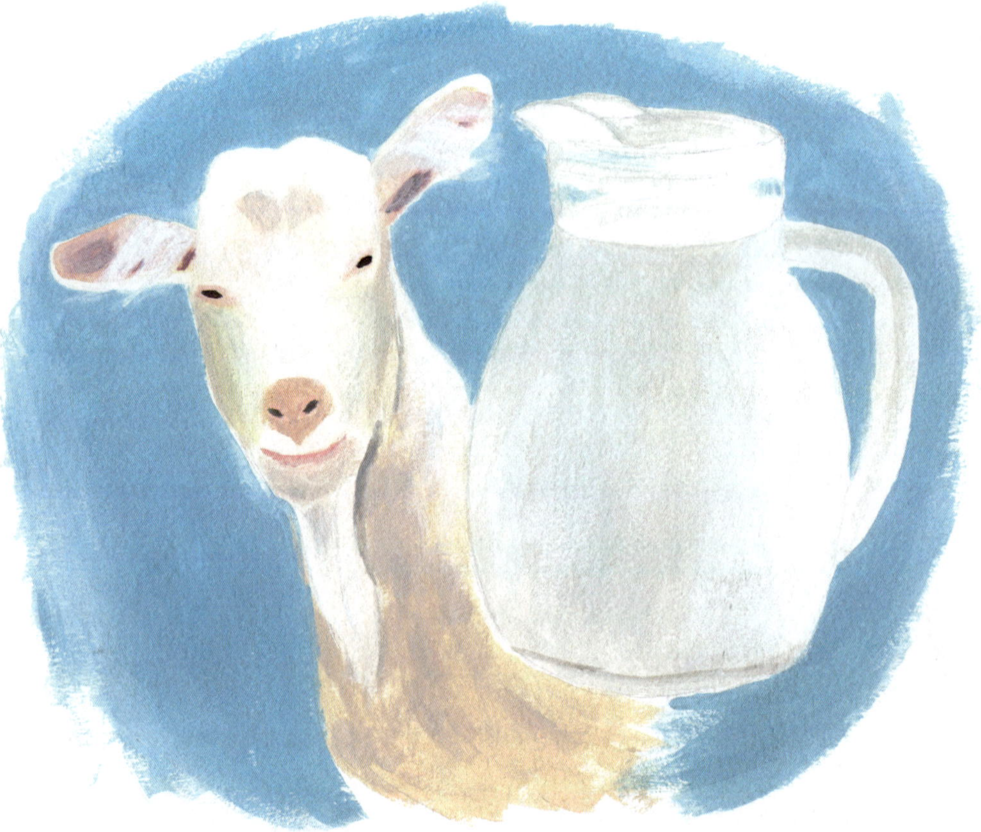

🌿 羊奶

性味　味甘，性温。

归经　归肝、胃、心、肾经。

功效　滋阴养胃，补益肾脏，润肠通便，解毒。

主治　虚痨羸瘦，消渴，反胃，呃逆，口疮，漆疮等。

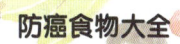

> **中医典籍** 《本草纲目》："羊乳甘温无毒、润心肺、补肺肾气。"
>
> 《中国药膳学》："治口渴，反胃，腰酸腿软，羊乳煎沸后调入淮山药粉食之。"

现代研究

① 现代研究证实羊奶对胃肠炎、胃病、肾病、肝病等有治疗和促进康复的作用。欧洲最新研究报道，山羊奶不仅是天然的抗生素，还有防癌抗癌的功效。

② 羊奶中含有生物活性因子环磷腺苷，三磷腺苷表皮细胞生长因子，这些因子在体内具有多种调节功能，"环磷腺苷"是科学界公认的防癌抗癌因子，它能使人体新陈代谢维持平衡，增加人体的抗病能力。

③ 羊奶可治"干呕及反胃"，而这些正是消化道肿瘤的常见症状之一。将羊奶煮沸后，每次饮一二杯，一日二次，可治胃阴虚所致的反胃、干呕及慢性肾炎等症。

食谱

羊奶山药羹

做法 羊奶500毫升，山药30克，白糖适量。将山药炒至微黄，碾成细末。再将羊奶煮沸，加入山药末和少量白糖，稍煮。每日1次，分早晚服。

养生提示 主治胃阴不足口渴，干呕反胃；用于肾阴不足，腰酸腿软，头晕耳鸣，小便短黄等。

点评

急性肾炎和肾功能衰竭患者、慢性肠炎患者不宜喝羊奶。

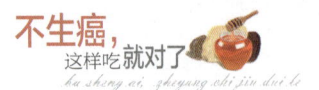

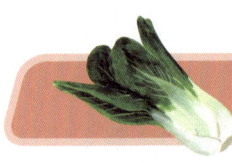 饮料调味类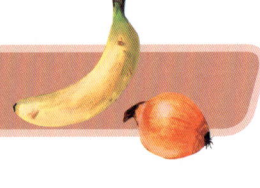

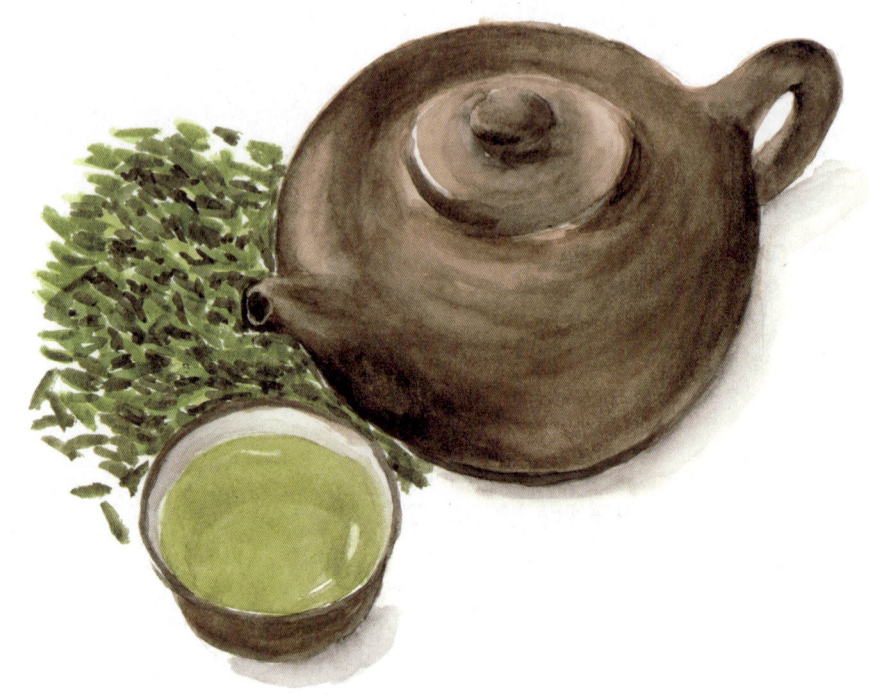

 茶叶

性味 甘，苦，涩，微寒。

归经 归心、脾、肾、大肠经。

功效 止渴生津，消食利水，兴奋提神，除湿清热，善祛油腻。

主治 口干热渴，小便不利，食积不消，过食油腻，热毒赤痢，多睡不醒，饮酒过量。

中医典籍　《唐本草》："主瘘疮，利小便，去淡（痰）热渴。主下气，消宿食。"

《食疗本草》："利大肠，去热，解痰。"

《随息居饮食谱》："清心神，凉肝胆，涤热，肃肺胃。"

现代研究

① 茶有防癌功效，茶叶的热水提出液，能防止硝酸铵的形成。调查发现，住在茶产区的居民，患胃癌较少；以感染肿瘤的白鼠做试验，饮茶的白鼠癌瘤增殖的速度要慢得多。拿接种过艾氏腹水癌的小白鼠做实验，证明茶叶可以抑制腹水癌的生长，以乌龙茶和绿茶最为突出。

② 科研人员在研究抗癌药物中发现茶叶有预防多种癌肿的作用。茶叶中的成分经过血液循环，对治疗白血病也有一定的控制作用。

③ 茶叶中含的茶多酚类和儿茶素类，可抑制和阻断亚硝胺的形成，抑制某些能活化原致癌物的酶系的作用，还能消除自由基。澳大利亚和中国的研究人员通过实验发现，绿茶可以减少妇女卵巢癌的发病率。

食谱

茶柑饮

做法　茶叶、柑皮2g。将茶叶、柑皮放入杯内，用开水冲泡6分钟备用。每日饭后饮用1杯。

养生提示　消食健胃，化痰止咳。

点评

茶的种类很多，常见的红茶偏温性，绿茶偏凉性，而乌龙茶、铁观音、高山茶、普洱茶较为中性。可以根据自己的体质选择。建议喝淡茶，不喝滚烫的热茶。

服人参等滋补药品期间应戒饮之。茶对肾及膀胱有清利之能力，患有小便清长及肾虚寒病者应慎饮之。茶能使人兴奋，会造成失眠，故患有失眠症者亦应慎饮之。

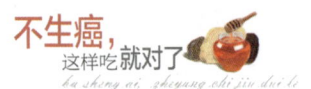

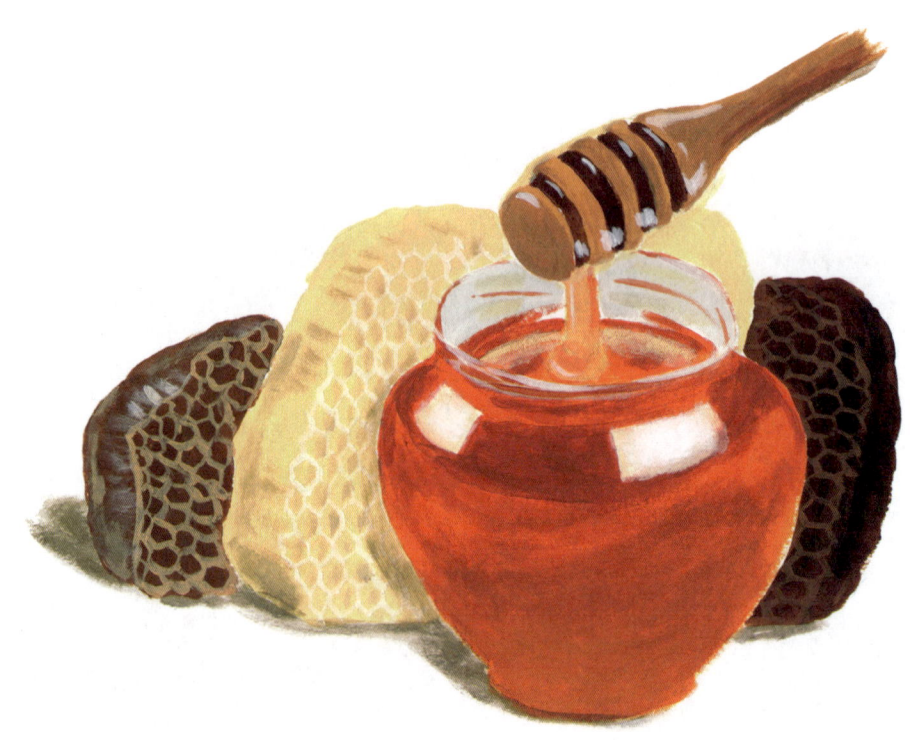

蜂蜜

性味　甘，平。

归经　归肺、脾、大肠经。

功效　养阴润燥，润肺补虚，和百药，解药毒，养脾气，悦颜色。

主治　脾胃虚弱，津枯便秘，胃肠溃疡，消化道肿瘤，虚劳干咳，咽干声哑，心腹痉痛，善解乌头、附子之毒。外用治口疮，烫火伤。

中医典籍 《神农本经》："主心腹邪气，诸惊痫，安五脏诸不足，益气补中，止痛解毒，和百药。"

《名医别录》："养脾气，除心烦，食饮不下，肌中疼痛，口疮，明耳目。"

《本草纲目》："和营卫、润脏腑，通三焦，调脾胃。"

现代研究

① 蜂蜜的成分很复杂，营养也很丰富。蜂蜜能治疗多种疾病，能增强人的抗病能力，癌症病人也是适宜服用的。实验研究证明，用蜂蜜饲喂小鼠，可以提高小鼠的免疫能力。

② 多年前，某癌症研究所的科学工作者和医生就观察到，养蜂人患癌症的平均比例要比一般人低。

③ 科学家分析认为，蜂蜜中含有某种物质，能分解肿瘤细胞。许多研究还发现，蜂蜜中的咖啡酸能有效地防止结肠癌的发生，特别是对抗腺癌最有效。另外蜂蜜还能防止癌细胞向机体的其他部位转移和扩散，并可增强正在使用的化学治疗药物的效果。美国有研究人员发现蜂蜜中含有数量惊人的抗氧化剂，能清除人体内的氧自由基，起到抗癌防衰老的作用。

食谱

百合蜜

做法 新鲜百合60克，蜂蜜30克。用蜂蜜拌百合蒸饮，每日服2次，吞津服食。

养生提示 清肺宁神。用于治疗肺脏壅热，烦闷咳嗽症。

点评

便溏者忌食。民间的饮食搭配禁忌中，蜂蜜忌与生葱同食。

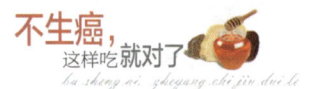
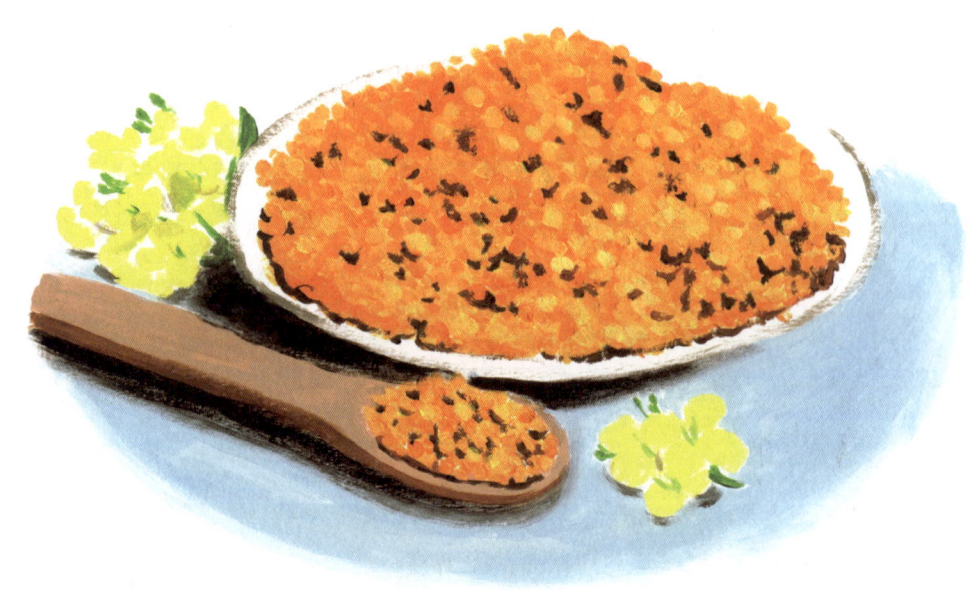

蜂花粉

性味　甘、平。

归经　归肝经、脾经。

功效　利小便，消瘀血，久服轻身，益气，延年。

主治　心脑血管疾病，防治失眠，调节胃肠系统功能，促进消化，治疗习惯性便秘，调节内分泌，提高机体免疫功能，抗衰老，抗癌。

中医典籍　《神农本草经》："强身、益气、延年。"

《本草纲目》："润心肺、益气、除风、止血。"

① 蜂花粉是蜜蜂从显花植物的花蕊内采来花粉粒（植物的精子），并加入特殊的腺体分泌物、唾液和花蜜后初步加工制成的团状物。美国某抗癌协会发现花粉中含有抗癌物质，随后美国农业部确定花粉食品能预防乳腺癌的发生。

② 花粉能有效地阻止放射线及化疗药物对机体所致的损伤，并有明显的抑瘤效果。现代研究表明，花粉还含有维生素、微量元素和常量元素等有抗癌作用的物质。

③ 蜂花粉中含有的花粉多糖是公认的人体免疫功能增强剂，可以提高人体抗癌能力。蜂花粉能激活免疫系统，增强免疫力，蜂花粉中糖类总含量为25%～40%，糖类种类包含单糖、低聚糖和多糖等。其中最有开发前景的是花粉多糖，它具有很强的免疫能力，具有明显的防癌功效。

食谱

蜂花粉养生面

做法　将蜂花粉用水溶化（水量不宜过多），然后在面粉中掺入5%左右的蜂花粉液和适量的鸡蛋或鸭蛋，混合均匀，送进压面机压薄切成面条，鲜用或晒干备用，煮食。

养生提示　健脾养胃，增加营养，适合肿瘤晚期营养不良者。

点评

过敏者、尿酸高者禁服。

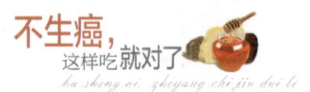

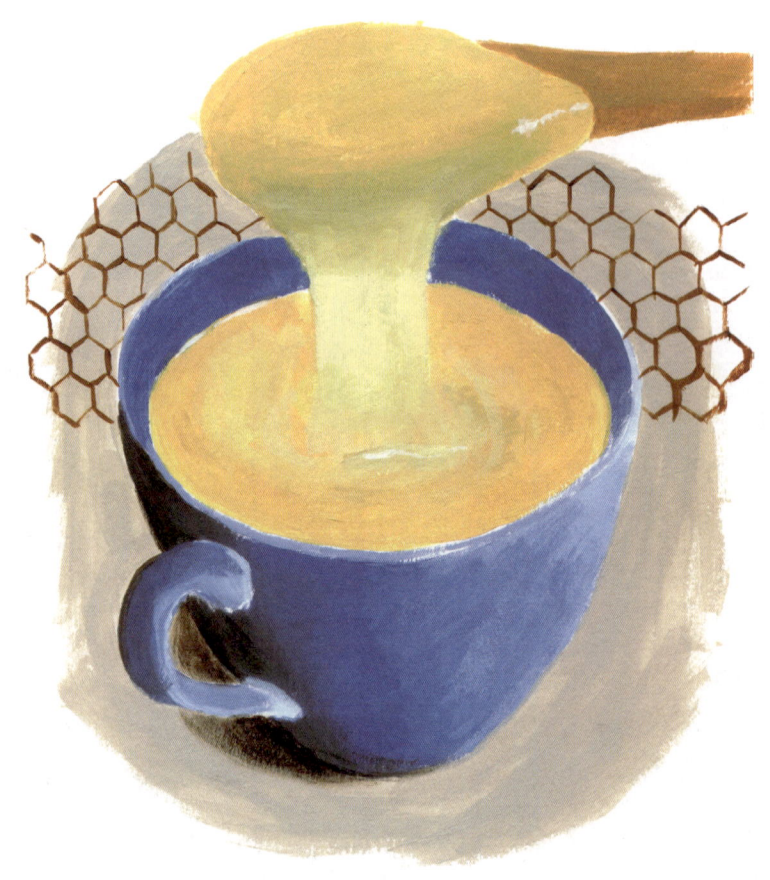

🌱 蜂乳（蜂王浆）

性味　性平，味甘、酸。

归经　归脾、肝、肾经。

功效　滋补，强壮，益肝，健脾。

主治　病后虚弱，小儿营养不良，老年体衰，传染性肝炎，高血压病，风湿关节炎，十二指肠溃疡，肿瘤等。

现代研究

① 蜂王浆有很好的抗癌作用，同时还能增进机体免疫功能。蜂王浆中的类腮腺激素，维生素A、E、C及硒、铁、铜、钼、锰等微量元素也有抑癌作用。

② 蜂王浆的营养价值比蜂蜜高得多。它除了含有蜂蜜中的许多成分外，还含有促进发育和抗肿瘤的有效成分。能通过调节细胞和体液免疫而达到明显的抗癌、抑癌效果。

③ 实验中利用意大利蜂幼虫浆口服或注射，能使艾氏腹水癌鼠寿命延长，腹水出现较迟、癌细胞发育有退行性变化。实验表明，蜂王浆能抑制癌细胞扩散，使癌细胞发育出现退行性变化，对癌症起到很好的预防作用。

食谱

蜂芹饮

做法 蜂王浆1克，芹菜汁100毫升，适量蜂蜜。先将蜂王浆放在杯内，用少量蜂蜜将其溶开（蜂王浆不易溶在水里，用蜂蜜易溶开），将溶开的蜂王浆倒入芹菜汁内，搅匀即可饮用。

养生提示 平肝清热、润养肌肤。

点评

湿热泻痢者禁服，孕妇慎服。

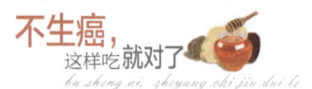

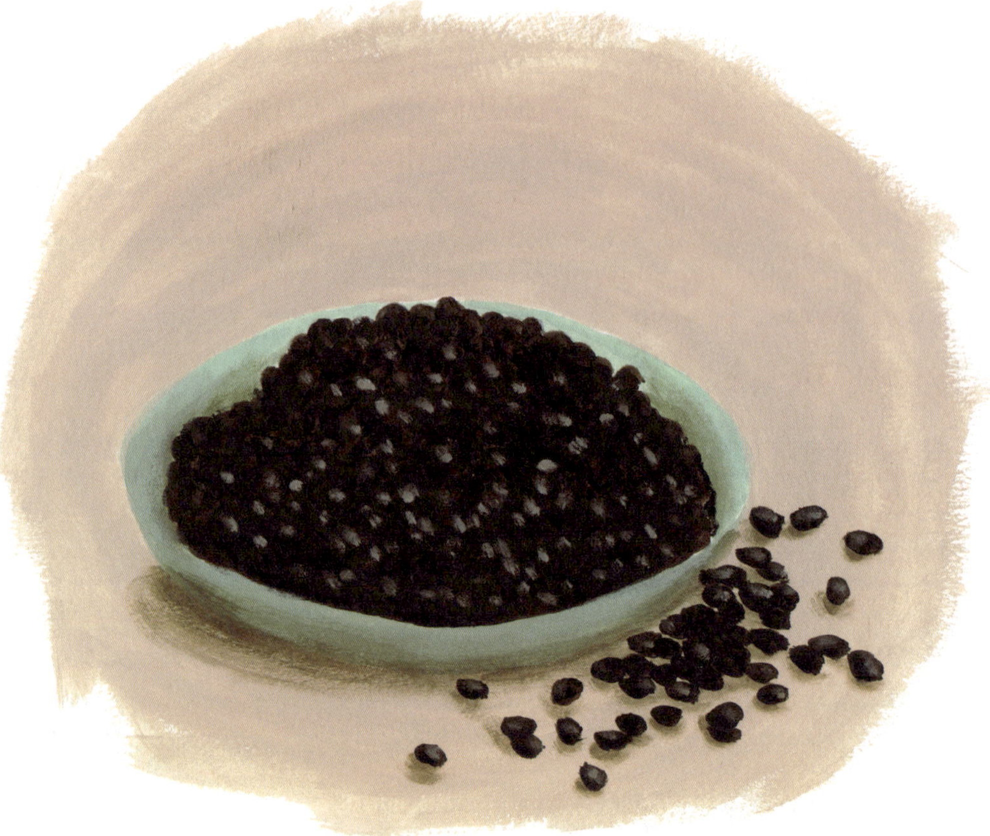

豆豉

性味　性平，味咸。

归经　归肺、胃经。

功效　和胃，除烦，解腥毒，去寒热。

主治　风寒感冒，怕冷发热，寒热头痛，鼻塞喷嚏，腹痛吐泻，胸膈
满闷，心中烦躁。

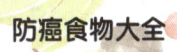

中医典籍 《名医别录》："主伤寒头痛寒热，瘴气恶毒，烦满闷，虚劳喘吸，两脚疼冷。"

《药性论》："治时疾热病发汗；熬末，能止盗汗，除烦；生捣为丸服，治寒热风，胸中生疮；煮服，治血痢腹痛。"

现代研究

① 豆豉中含有多种营养素，可以改善胃肠道菌群，常吃豆豉还可帮助消化、预防疾病、延缓衰老、增强脑力、降低血压、消除疲劳、减轻病痛、预防癌症和提高肝脏解毒功能。

② 美国、英国和日本进行的研究均证明，食用黄豆制品能降低妇女乳腺癌的发病率。研究显示，食用豆蛋白含量高的饮食能够使人体产生一种能抑制肿瘤细胞的激素。

食谱

豆豉粥

做法 豆豉15克，大米50克，食盐适量。将豆豉择洗干净，放入锅中，加清水适量，浸泡5~10分钟后，水煎取汁，加大米煮粥，待熟时调入食盐，再煮一、二沸即成，每日1~2剂，连续3~5天。

养生提示 解表除烦。适用于风寒、风热感冒，头身疼痛，热病后胸中烦闷，虚烦不眠等。

点评

规范制作的豆豉和腐乳等能产生有益健康的益生菌，豆豉不属于致癌的腌制食品类的致病性霉菌。

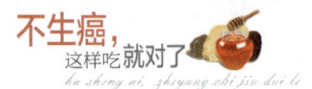
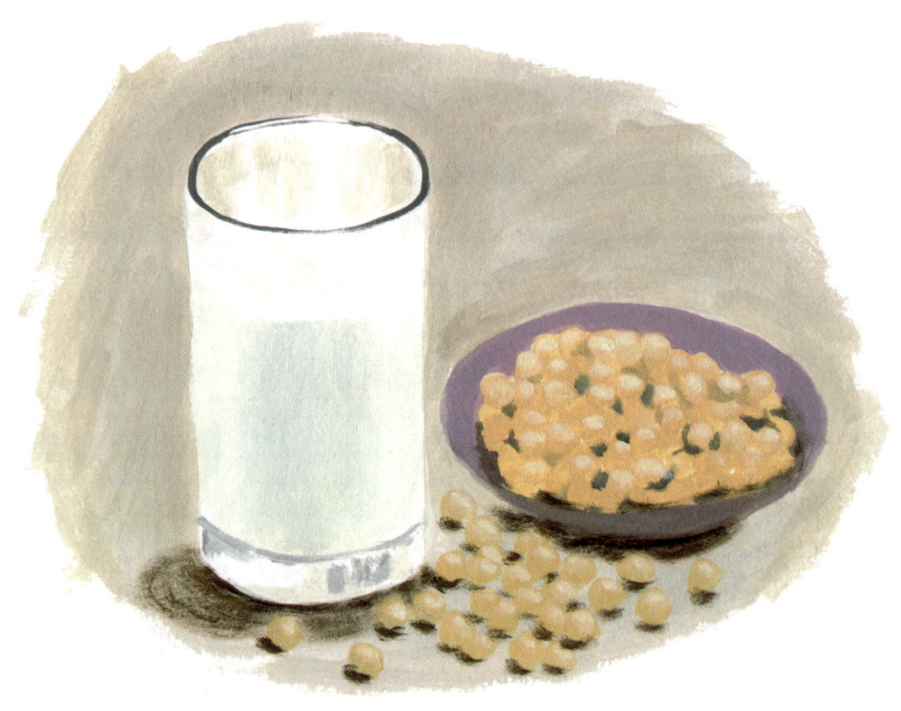

豆浆

性味 性平，味甘。

归经 归肺、脾、胃经。

功效 补虚润燥，清肺化痰。

主治 肺气阴虚，干咳少痰，日久不愈，气短气促等；血虚津亏，口干咽燥，头晕眼花，精神倦怠，面色少华等。营养不良，慢性支气管炎，虚劳咳嗽，心脑血管病，糖尿病，癌症。

中医典籍 《本草纲目》："性平味甘，利水下气，制诸风热，解诸毒。"

152

现代研究

① 豆类中的植物雌性激素可以通过诱导肿瘤细胞凋亡、抑制肿瘤细胞的癌基因表达等抑制肿瘤生长。研究发现大豆异黄酮对前列腺癌、结肠癌、胃癌和肺癌均有防治作用。

② 日本东京某癌症医疗中心科学家发现，血液中大豆异黄酮浓度高的女性要比浓度低的女性患乳腺癌的概率小。

③ 美国研究人员研究发现：美国白人女性的乳腺癌发病率是中国和日本女性的四至七倍，其与亚洲女性更多地摄入了大豆类食物有关。研究进一步认为，从小就吃大豆的美国亚裔妇女，患乳腺癌的风险比不吃大豆者可降低58%。美国食品与药品管理局已建议，如果一天摄入的大豆制品占总食物量的2%～4%，患乳腺癌的危险性就可降低50%。

④ 豆浆中的蛋白质和硒、钼等都有很强的抑癌和治癌能力，特别对胃癌、肠癌、乳腺癌有效。

食谱

红枣莲子豆浆

做法 红枣（去核）15克，莲子肉15克，黄豆50克，清水适量，糖适量。黄豆浸泡6～12小时；将莲子肉泡至发软；将红枣洗净与莲子肉、黄豆一起放入豆浆机，加入适量水，打碎煮熟，再用豆浆滤网过滤；趁热往杯内加入白糖，搅匀即成；不愿喝甜的也可以不加糖。

养生提示 滋阴益气、养血安神、补脾胃、清热解毒。

点评

笔者在微信朋友圈曾经看到过一篇"豆浆致癌"的转发文章，后来很快就被针对性地辟谣了。目前，植物性激素是否致癌尚不明确，但从调查数据似乎可以认为：喝豆浆比喝牛奶安全。从中医角度，发热患者与素体湿盛者不宜食用豆浆。

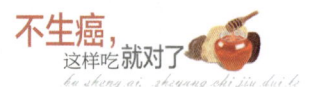
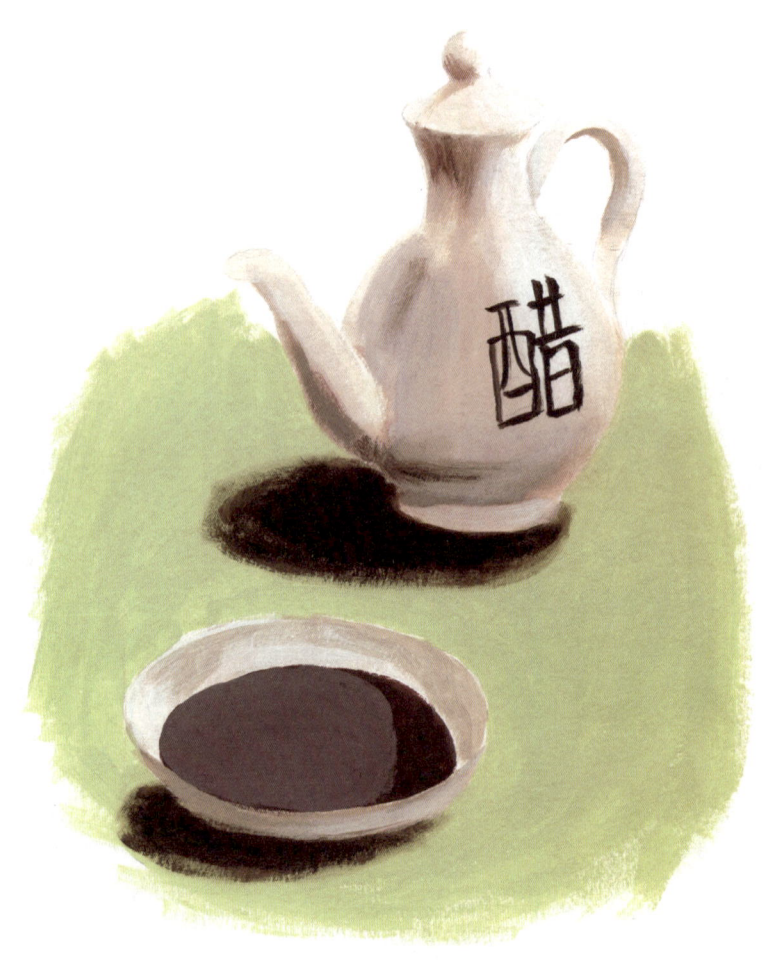

🌱 醋

性味　酸苦，温。

归经　归肝、胃经。

功效　散瘀，止血，解毒，杀虫，解鱼肉菜毒。

主治　产后血晕，疮癣症瘕，黄疸，黄汗，吐血，衄血，大便下血，
阴部瘙痒，痈疽疮肿。

中医典籍 《名医别录》："消痈肿，散水气，杀邪毒。"

《本草拾遗》："破血运，除症决坚积，消食，杀恶毒，破结气，心中酸水痰饮。"

《本草纲目》："散瘀血。治黄疸、黄汗。"

现代研究

❶ 日本是胃癌发病率高的国家，日本科学家开发出一种由米醋、蜂蜜和矿泉水组成的抗胃癌的饮料配方，长期饮用对胃癌有较好的防治作用。日本某研究机构从以薏苡仁和玉米做原料酿造的两种食醋中，发现了抗肿瘤活性物质。

❷ 醋本身具有杀菌作用，能抑制癌细胞的生长，还可以抵消黄曲霉素的致癌作用。食醋中含有一种酶，可以抑制镉和真菌的协同作用以及致癌作用。另外，食醋中含有丰富的铜、锌、钼、钴等微量元素，也具有抑癌作用。

食谱

姜醋水

做法 姜200克、醋200毫升，煎水，热饮。

养生提示 可减缓恶心、呕吐等。

点评

醋的防癌研究有很多，也衍生出很多的保健品，但世界卫生组织对醋的防癌作用尚无定论。

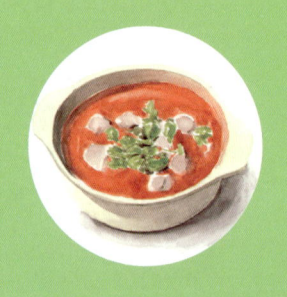

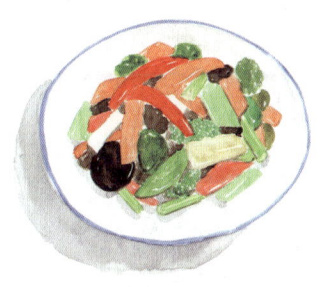

防癌家常菜式

价廉物美、简
单易行的家常
防癌菜式

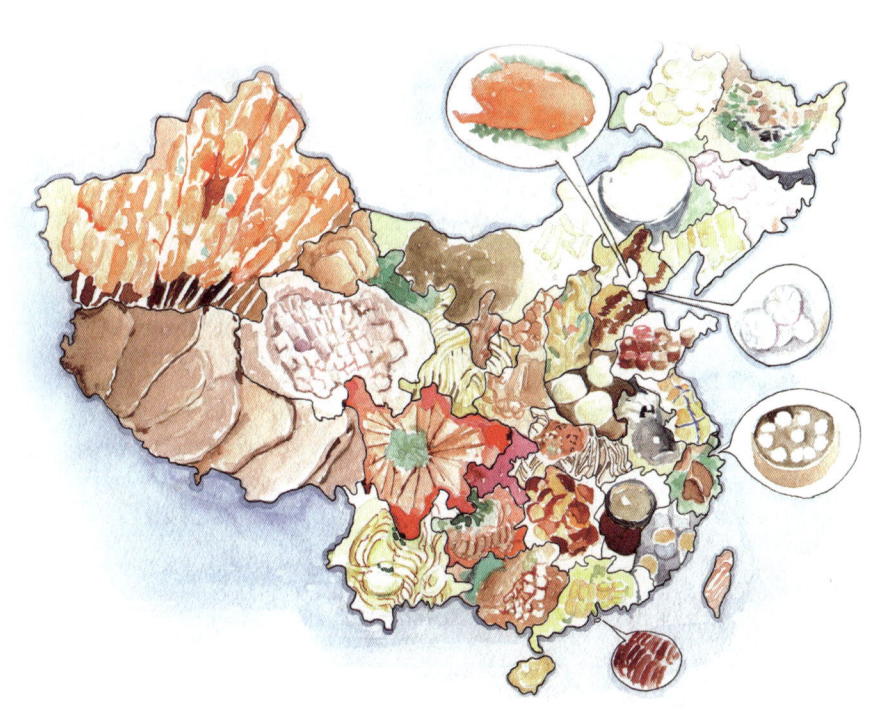

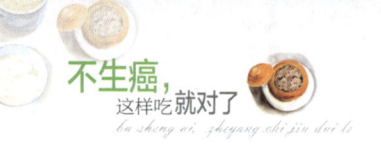

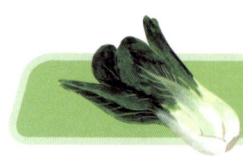 素 菜 类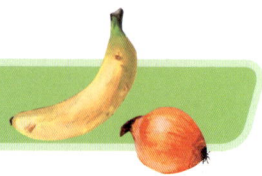

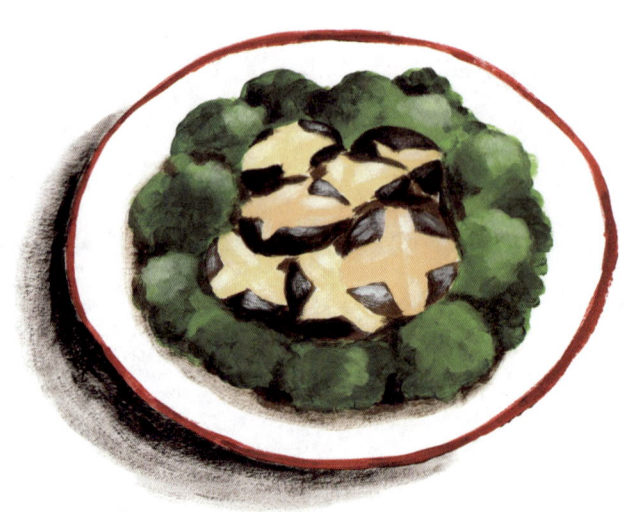

🌱 香菇西兰花

材料　西兰花500克，香菇（鲜）30克，食
用油、淀粉、胡椒粉、盐各适量。

做法

1　西兰花择洗干净，掰成小块，放入开
水中焯透捞出，用凉水漂透。

2　香菇用开水稍煮，捞出控水。

3　淀粉加水各适量调匀成水淀粉。

4　锅中放入食用油，同时放入西兰花、
香菇稍炒，放入一杯开水。

5　再把胡椒粉、盐同放入锅中，烧开，
用水淀粉勾芡，汤汁收浓即可。

点评

西兰花具有显著的防癌抗癌
功效，含维生素E较多，比大白
菜、番茄、芹菜都高，尤其是在
防治胃癌、乳腺癌方面效果尤
佳。香菇是低脂肪并含多糖、多
种氨基酸和多种维生素的菌类食
物。香菇多糖可以提高机体免疫
功能，实验中发现香菇多糖还可
以提高小鼠腹腔巨噬细胞的吞噬
功能，促进T淋巴细胞的产生。

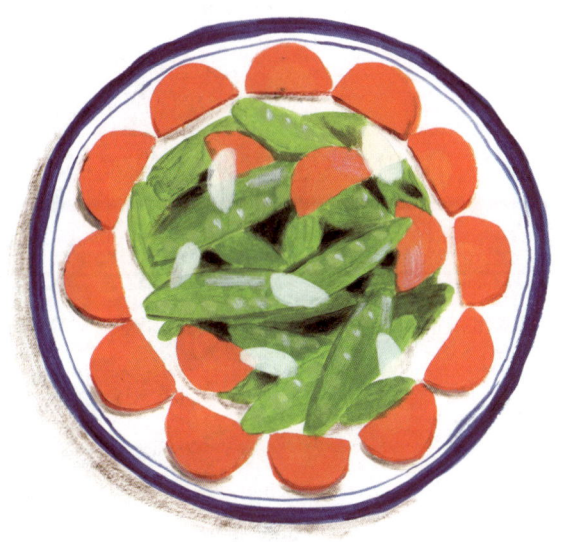

 # 蒜蓉胡萝卜荷兰豆

材料 荷兰豆300g，油、盐、蒜头、胡萝卜、白糖各适量。

做法

1 荷兰豆择去两边的长丝，洗净，控干水。

2 胡萝卜、蒜头分别切片。

3 锅内放少许油，炒香蒜片、胡萝卜片。

4 加入荷兰豆，大火翻炒至断生。

5 加盐炒匀。

6 即可出锅。

点评

荷兰豆能益脾和胃、生津止渴、和中下气、除呃逆、止泻痢、通利小便。经常食用，对脾胃虚弱、小腹胀满、呕吐泻痢、产后乳汁不下、烦热口渴均有疗效。对增强人体新陈代谢功能、防癌抗癌也有重要作用。

小贴士

胡萝卜和荷兰豆也可以先焯水再过锅炒，但生炒更鲜甜。

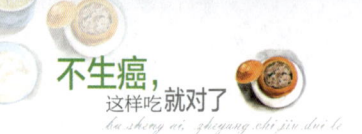
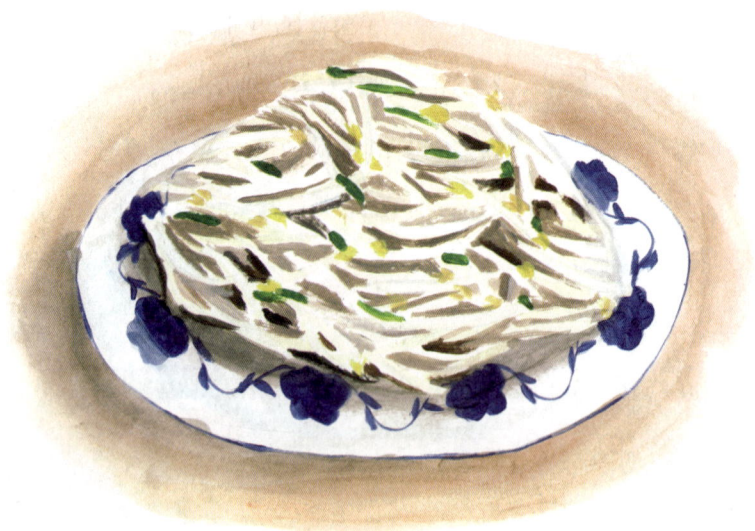

 # 清炒绿豆芽

材料 绿豆芽400克,香菜10克,食用油、盐、葱、姜、麻油各适量。

做法

1 将绿豆芽洗净,入沸水锅内焯水,断生后捞出,用凉水过凉,沥干水分,装入盘中。

2 葱切段,姜切丝。

3 将香菜梗洗净,切成6厘米长的段。

4 炒锅置旺火上,放食用油烧热,下姜丝、葱段稍煸,继下焯过水的绿豆芽,快速炒热,加盐、麻油、香菜炒拌入味即可。

点评

绿豆芽价廉物美,而黄豆芽营养更加丰富。清炒绿豆芽是唤起笔者童年记忆的家族传统菜,自小就没少吃。但风闻近来绿豆芽也被化肥激素污染,建议可以自己发豆芽食用。

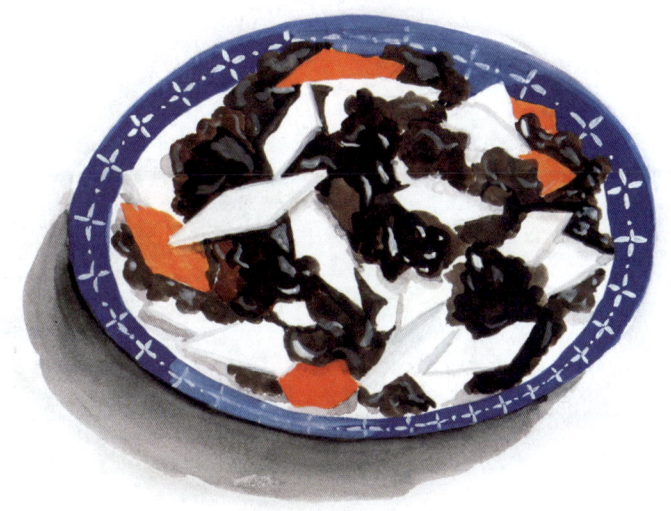

 # 百合淮山炒木耳

材料　淮山、黑木耳、百合（等量），胡萝卜（少许），
　　　盐、白胡椒粉、食用油、玉米粉各适量。

做法

1　烧开水。

2　下淮山 黑木耳 胡萝卜，快熟后下百合。

3　水开了捞起泡凉水待用。

4　玉米粉（少许）加水、盐、胡椒粉、油拌匀（做欠汁用）。

5　热锅下油。

6　然后下材料淮山、黑木耳、百合和胡萝卜快速翻炒加少许水。

7　炒热后下欠汁快速翻炒。

8　欠汁收后可上盘。

点评

淮山中含有糖类、维生素、淀粉酶等成分，还含有碘、钙、铁、磷等人体不可缺少的无机盐和微量元素，可治疗脾胃虚弱所致食少便溏或泄泻。百合润肺，主治劳嗽、咳血、虚烦惊悸等症，对医治肺络疾病和保健抗衰老有特别功效。据药理研究表明，百合干有升高白细胞的作用，因此对多种癌症都有较好的疗效。

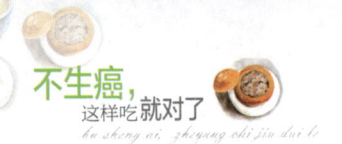

不生癌，
这样吃就对了
bu sheng ai，zheyang chi jiu dui le

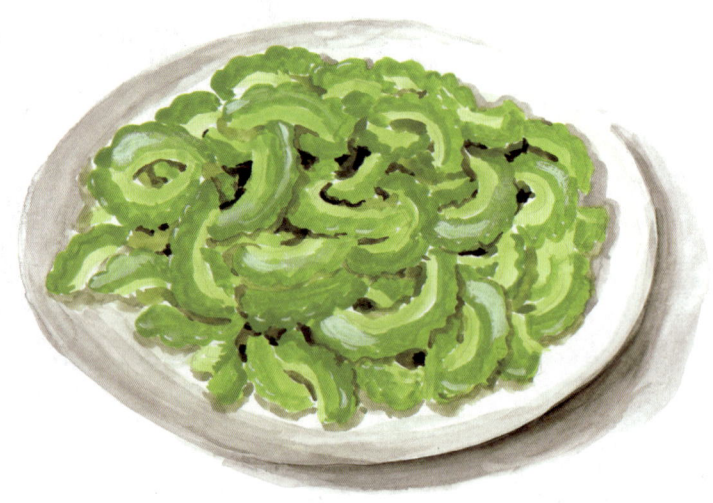

素炒苦瓜

材料 苦瓜250克，青、红辣椒各一个，蒜仁、
食用油、大葱、姜、盐、酱油各适量。

做法

1　将葱、姜洗净，切成末，待用。
2　将苦瓜切开挖瓤，洗净切成片。
3　青、红辣椒去籽洗净切抹刀片。
4　放食用油烧热，先将青椒片煸炒几下，
　　倒入漏勺内。
5　再放食用油烧热，再放蒜仁、葱、姜炝
　　锅。
6　下苦瓜煸炒，放盐，烹入酱油，放青、
　　红辣椒片，翻炒至熟，即可出勺装盘。

点评

　　苦瓜蛋白可以防癌抗癌，苦瓜中的苦瓜甙和苦味素能增进食欲，健脾开胃。苦瓜中所含的生物碱类物质奎宁，有利尿、活血、消炎退热、清心明目、清热解毒的功效。但素炒苦瓜，确实有点太苦，用食盐抓后可以减少苦味，但抗癌作用也减少了。家常菜中，牛（猪）肉片炒苦瓜比素炒苦瓜可口很多。

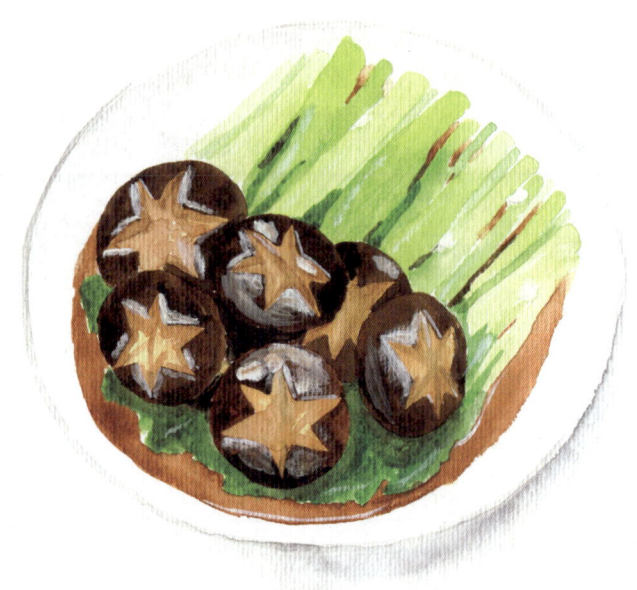

🌱 香菇菜心

材料　香菇（鲜）150克，油菜心200克，食用
　　　油、淀粉、盐各适量。

1　香菇洗净用沸水焯一下，菜心削去头
　　部，带绿叶，淀粉加水各适量调匀成水
　　淀粉备用。

2　炒锅放在火上，倒入食用油烧热放入菜
　　心煸炒约2分钟，倒入漏勺沥干油。

3　菜心再放入锅内，加入清汤30毫升、
　　盐、香菇烧开，用水淀粉勾芡即可。

点评

　　香菇具有提高机体免
疫力的功能。香菇多糖可
提高小·鼠腹腔巨噬细胞的
吞噬功能，香菇多糖注射
液是临床应用很广的提高
免疫力抗癌制剂，价格还
不便宜。

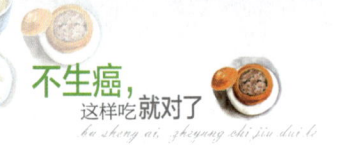
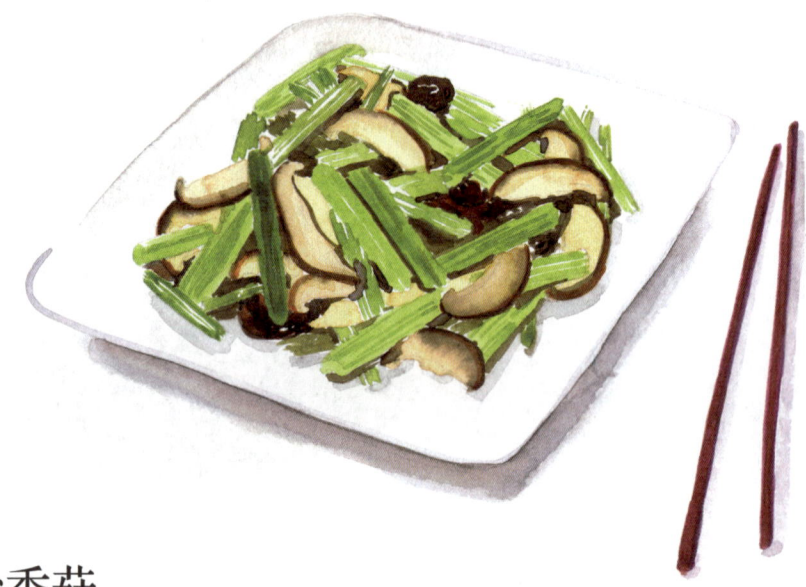

🌱 芹菜炒香菇

材料　芹菜400克，香菇（鲜）50克，盐、醋、
　　　淀粉、酱油、食用油各适量。

做法

1　芹菜择去叶、根，洗净，剖开切成约2
　　厘米的长节，用盐拌匀约10分钟后，再
　　用清水漂洗，沥干水待用。香菇切片，
　　醋、淀粉混和后装在碗里，加水约50毫
　　升兑成汁待用。

2　炒锅烧热后，倒入食用油，下入芹菜煸
　　炒2~3分钟后，投入香菇片迅速炒匀，再
　　加入酱油炒约1分钟后，淋入芡汁速炒起
　　锅即成。

点评

　　芹菜、香菇营养丰富，
味道鲜美，均为抗癌食物排
行榜靠前的食物。二者组合
属强强联手，可以预防多种
癌症。芹菜能平肝清热，香
菇又可益气和血。此菜式研
究表明，芹菜含较多的维生
素P、磷等成分，有镇静、降
压、保护血管、促进骨骼生
长等作用。

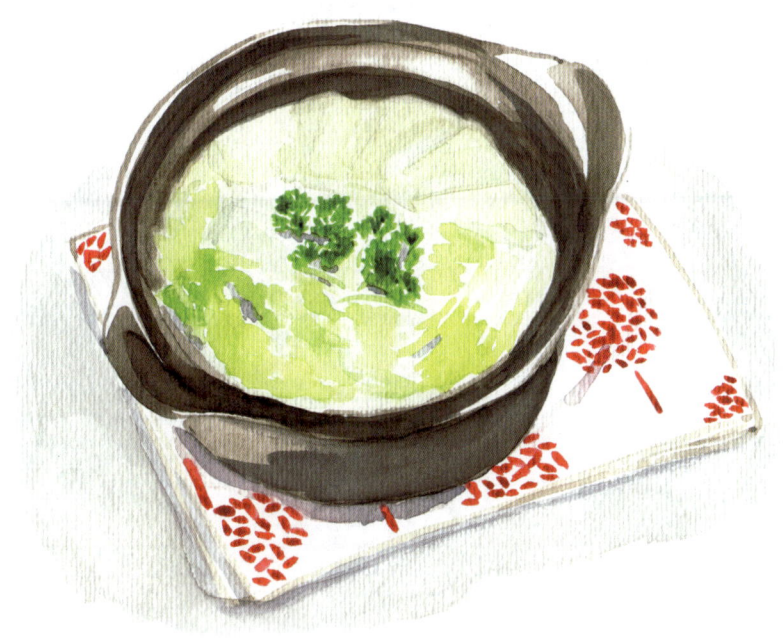

 # 砂锅白菜豆腐

材料　白菜400克，豆腐100克，香菜15克，
　　　料酒、盐、食用油、葱、姜各适量。

做法

1　将白菜洗净，切成条。将嫩豆腐切成与白菜相同的条。

2　锅内加油烧热，放入葱、姜末炝锅，放入白菜条、料酒、鲜汤烧开，倒入净砂锅内，再放入豆腐，加盐，用小火烧开，撇去浮沫，放入香菜段，淋入少许食用油即成。

点评

　　白菜和豆腐很清淡，经过调味和砂锅的特别烹调，味道就不同了。

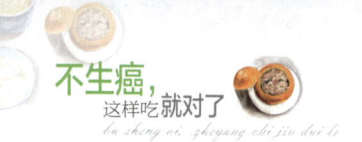
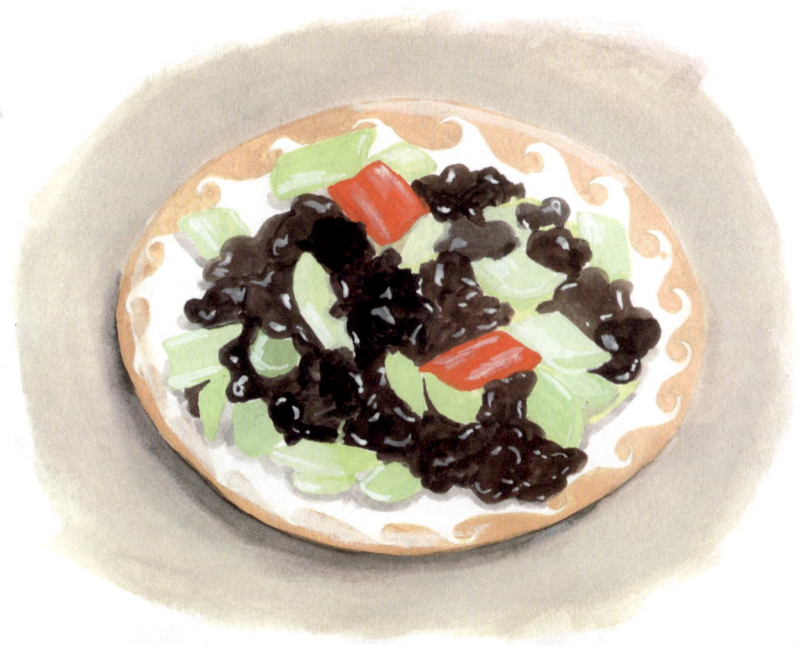

🌱 木耳炒西芹

材料　木耳（水发）100克，西芹100克，柿子椒30克，大
　　　　蒜、食用油、盐、白糖、淀粉各适量。

 做法

1　木耳洗净用手撕成小块。

2　西芹去皮切成条。

3　柿子椒切条备用。

4　锅内倒水烧开，放入切好的木耳、西芹用
　　大火稍煮，捞出。

5　另起锅倒油烧热，放入蒜瓣、柿子椒条煸
　　炒，放入煮过的木耳、西芹翻炒。

6　锅中加盐、白糖，用中火炒透入味，用水
　　淀粉勾芡翻炒几次即可。

点评

　　木耳营养丰富，美国
科学家研究发现，常吃木
耳有一定的抗癌作用。

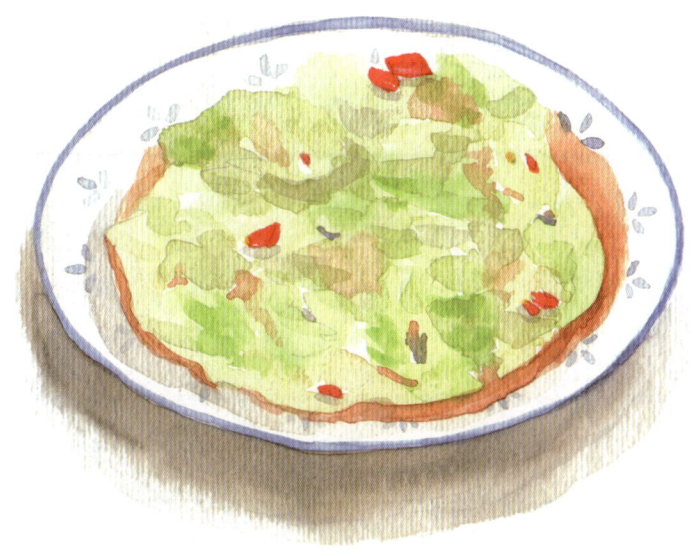

手撕包菜

材料　包菜300克，大蒜（白皮），葱段、茶油、盐、鸡精、酱油、醋各适量。

做法

1　包菜手撕成大片过水备用。
2　下茶油、蒜片炒香，下过水的包菜同炒。
3　续下调味料、高汤烧开，勾芡出锅装入干锅，撒上葱段即可。

点评

手撕包菜性味偏中，没有一般青菜的寒凉，如果加点花椒，可以基本抵消蔬菜的凉性，手撕包菜的性味会偏温，对体质脾胃虚寒的人较合适。

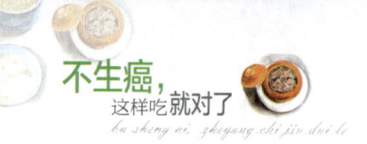

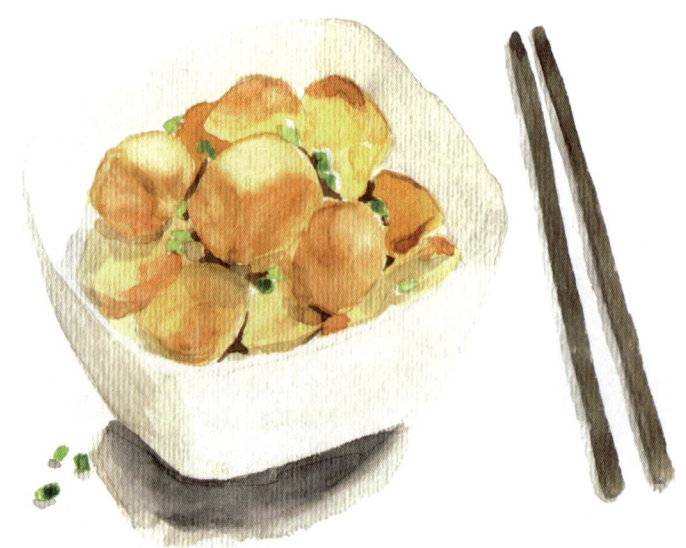

 # 葱油薯块

材料　白薯500克，大葱30克，食用油、
　　　胡椒粉、盐、香油各适量。

做法

1　将白薯洗净，削去皮，切成2厘米见方的
　　块。大葱去根和老叶，洗净，切末。

2　将炒锅置大火上烧热，倒入食用油，待油
　　热后先放入葱末，炒出香味时放入白薯块
　　翻炒数分钟，加入盐炒匀。

3　将白薯块拨到锅周围，加少许水于锅内，
　　盖上锅盖，改用小火烧至白薯酥烂，加入
　　香油和匀，盛入盘中，撒上胡椒粉即可上
　　桌供食。

点评

　　红薯、白薯、甘薯都是"薯"，功用相似，都可以做葱油薯块，其具有抗癌的效果，是抗癌上品。不过，要特别注意不可一次大量食用。

168

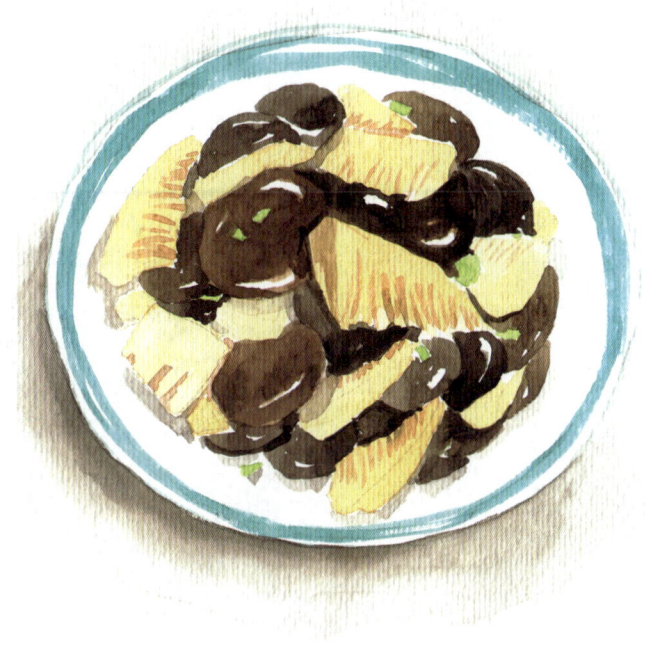

🌀 炒双冬

材料　冬菇（鲜）100克，熟冬笋100克，鲜汤、白砂糖、
　　　酱油、盐、料酒、食用油、水淀粉、香油各适量。

做法

1　冬菇洗净去蒂，熟冬笋切成
　梳子片。
2　炒锅置火上，放入食用油，
　烧到八成热，即把冬菇、冬
　笋同时下锅煸炒几下，加入
　鲜汤100克和调料，用水淀粉
　勾芡，淋入麻油起锅装盘。

点评

　　冬笋和香菇都是笔者家乡特产，属于比青菜高档的家常菜，从小爱吃，香菇俗名冬菇。因为冬笋纤维多脾胃虚弱者吃后会引起胃脘不适，就要慎吃了。冬笋是一种富有营养价值并具有医药功能的美味食品，质嫩味鲜，清脆爽口，含有蛋白质和多种氨基酸、维生素。香菇是高蛋白、低脂肪、多糖、多种氨基酸和多种维生素的菌类食物。香菇多糖可促进T淋巴细胞的产生，具有机体免疫功能和抗癌作用。

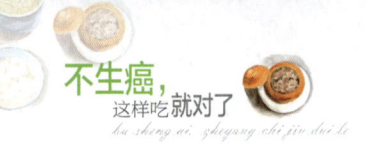

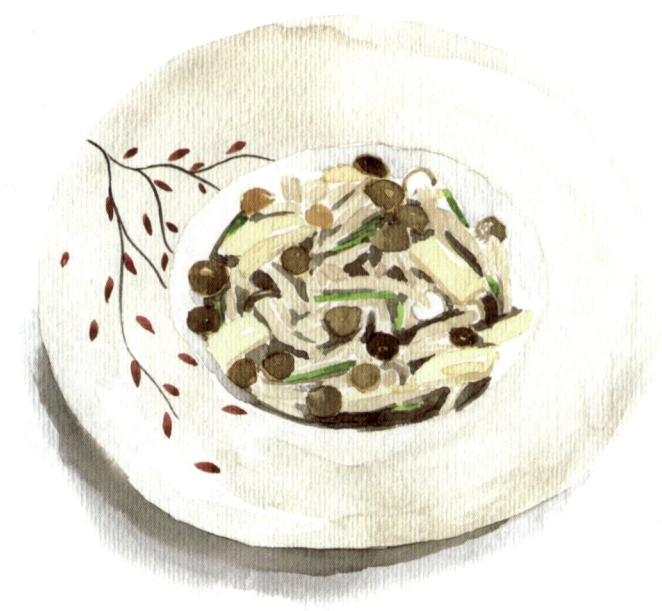

🌿 **清炒杂菇**

材料　口蘑200g，鸡腿菇100g，葱、姜、盐、
　　　水淀粉、食用油、蒜、水各适量。

做法

1　口蘑洗净切成片。

2　鸡腿菇洗净切片。

3　葱、姜切碎，蒜切片。

4　热锅下油，先放少许葱、姜炝锅。

5　再放入两种菌类。

6　翻炒变软。

7　再加水，葱，姜，蒜炒匀。

8　盖盖中火焖3分钟。

9　开盖加水淀粉勾芡。

10　炒匀出锅盛盘。

点评

　　菌类具有养生保健、防癌抗癌的作用，可以适当多吃一些。笔者是酷爱菌类一族，每周都要吃几次，而且是杂着吃。菌类用来煲汤或者是清炒都是上佳菜式，清炒的烹调方法能够最大限度地保持菌类的原始风味。清炒时加少许水后，盖焖一会儿就可以焖出菌类的香味。千万不要加味精和鸡精等调味品，否则会盖住菌类本身的鲜味。

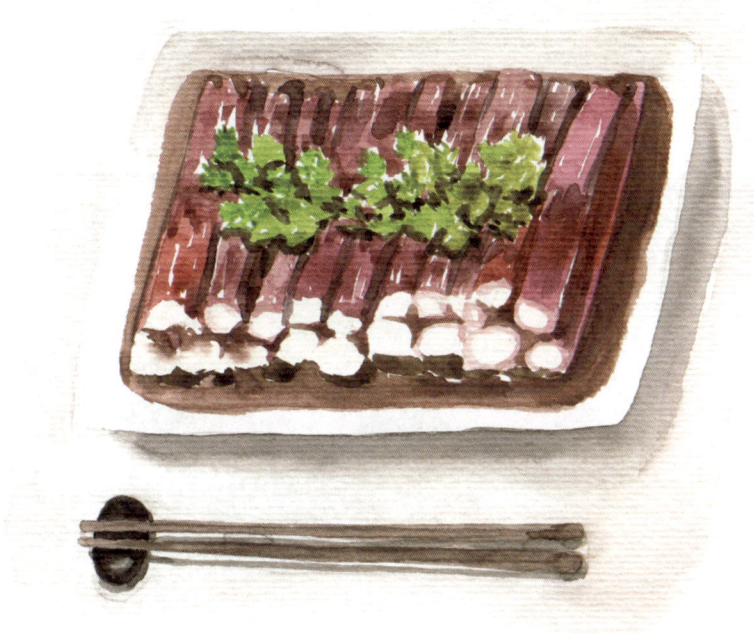

 # 清蒸茄子

材料 茄子500克，香菇（鲜）50克，黄酒10克，盐5克，
香油10克，葱10克，姜5克，食用油25克。

做法

1. 将茄子洗净，去皮，切滚刀块。香菇去
   蒂，除去杂质，洗净。葱洗净切段，姜洗
   净切片。

2. 取一大碗，碗底码上香菇，上面铺放茄
   块，均匀撒上盐，加入烧热的油、黄酒和
   清汤各适量，再摆上葱段和姜片，加盖，
   入笼架在水锅上用旺火蒸半小时，取出去
   掉葱、姜，淋入香油即成。

点评

茄子本身就属于寒
凉性质的蔬菜，凡消化
不良、容易腹泻、脾胃
虚寒、便溏症状者不宜
多吃。

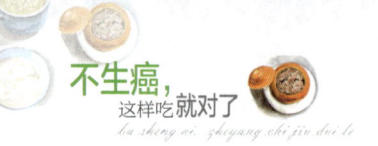

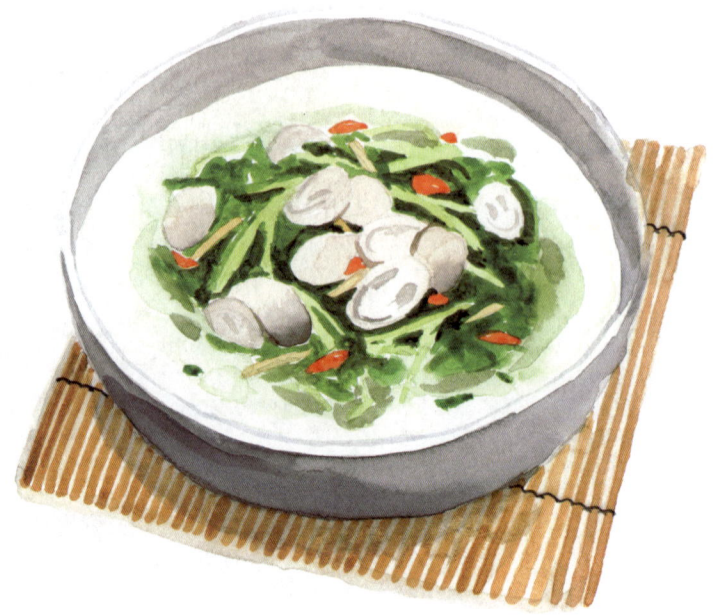

🌱 上汤菠菜

材料　菠菜400克，葱、姜、大蒜、
　　　盐、胡椒各适量。

做法

1　菠菜洗净，葱、姜洗净切成丝，大蒜去皮
　　洗净剁成蒜蓉。
2　锅中加水，将菠菜汆水，捞出装盘。
3　锅中加水，加配料和盐、胡椒粉调味，烧
　　开，倒在菠菜上即可。

点评

　　汆菠菜时注意不要过
老。菠菜含有大量的植物
粗纤维，具有促进肠道蠕
动的作用，通肠导便，且
能促进胰腺分泌，帮助消
化，有预防消化道癌症的
作用。

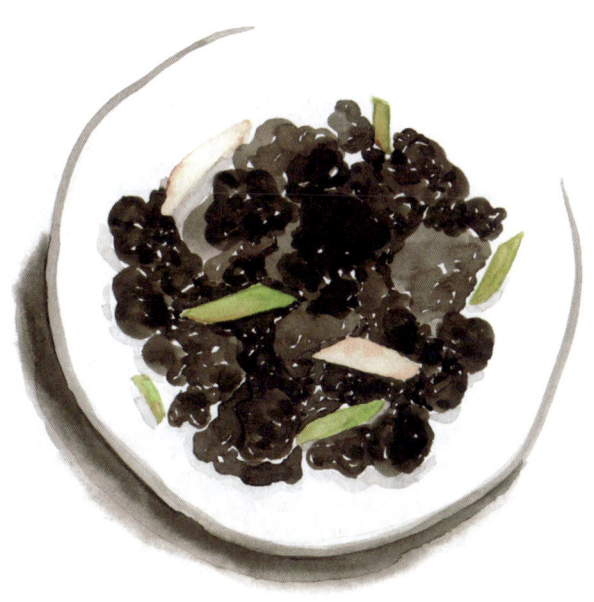

 # 葱烧木耳

材料 木耳（水发）400克，葱丝100克，
油、盐、酱油、水淀粉各适量。

做法

1　先将木耳洗净。

2　锅中烧水，将泡发好的黑木耳放入开水
中烫熟。

3　另起锅，锅中倒入少许油，放入葱丝炒
出香味。

4　加入烫好的木耳翻炒几下。

5　然后加酱油和少许盐，出锅前淋入水淀
粉勾芡即可。

点评

酒楼常备菜式，色、香、味俱全。

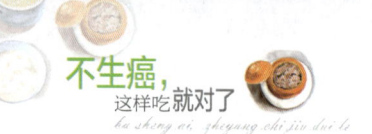
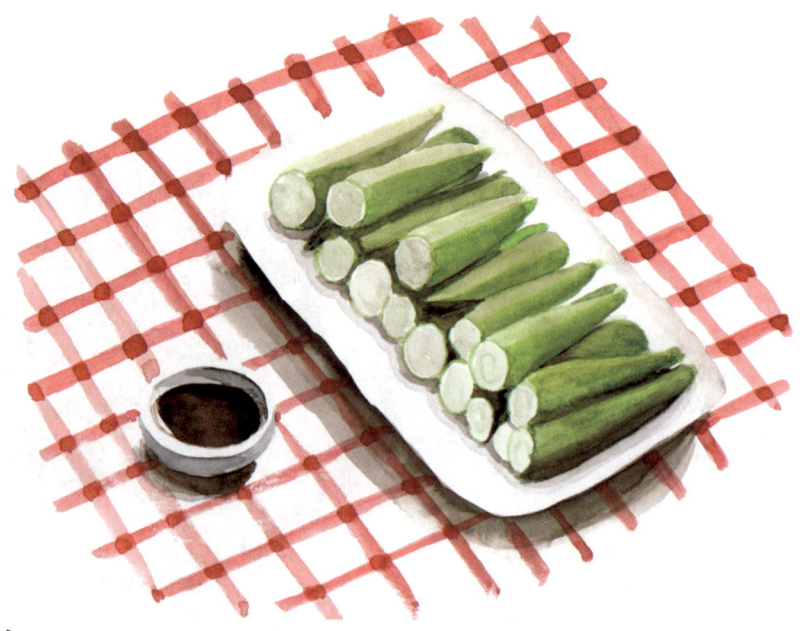

 # 白灼秋葵

材料 秋葵400g，食用油、盐、大蒜、红
辣椒、生抽、白糖、鸡粉各适量。

做法

1 秋葵清洗干净。

2 切去柄，然后再一分为二切开。

3 蒜头、红椒切碎，根据个人口味加
   生抽、白糖、鸡粉等做成调味盘。

4 炒锅放入适量清水，烧开放入一汤
   匙食用油。

5 把秋葵放入焯熟。

6 捞出过冻水装盘。

点评

这个"白灼秋葵"加入
了多种调料，已经不是真正意
义上的"白灼秋葵"，是美
食家的"白灼秋葵"。笔者的
"白灼秋葵"是懒人"白灼秋
葵"，是原汁原味的"白灼秋
葵"：不加任何调料，要鲜甜
就白灼后直接吃，要有盐味就
醮点芥末酱油吃。

小贴士

焯水中放油，可以保持秋葵翠绿。

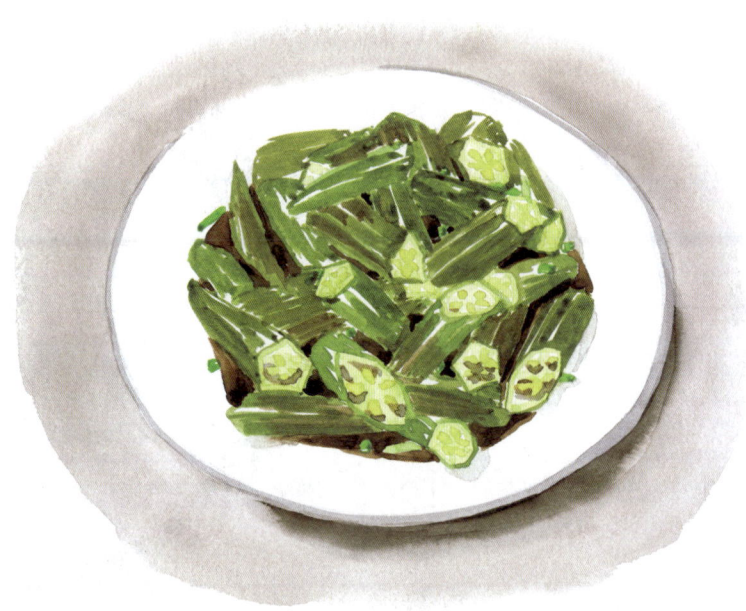

 葱香秋葵

材料　秋葵350克，瘦猪肉、大葱、生抽各适量。

做法

1　将秋葵洗干净切段。

2　将瘦猪肉切片调味另炒熟备用。

3　大葱洗净切片煸香。

4　三菜共入锅中，放入适量生抽，稍翻炒，拌匀即可。

点评

　　秋葵中含有果胶、牛乳聚糖等，具有帮助消化、治疗胃炎和胃溃疡、保护皮肤和胃黏膜之功效，被誉为人类最佳的保健蔬菜之一。秋葵的黏性物质中含有的纤维素有利于预防肠癌。从秋葵成分分析，网传秋葵能"壮阳"似乎是对秋葵有防治前列腺肥大和前列腺癌作用的误读。

175

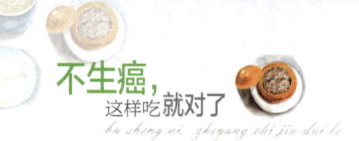
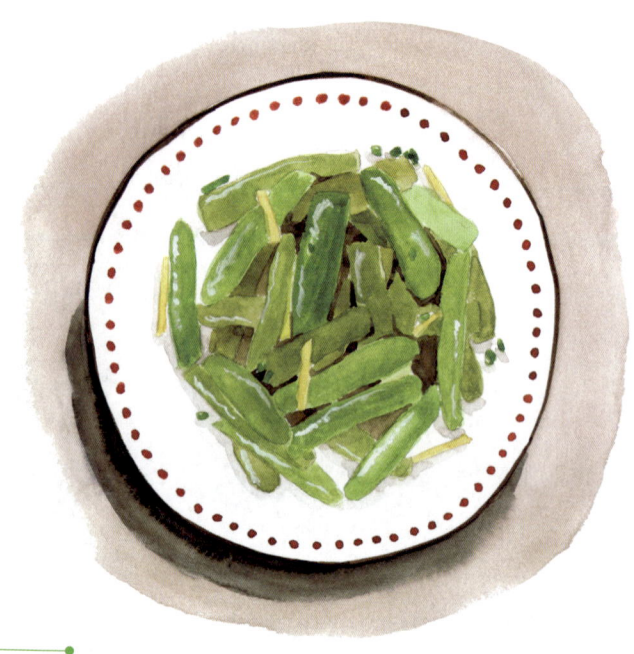

🌿 素烧四季豆

材料　四季豆300克，食用油、盐、胡椒粉、
　　　姜、大葱、淀粉、素汤各适量。

做法

1　四季豆撕去边筋，去两端不用，折成两段，洗净。

2　姜切成大片。

3　大葱切成长段。

4　淀粉加水各适量调匀成湿淀粉，备用。

5　锅放在旺火上，水烧沸后放入四季豆焯水，待煮至断生
　时捞出，滤去水分。（小贴士：此时用冷开水冲可保持
　翠绿。）

6　在锅内加入食用油，放入姜片、葱段炒香，加入素汤、
　四季豆烧制。

7　烧至四季豆熟透软嫩时，拣出姜、葱不用，再放入盐、
　胡椒粉调味，最后用湿淀粉勾薄芡，起锅装盘即成。

点评

　　四季豆中富含
蛋白质和多种氨基
酸，常食可健脾
胃，增进食欲。四
季豆可激活肿瘤病
人淋巴细胞，产生
免疫抗体，具有防
癌抗癌作用。夏天
吃四季豆有消暑、
清口的作用。

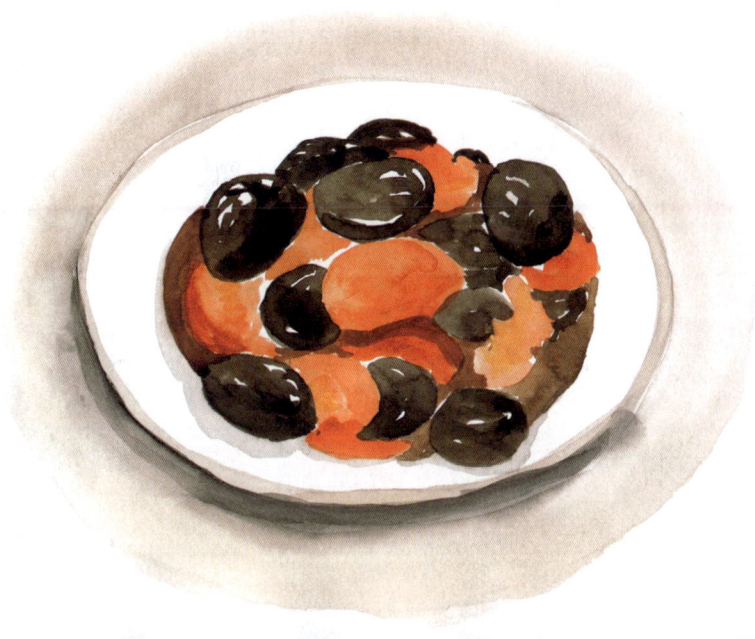

 # 番茄炒香菇

材料　番茄150克，香菇（鲜）250克，盐、白砂糖、大葱、淀粉、食用油、素汤各适量。

做法

1　番茄放入开水中烫一下，撕去皮，切成厚片。鲜香菇去蒂洗净，切成片。大葱去根洗净切成葱花。淀粉加水适量调匀成水淀粉。

2　锅架旺火上，放食用油烧至七八成热，下香（鲜）菇片翻炒，加入素汤100毫升煮至软熟，再下番茄、加盐、白砂糖、葱花翻匀，下水淀粉勾芡即成。

点评

番茄和香菇都是抗癌名菜，此菜式抗癌功效可说"1+1>2"。

177

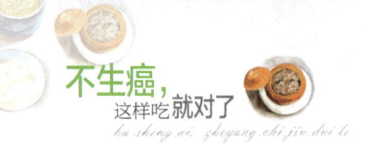

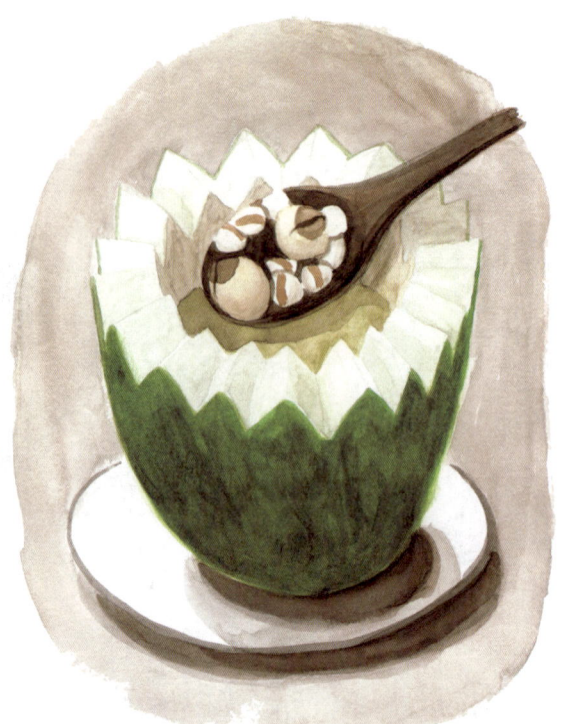

薏苡仁莲子冬瓜盅

材料 新鲜的小冬瓜1个，薏苡仁50克，莲子50克，食用油、盐、胡椒粉各适量。

 做法

1 将薏苡仁、莲子洗净待用。莲子可去芯，去芯莲子健脾理气，带芯则微苦，清心火、安神定志作用较强。

2 将冬瓜洗净，从带蒂的一头下刀，将冬瓜切成一大一小的两部分，小的带蒂的这头自然是冬瓜盅的盖子，另一部分就是冬瓜盅的雏形了，将瓜瓤用勺子掏了去，洗净了就成了冬瓜盅。

3 将薏苡仁、莲子放入冬瓜盅内。

4 将冬瓜盅放入高压锅中蒸，水开后用小火炖15分钟，出锅放入食用油、盐和胡椒粉等调料即可上桌。

5 食用时，用勺刮下冬瓜肉与馅料同食，外皮是不吃的。胃火炽盛者吃冬瓜盅外皮有清润胃火的作用。

点评

冬瓜盅有多种做法，依加入馅料不同而有不同的功效。薏苡仁健脾益肺、利湿清热、去垢美肤。薏苡仁中含有丰富的蛋白质和维生素，有利脾胃，主治筋骨屈伸困难、风湿，还可降血脂、血压，抗癌。冬瓜清暑、除烦渴、利水。薏苡仁冬瓜盅利肠胃，祛风湿。薏苡仁有动胎气作用，孕妇慎食。

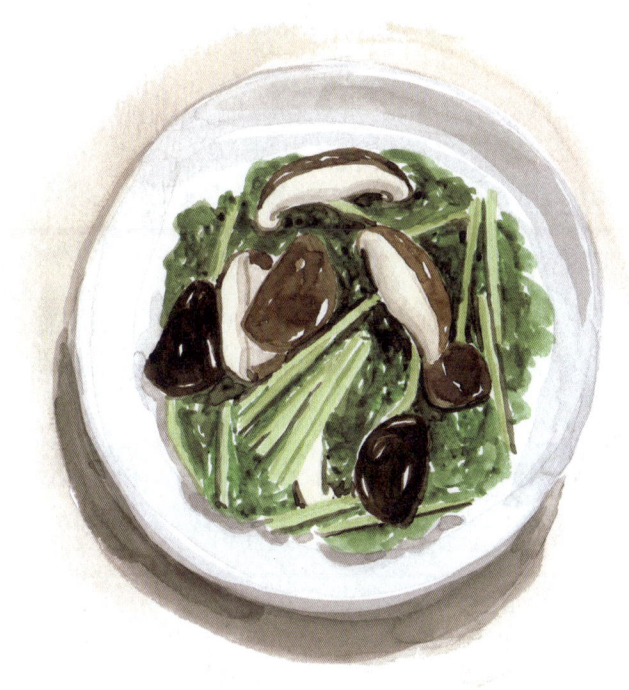

冬菇炒菠菜

材料 菠菜200克，香菇（干）30克，食用油25
克，盐10克，姜末5克。

做法

1 冬菇入温水中泡透（水留用），去蒂洗净。

2 大者一切为二。

3 择净菠菜黄叶，洗净，切成段。

4 炒锅置火上，放食用油烧热，下姜末爆香。

5 倒入冬菇煸炒，放菠菜、盐各适量，泡冬菇
   水炒入味。

6 炒匀装盘。

点评

　　冬菇炒菠菜，抗癌又
补铁。

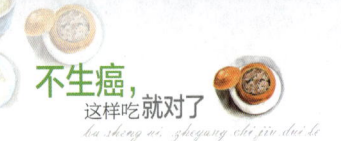

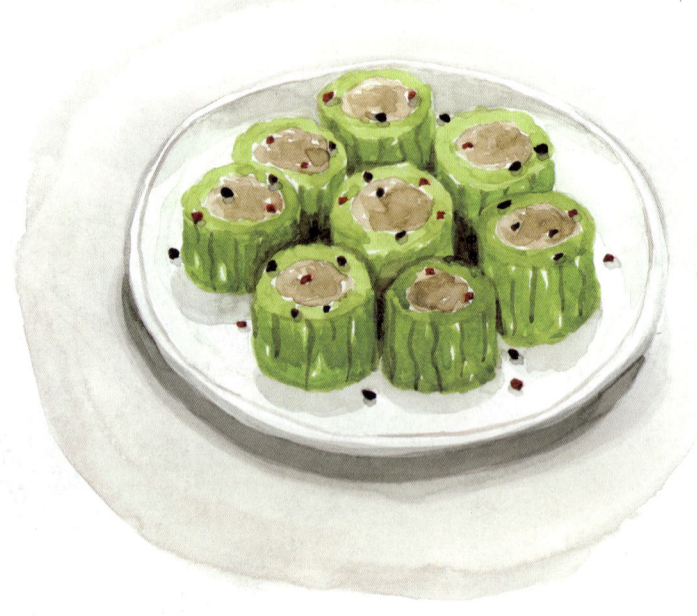

🌱 素酿苦瓜

材料　苦瓜200克，豆腐皮250克，酸菜50克，胡萝卜50克，豆豉25克，辣椒
　　　　（青、尖）10克，葱、盐、生抽、香油、淀粉、食用油各适量。

做法

1　把盐、生抽、麻油、豆粉和食用油放碗内调匀备用。

2　豆豉洗净。

3　葱切粒。

4　辣椒切小片。

5　苦瓜横切约一寸厚，去瓜瓤，用盐水烫煮约2分钟，
　　捞起。

6　把豆腐皮、酸菜、胡萝卜剁碎。

7　加入盐、生抽、麻油、淀粉和食用油拌匀。

8　酿入苦瓜内，置菜盘中排好。

9　烧热油锅，爆炒豆豉、辣椒，取出撒在酿苦瓜上，再
　　隔水蒸约二十分钟。

点评

加入猪肉或
鱼肉，就成了家
常荤酿苦瓜。

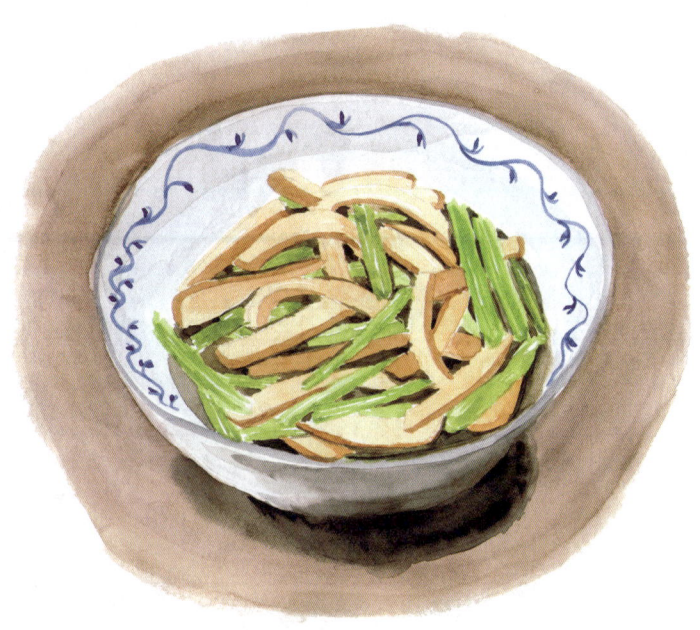

香干炒芹菜

材料　芹菜250克，香干100克，酱油、香油、
大葱、姜、盐、食用油各适量。

做法

1　大葱去根洗净切成葱末。姜洗净去皮切成
末。将芹菜去根、叶和筋，洗净，切成长
3~5厘米的段，投入沸水锅内焯烫断生，放
在冷开水中浸凉沥净水。香干洗净，切成
小块。

2　锅放油烧至七八成热，放入葱末、姜末炝锅
出香味后，先放香干块，再放芹菜段，煸炒
片刻，炒至芹菜转为翠绿，加入酱油、盐炒
匀，淋入香油，即可出锅装盘。

点评

　　香干是豆腐的再加工
制品，硬中带韧，咸香爽
口。香干在制作过程中会
添加食盐、茴香、花椒、
大料、干姜等调料，既香
又鲜，久吃不厌。可制作
多种菜肴，可凉拌，可热
炒，可油炸，可烤制，做
成后俱鲜香可口，价廉物
美，营养丰富。

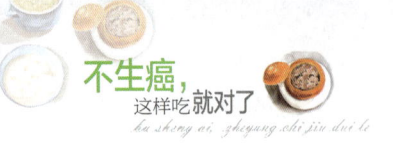
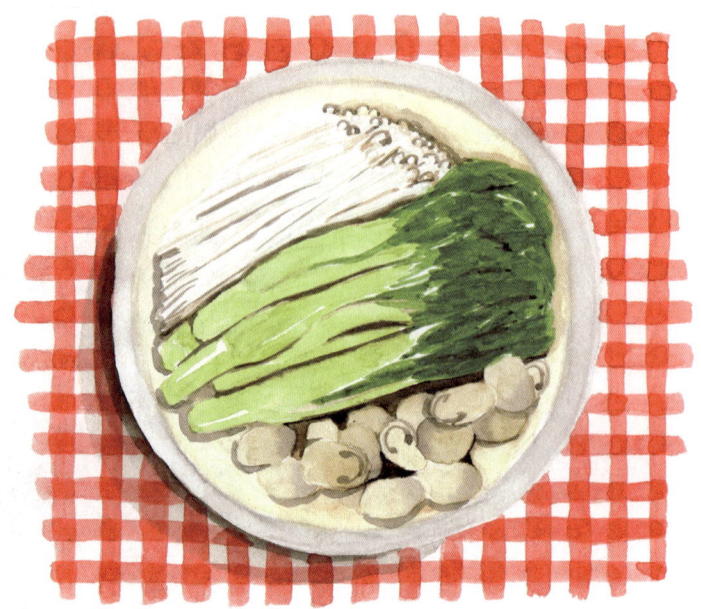

素三鲜

材料 青菜600克，鲜金针菇200克，草菇200克，盐、食用油、黄酒、胡椒粉、淀粉、蚝油、大葱、芝麻油各适量。

做法

1 青菜去老叶，取10-12厘米长段，洗净放入锅内加盐、食用油拌匀，高火煮5分钟后，拿出排盘。

2 草菇去蒂，大的切半，放入锅中加黄酒、蚝油，芝麻油、淀粉、水各适量，与葱（切段）拌匀，高火煮5分钟。

3 金针菇放入锅中加入黄酒、盐少许，胡椒粉各适量，淀粉水拌匀，高火煮5分钟。

4 金菇和草菇再入锅高火煮2分钟至熟后，放于盘的两侧，即可食用。

点评

素三鲜在各地有不同的食材和不同的做法。本菜式中金针菇含有人体所必需的氨基酸成分，有增强机体防癌抗癌的作用。常食金针菇具有抵抗疲劳、抗菌消炎、清除重金属盐类物质、抗肿瘤的作用。

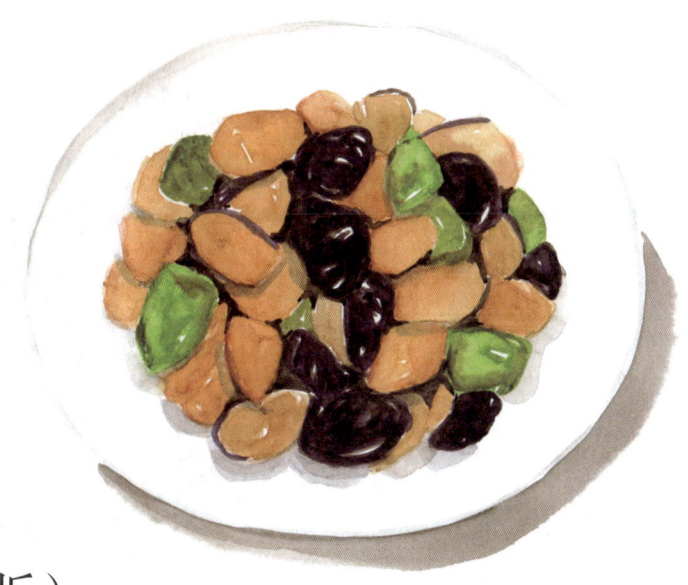

🌱 地三鲜（少油版）

材料 土豆2个，长茄子1个，青椒2个，葱、姜、蒜瓣、
盐、糖、酱油、水淀粉、香油、鸡精各适量。

做法

1 准备好所有的食材。

2 不粘锅少加一点油倒入去皮切块的土豆。

3 土豆煎至两面微黄已熟关火。

4 炒锅入油烧热，倒入切块的茄子翻炒。

5 把茄子炒至表皮起皱变软再爆香葱、姜、蒜瓣。

6 倒入土豆继续翻炒片刻。

7 加入酱油，盐，糖继续翻炒。

8 加少许清水翻炒入味。

9 烧至汁快干时加入青椒块。

10 淋入适量的水淀粉。

11 加入少许鸡精淋入香油翻炒均匀关火。

点评

地三鲜是经典菜式，每次吃都会爱不适口。不过传统的做法都会用油炸，本菜式不用油炸，只用少许油煎土豆，口味一样鲜香，而且更健康。土豆是低热能、多维生素和微量元素的食物，是理想的减肥食品。茄子含有丰富的维生素E和维生素P，可软化微细血管，防止小血管出血。青椒能增进食欲，帮助消化。地三鲜可促进肠蠕动，防止便秘和肠癌。

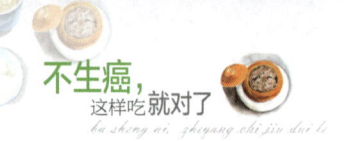
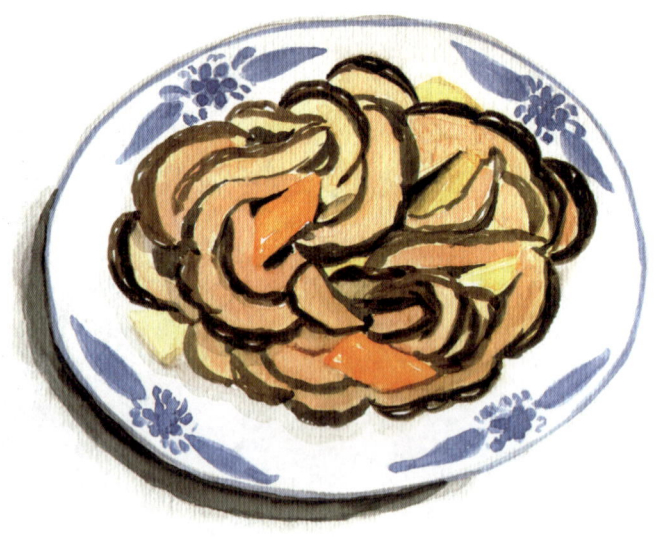

爆素"鳝"片

材料　香菇（鲜）250克，冬笋10克，胡萝卜10克，酱油、胡椒粉、醋、盐、料酒、鲜汤、食用油、淀粉各适量。

做法

1　先将香菇的蒂去掉，再片成薄片，放入食盐，用20克干淀粉拌匀，使其上浆，待用。剩余淀粉加水适量调匀成水淀粉备用。冬笋、胡萝卜分别洗净，均切片。

2　火上置锅，加食用油烧热，把浆好的香菇片散下锅中，用竹筷拨开，即下笋片及胡萝卜片，随即滗去油，放入酱油、胡椒粉、醋、鲜汤70毫升，下水淀粉上芡，熘料酒，翻炒出锅即成。

点评

鳝鱼片的营养价值高，且味道鲜美，是种很好的食材，笔者也是打小就喜欢吃，但近几年来，每次吃了鳝鱼片后，就会乳房胀痛，据说市面上很多鳝鱼都是吃激素饲料的，所以就不敢再吃了。爆素鳝片也许可以解解吃鳝鱼的逸。

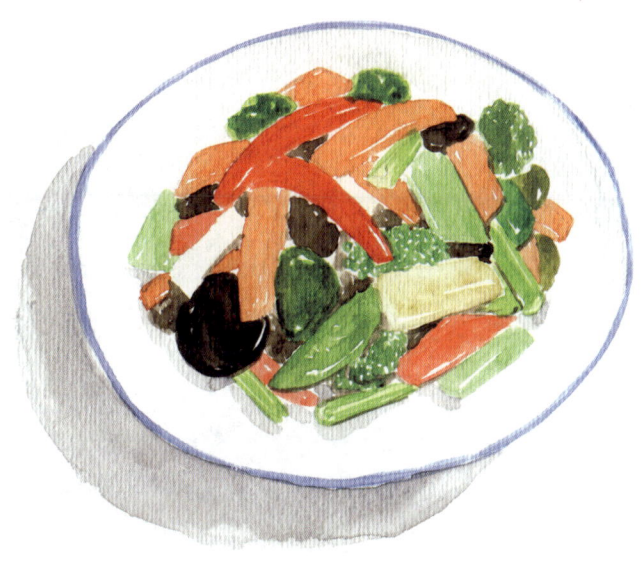

 # 素什锦

材料　各种蔬菜如白菜、莴笋、苦瓜、生菜均适量，芝麻
　　　酱、盐、酱油、醋、白砂糖、芥末油、芝麻各适量。

做法

1　将各种蔬菜择洗干净均切成细丝用开水煮
　　熟，捞出控干水分。
2　簇成圆形，围在大盘四周。
3　取一中碗盛芝麻酱，加凉开水搅开，再加
　　盐等调料搅匀，置于大圆盘中央即成。

点评

　　素什锦就是多种蔬菜的混合。本菜式含有丰富的粗纤维，有润肠、促进排毒、刺激肠胃蠕动、促进大便排泄、助消化等作用，对预防肠癌有良好效果。本菜式还含丰富的维生素E和微量元素锌，有助于增强机体的免疫功能，提高抗病能力。

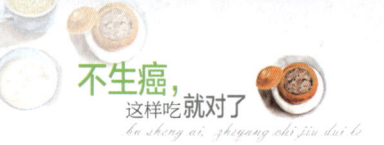
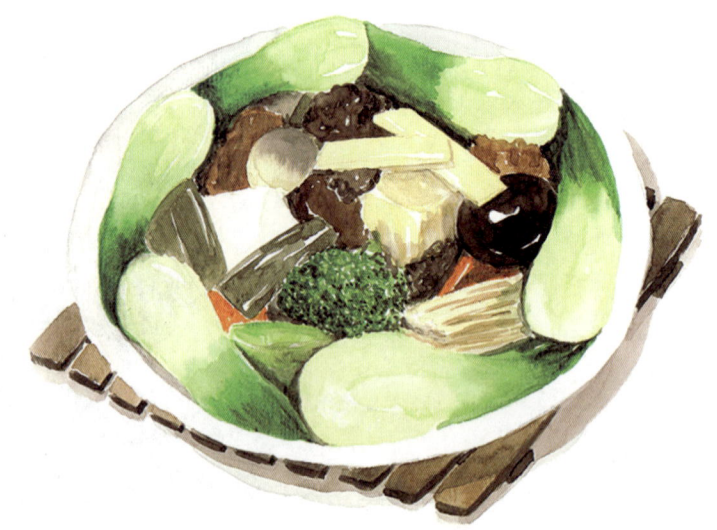

罗汉全斋

材料　土豆、刀豆、豆腐、白菜各50克，海带（鲜）各25克，香菇（鲜）、冬笋、蘑菇（鲜蘑）、花生仁（生）、菜花、胡萝卜、木耳（水发）、腐竹、水面筋各适量，食用油、酱油、盐、白糖、香油、水淀粉、料酒、高汤各适量。

做法

1　将白菜洗净，挤干水分。

2　香菇、胡萝卜、菜花洗净，切成块。

3　腐竹切成段，水面筋切开。

4　刀豆、冬笋、蘑菇洗净切好。

5　花生仁、胡萝卜汆透。

6　木耳、海带洗净切成丝。

7　坐锅点火倒油，待油八成热，将所有材料倒入锅中炒，加入盐、酱油、白糖、料酒、高汤。

8　开锅后用水淀粉勾芡，淋上香油即成。

点评

此菜营养齐全而充足，通过多种食物的根、茎、叶、果提供了充足的碳水化合物、蛋白质、脂肪、维生素及矿物质。岭南名山西樵山每年的"万人斋宴"很有名气，笔者每年都积极争取参加。

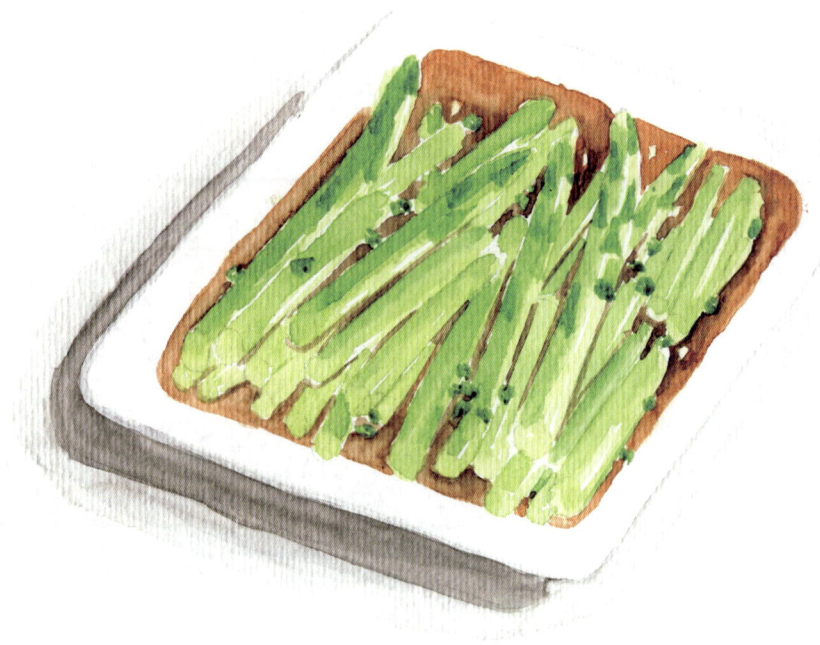

 # 凉拌芦笋

材料　芦笋400克，青椒20克，洋葱20克，盐、
　　　糖、食用油、醋、胡椒粉各适量。

做法

1　芦笋洗净切段。

2　青椒和洋葱分别洗净均切成末。

3　盐少许和水倒入锅中，大火煮开，放入芦笋
　　段烫熟，捞出。

4　把调味料（糖、食用油、醋、盐、胡椒粉）
　　混合调匀，放入芦笋中。

5　最后，放入青椒末和洋葱末拌匀就可以了。

点评

　　在众多的烹调方法中，凉拌是最能保持原料营养的，但凉拌菜对胃有不良影响，脾胃体质虚弱的人要慎重，不可多吃。

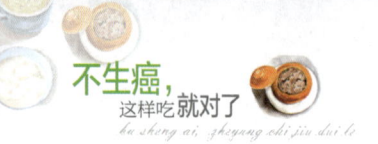
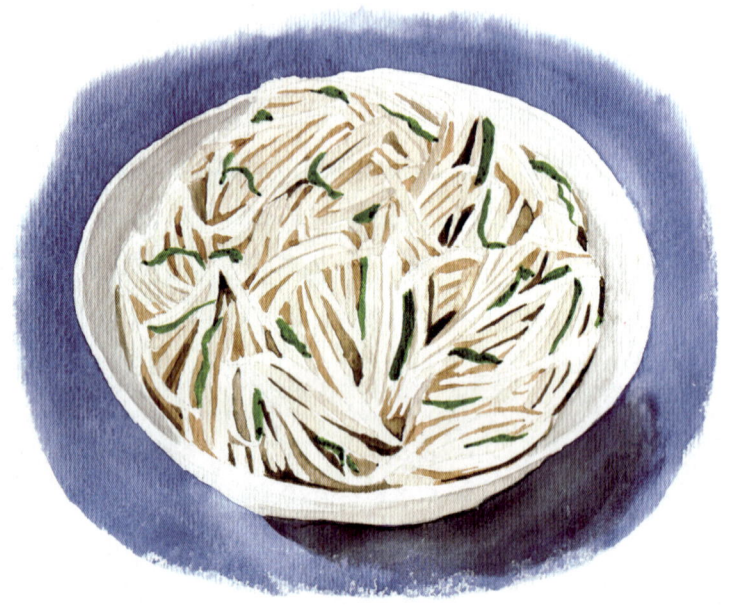

🌱 豆芽拌韭菜

材料　韭菜400克，绿豆芽200克，麻油、盐各适量。

做法

韭菜洗净切段，绿豆芽洗净，混合烫一下
装盘，放入麻油、盐，拌匀即可。

点评

　　韭菜含有丰富的营养成分，
能促进胃肠蠕动，有效的预防习
惯性便秘和肠癌。韭菜含有丰富
的纤维，能把消化道中的沙砾、
头发、金属属包裹起来排出，所
以韭菜有"洗肠草""肠道清道
夫"之称。韭菜易引起上火，阴
虚火旺牙痛、有眼疾者慎食。

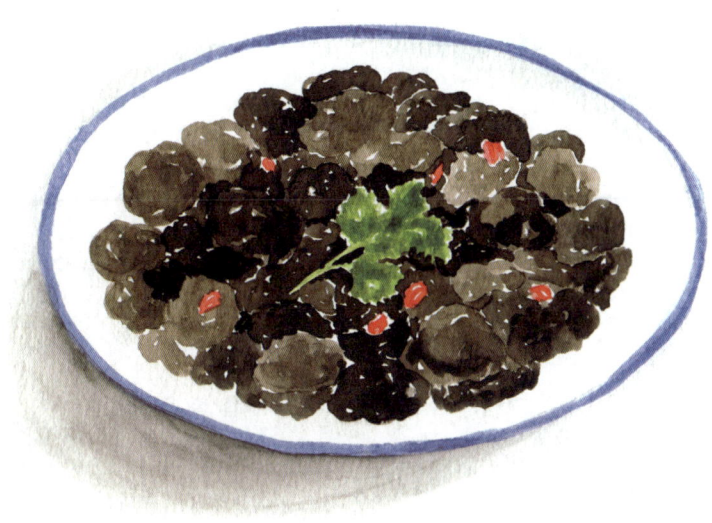

凉拌珍珠木耳

材料　珍珠木耳30g，香油、花椒油、盐、香醋、糖、大蒜、红椒各适量。

做法

1　珍珠木耳用清水泡发。

2　洗净。

3　大蒜和红椒切碎。

4　木耳放锅中开水焯熟后倒出沥干水。

5　木耳、红椒和大蒜装入碗中。

6　放上适量的糖和盐。

7　放香醋。

8　放花椒油。

9　放香油，拌匀。

10　拌好后装入盘中。

点评

凉拌珍珠木耳除了是家常小菜，也是很多酒楼的餐前小菜，深受广大食客欢迎。

小贴士

不喜欢花椒油可只放香油即可。

189

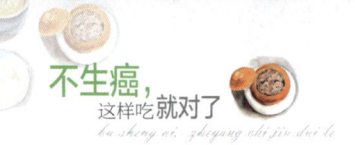

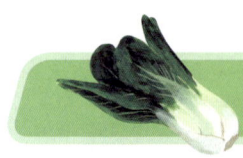 荤 菜 类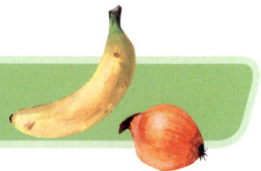

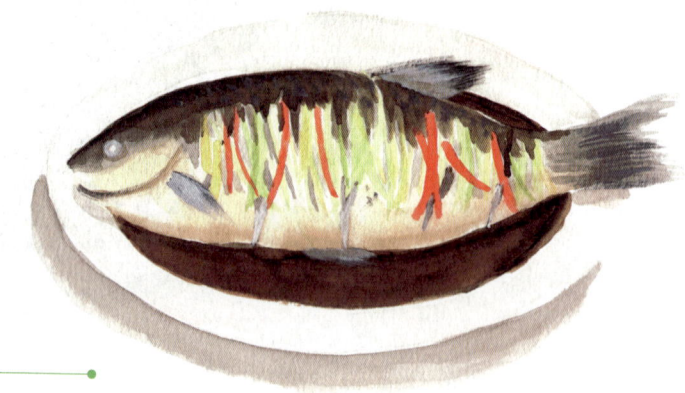

 # 清蒸鱼

材料 鱼（鲈鱼、鲩鱼、鳜鱼等河鱼、海鱼均可）一条，
盐、蒸鱼豉油、料酒、葱、姜、食用油各适量。

做法

1 将鱼去鳞、鳃、内脏、洗净控水。
2 鱼脊骨处剖开，以防蒸熟后变形走样，也有的在鱼背上划两刀。
3 葱切成丝，姜切成片。
4 将鱼用盐和料酒抹匀入味，葱、姜塞入鱼肚中，鱼背上也摆一些葱、姜。
5 锅内烧开水后，放入鱼用大火蒸6～7分钟。
6 关火，然后再接着虚蒸5～8分钟取出，倒掉盆中蒸鱼出的水。
7 蒸鱼豉油中加少量冷开水调配成味汁。
8 将味汁浇在鱼上。
9 将食用油烧热后淋在鱼上即可上桌食用。

点评

对于新鲜的鱼类，笔者最喜欢的做法就是清蒸，感觉只有清蒸才能吃出鱼原汁原味的鲜美味道。清蒸鱼鱼形完整，鱼肉软嫩，鲜香味美，是笔者家常菜式中鱼类菜谱中的第一菜式，也是新鲜鱼的首选菜式。清蒸鱼根据各类不同的鱼，营养价值有所不同。

清蒸鱼的烹调技巧要求很高，"鲜""嫩"是清蒸鱼的考核标准。时间、火候和虚蒸就是清蒸鱼"鲜"的烹调技巧所在。蒸鱼时间应该根据鱼的大小和种类有所调节，切记，千万别忘了虚蒸。

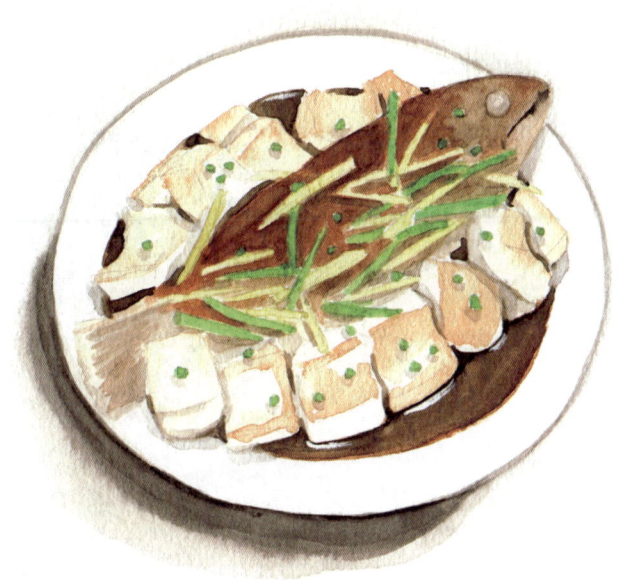

 # 豆腐煮鱼

材料　豆腐200克，带鱼（或鲈鱼、鲩鱼、鳜鱼等河鱼、海鱼均可）500克，盐、酱油、料酒、葱、姜、糖、醋、食用油、青蒜末、大蒜各适量。

做法

1　将鱼去鳞、鳃、内脏、洗净控水。

2　豆腐切成厚块。

3　葱切段、蒜、姜切片待用。

4　炒锅置火上，倒油烧热。

5　将鱼放在油中先炸一面，再翻身炸另一面，炸至鱼皮呈淡黄色。

6　烹入料酒、醋、酱油、糖、盐、葱、姜、蒜调味。

7　把切好的豆腐码放在鱼身上。

8　放水至与豆腐齐深，盖锅盖焖烧至收汁，即可出锅。

9　将鱼放在盘中，豆腐整齐地码放在鱼周围然后将青蒜末均匀地撒在上面即可。

点评

带鱼全身的鳞和银白色油脂层中还含有一种抗癌成分。带鱼的脂肪含量高于一般鱼类，且多为不饱和脂肪酸，这种脂肪酸的碳链较长，具有降低胆固醇的作用。

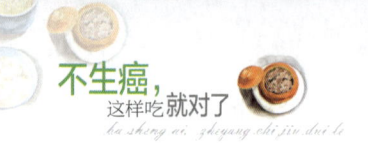
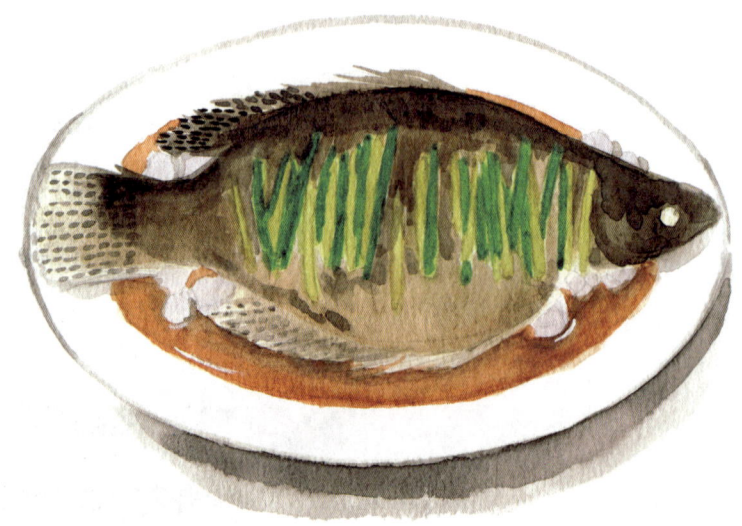

 # 茯苓清蒸鳜鱼

材料　鳜鱼250克，茯苓15克，盐、大葱、姜各适量。

做法

1　鳜鱼去鳞，去内脏，清洗干净。

2　葱切段，姜切片。

3　鳜鱼加茯苓、葱段、姜片、盐同蒸至熟烂即成。

点评

　　茯苓清蒸鳜鱼健脾利湿，益气补血。茯苓是一味临床很常用的中药，味甘、淡、性平，功能渗湿利水。本菜式效能健脾和胃、宁心安神、利水消肿。

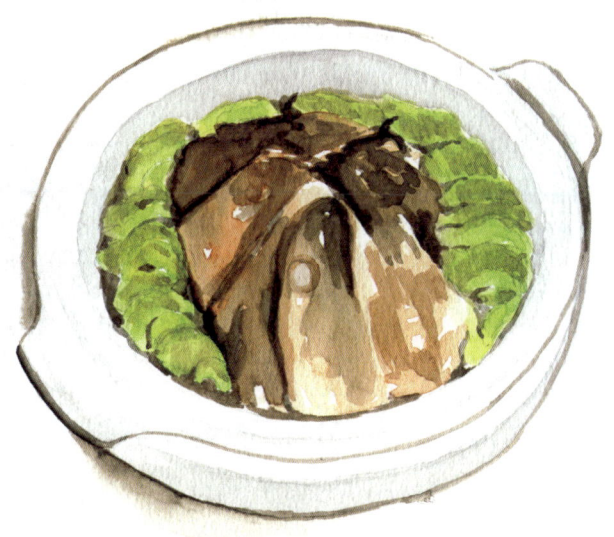

 # 苦瓜鱼头煲

材料 鲢鱼头300克，苦瓜200克，食用油、蒜、葱、姜、蚝油、黄
酒、酱油、淀粉、白砂糖、盐、胡椒粉、水各适量。

做法

1 鱼头收拾干净，切成4块。

2 苦瓜洗净，切片。

3 蒜剥净表皮，洗净。

4 葱、姜洗净，切片。

5 锅中放油烧热，把鱼头、凉瓜、蒜一同放入锅中
炸3分钟捞出。

6 余油倒出，留适量底油，加入葱片、姜片、蚝油炒
出香味，加入黄酒、酱油和500克水，烧开。

7 捞出葱、姜，放入鱼头、凉瓜、蒜、胡椒粉、白
砂糖、盐烧开，勾入水淀粉，盛入煲中即可。

点评

笔者对含有苦瓜的菜式都比较青睐，何况凉瓜鱼头煲中的鱼头虽然属于肉食，但却没有肥腻之虞，所以也是大爱的家常菜式之一。凉瓜的好处就不必多言了。

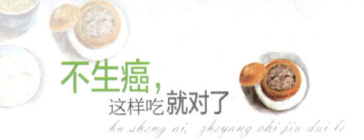
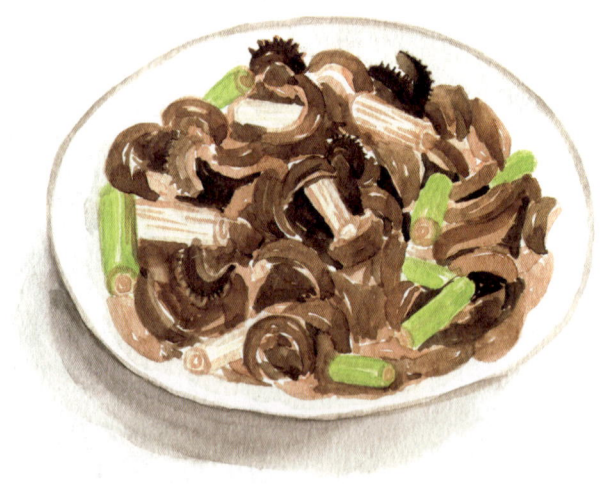

葱烧海参

材料 海参（水浸）100克，大葱200克，白糖、酱油、
料酒、盐、淀粉、姜、食用油、清汤各适量。

做法

1 将海参用水洗净，用刀片成2厘米左右的抹刀片。

2 将片好的海参片放入锅中，加凉水上火烧开，待海
参煮透，捞出沥水。

3 将大葱洗净，取葱白切成4厘米长的段。

4 姜块用刀拍松待用。

5 炒勺放食用油，烧至六成热，下葱段炒至金黄色，
捞出葱段，留葱油备用。

6 放食用油，将炒好的葱段、盐半份、海参、清汤、
白糖、料酒、酱油上火烧开，改微火煨2～3分钟，
蒸发去大半汤汁后，上旺火，边颠边用淀粉勾芡，
再用中火收汁，淋入葱油，盛盘即成。

点评

海参历来被认为
是一种名贵的食疗佳
品，功能补肾益精、
壮阳疗痿、通肠润
肺、防癌抗癌。海参
本身有腥味，初步处
理时用凉水慢慢加
热，另外焯时加一些
黄酒、葱、姜以便去
掉腥味。糖与酱油的
使用要合理，一般为
1：2。

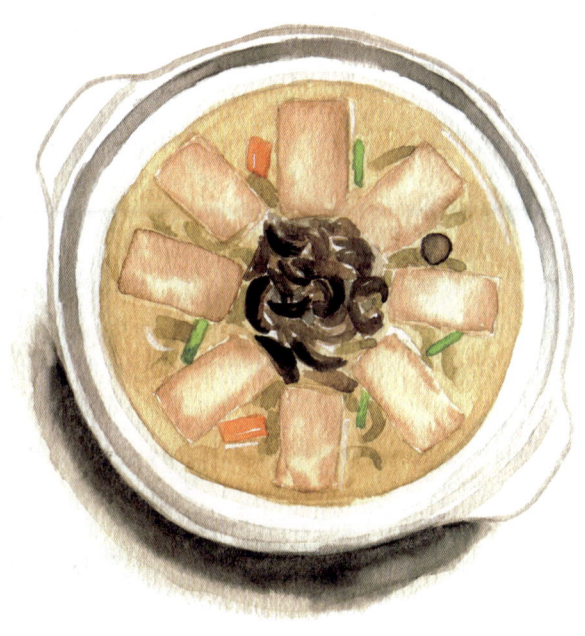

 # 海参豆腐煲

材料　豆腐（南）400克，海参400克，猪肉（瘦）末，黄瓜片，胡萝卜片，葱
　　　段、姜片、盐、酱油、料酒、糖、淀粉、清水各适量。

做法

1　豆腐洗净，切块状。

2　海参剖开腹部，洗净体内腔肠，以沸水加10克
　　料酒和2片姜汆烫去腥，捞起冲凉，切寸段。

3　将海参放进锅内加适量清水，并放入葱段、姜
　　片。

4　同时将盐、酱油、料酒、糖加入煮沸。

5　肉末加盐、酱油、淀粉调味抓匀，做成丸
　　子，放进锅中。

6　待海参入味，加入豆腐和胡萝卜片、黄瓜片稍
　　煮即可起锅。

点评

　　海参和豆腐都是防
癌佳品，但要注意不用
工业胶等非黄豆造假的
豆腐和过度防腐等处理
后的海参。

195

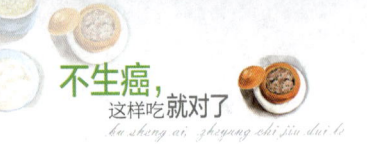

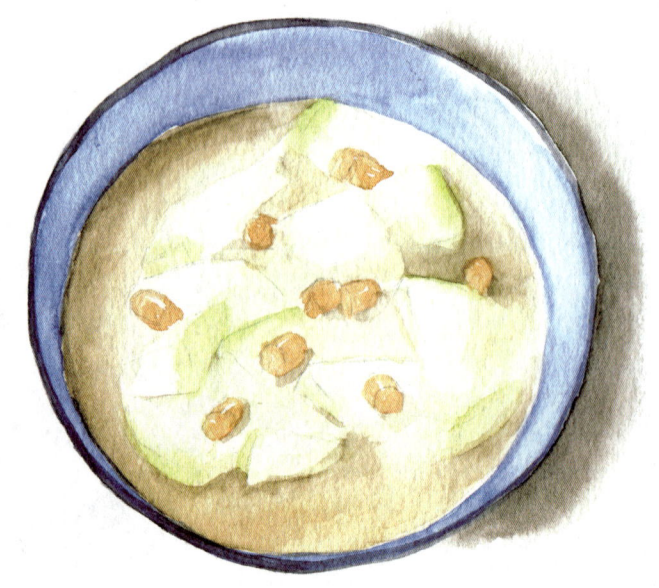

干贝炖冬瓜

材料 冬瓜500克，干贝150克，盐、姜各适量。

做法

1 将冬瓜去皮切成棋子形。
2 干贝煮滚，除去异味，将水倒掉。
3 另备一盅开水，将冬瓜、干贝、姜、盐混合，上笼约蒸2小时即可。

点评

蒸时盅口要先用荷叶封口，再盖上盖子，才能保持风味。干贝炖冬瓜应清淡爽口，不宜用鸡汤，否则味浓厚不适。

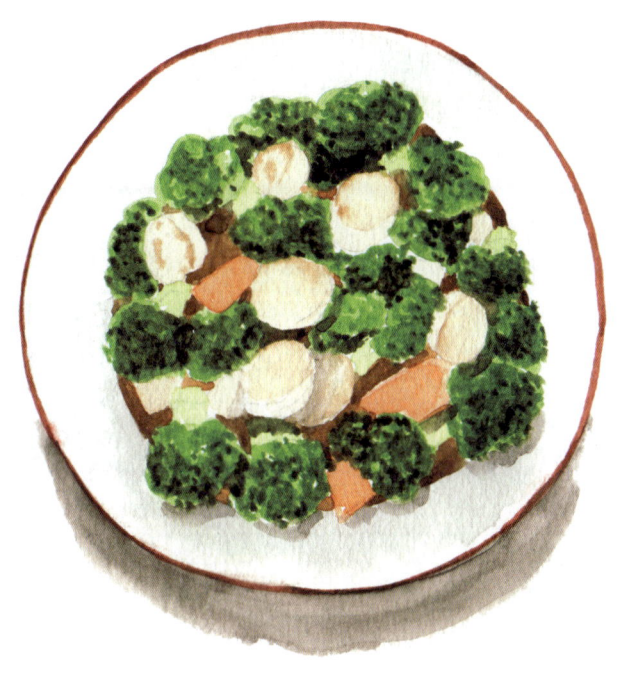

西兰花扇贝

材料　西兰花300克，扇贝（鲜）200克　红萝卜100克，葱花、盐、白砂糖、水淀粉、生抽、料酒、油各适量。

做法

1　西兰花以稀盐水洗净，切成小朵，飞水备用。

2　鲜扇贝去除群带，剥净薄衣，冲净以调味料拌匀。

3　烧红锅，下油，加入西兰花及红萝卜炒熟，盛起。

4　再烧红锅，下较多量油，将扇贝稍走油备用。

5　倾去余油，爆香葱花，下料酒，下水淀粉及调味料。

6　西兰花、扇贝及红萝卜回锅快手兜匀，便可上桌。

点评

西兰花有很强的防癌抗癌作用，而扇贝无论是在东方还是西方的食谱中，都是一种极受欢迎的贝类食物。本食谱取扇贝的内敛肌，呈白色，很有肉感。南方管扇贝叫作"带子"。

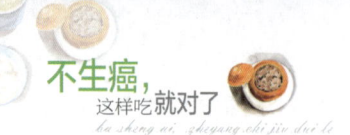

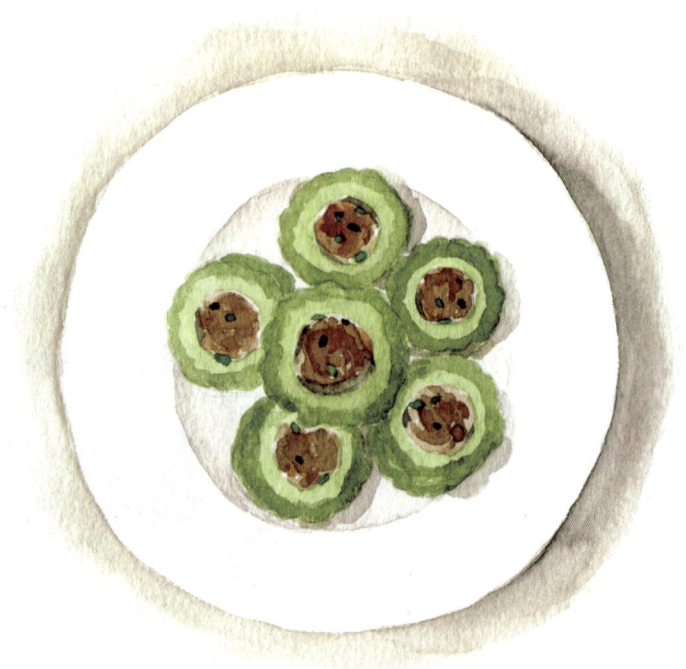

🌱 家酿苦瓜

材料　苦瓜200克，半肥瘦猪肉200克，豆豉50克，红辣椒末、盐、香油、
　　　面粉、蒜末、葱末、料酒、酱油、食用油、白砂糖各适量。

做法

1　苦瓜洗净，切成圆柱形，去籽备用。

2　将猪肉切末。

3　猪肉末与盐、香油、面粉、蒜末、葱末、料
　　酒、酱油搅拌均匀，混合成肉馅。

4　取一盘子，底部抹上油待用。

5　将肉馅镶入苦瓜内，摆放在抹了油的盘子中。

6　再加入调料红辣椒末、豆豉、食用油、白砂
　　糖，加热蒸15分钟即可。

点评

传统、正规的豆豉
发酵工艺过程是健康
的，发酵菌有益健康，
所以可以放心食用。

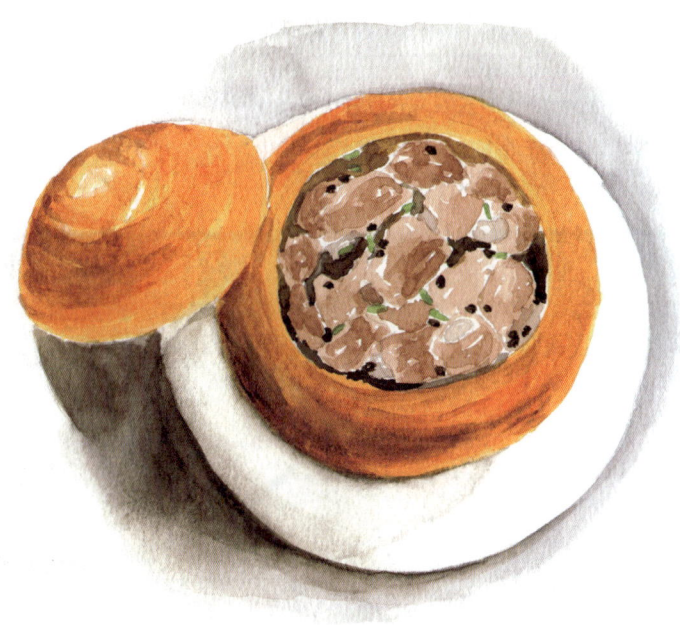

 # 南瓜豉汁蒸排骨

材料　猪小排（猪肋排）200克，南瓜200克，
　　　豆豉、盐、酱油、葱、姜各适量。

做法

1　将南瓜洗净削去外皮，用小刀在1/3处
　开一个小盖子，挖出瓜瓤。

2　葱切段，姜切片备用。

3　排骨斩小块，加豆豉、盐、葱段、姜
　片、酱油腌制20分钟。

4　将腌好的排骨放入南瓜盅内，上锅蒸熟
　即可。

点评

　　南瓜含有维生素和果
胶，果胶有很好的吸附性，
能黏结和消除体内细菌毒素
和其他有害物质，如重金属
中的铅、汞和放射性元素，
能起到排毒、解毒作用，预
防多种癌症。如果把南瓜切
成片，与排骨同炒后炆熟，
就成为另一菜式：南瓜炆排
骨，也是极好吃的。

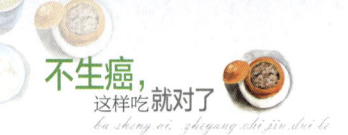

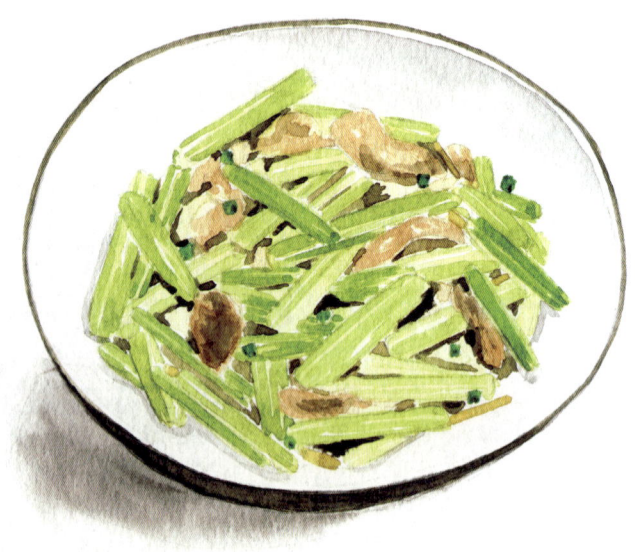

肉片炒芹菜

材料　芹菜200克，瘦猪肉50克，酱油、淀粉、
　　　料酒、葱、姜、食用油、盐各适量。

做法

1　先将肉切成片，用淀粉、酱油（半份）、料
酒少许拌好。

2　芹菜洗净切段，用开水烫一下，捞出备用。

3　锅中放入食用油烧热，先炒葱、姜。

4　再下肉片，旺火快炒快翻，肉片炒熟后盛盘。

5　用锅中余油快炒芹菜，将芹菜加盐炒匀后再把
刚炒过的肉片倒入，旺火快炒几下。

6　加入剩余的酱油、料酒，炒匀即可出锅盛盘。

点评

　　芹菜含有钙、磷、
铁及维生素c，富含植
物纤维素，有降压、通
便、抗癌作用。配合肉
片炒菜，增加了优质蛋
白质、脂肪的补充。

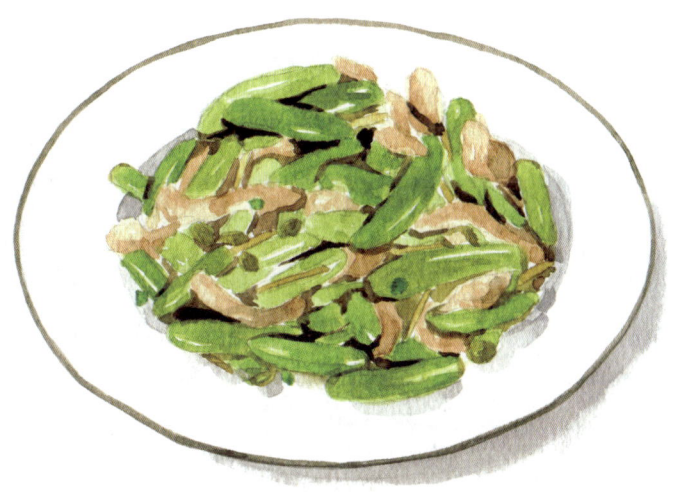

肉丝（片）炒四季豆

材料 四季豆350克，瘦猪肉125克，料酒、盐、酱油、白砂糖、葱丝、姜丝、淀粉、麻油、食用油各适量。

做法

1. 将四季豆掐去两头及老筋，洗净，斜切成均匀的丝，入沸水锅中焯透，捞出放冷水冲，沥净水。
2. 将瘦猪肉洗净切成细丝（片），用湿淀粉抓匀上浆。
3. 锅内加食用油烧至四成热，放入肉丝滑散，加入酱油，料酒，葱、姜丝炒香。
4. 放入四季豆丝、白砂糖、盐炒开，用湿淀粉勾芡，淋入麻油，出锅装盘即成。

点评

四季豆是菜豆的别名，无论单独清炒，还是和肉类同炖，或是焯熟凉拌，都很合口味。四季豆有小·毒，应用清水（或加盐水）浸泡二十分钟后再烹调食用。须熟透再食为好。四季豆富含蛋白质和多种氨基酸，常食可健脾胃，增进食欲。夏天多吃一些四季豆有消暑，清口的作用。四季豆可激活淋巴细胞产生免疫抗体，从而抑制癌细胞。

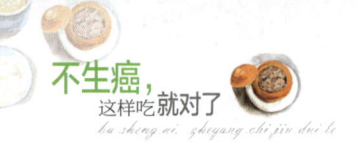

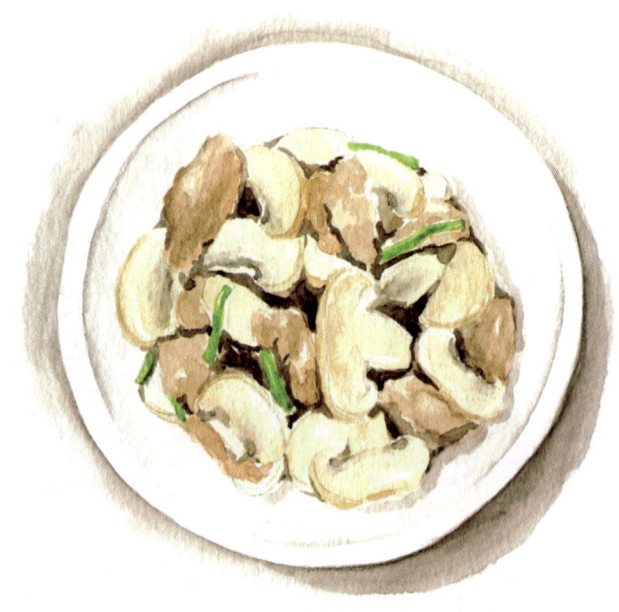

🌱 肉片蘑菇

材料　蘑菇（鲜蘑）250克，猪肉（瘦）150克，酱油、
　　　盐、料酒、淀粉、葱、姜、高汤、食用油各适量。

做法

1　将瘦猪肉洗净切成肉片。葱、姜去皮洗
　　净，均切成末，备用。将蘑菇切片，用淀
　　粉半份调水、盐少许拌匀肉片。

2　炒锅加热后，放食用油，用热锅温油将肉
　　片滑开，捞出肉片沥油。

3　将锅置火上，放入食用油适量，油热后入
　　葱、姜末炝锅，投入蘑菇煸炒几下，加入
　　肉片、酱油、盐、高汤，开锅后用剩余的
　　淀粉勾芡，淋入料酒，炒匀装盘即可。

点评

　　蘑菇（鲜蘑）是家常食
用菌之一，与平菇、草菇和
香菇并称为对人体有益的
"四大食用菌"。鲜蘑除含
有钙、铁、磷、多种维生素
外，还含有丰富的硒和真菌
多糖。硒和多糖都有抗癌功
能。肉片鲜蘑以瘦猪肉和鲜
蘑为原料，具有很好的滋养
保健和防癌、抗癌功能。

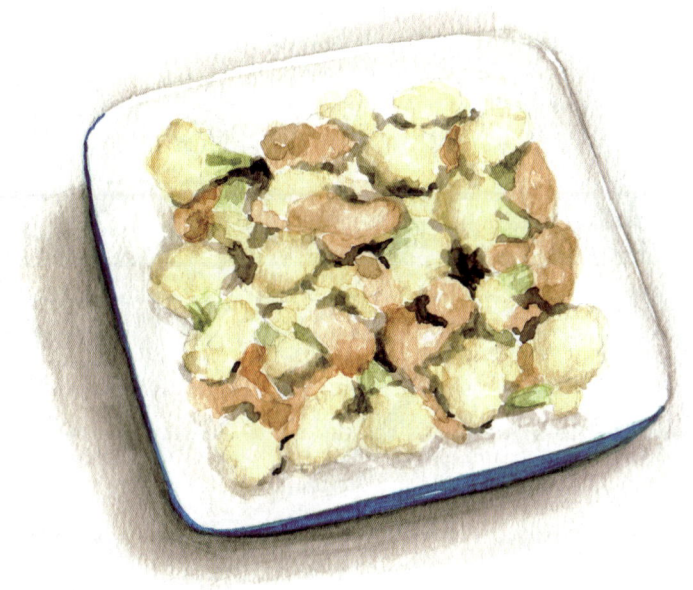

花菜肉片

材料 猪肉（瘦）100克，菜花300克，黄
酒、盐、淀粉、熟食用油各适量。

做法

1 肉片用淀粉、黄酒、盐拌匀。

2 花菜切成小朵，用开水泡后，加入熟食用
油，与肉片拌匀。

3 装入盘内，放锅中隔水加盖高火蒸5分钟，
中途搅拌一次即可。

点评

花菜中含有抗氧化防
癌的微量元素，长期食
用可以减少乳腺癌、直
肠癌及胃癌等癌症的发
病概率。据美国癌症协
会的报道，在众多的蔬
菜中，花菜、大白菜是
抗癌效果最好的蔬菜。
花菜煮太烂会影响花菜
的抗癌效果。

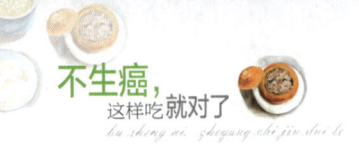
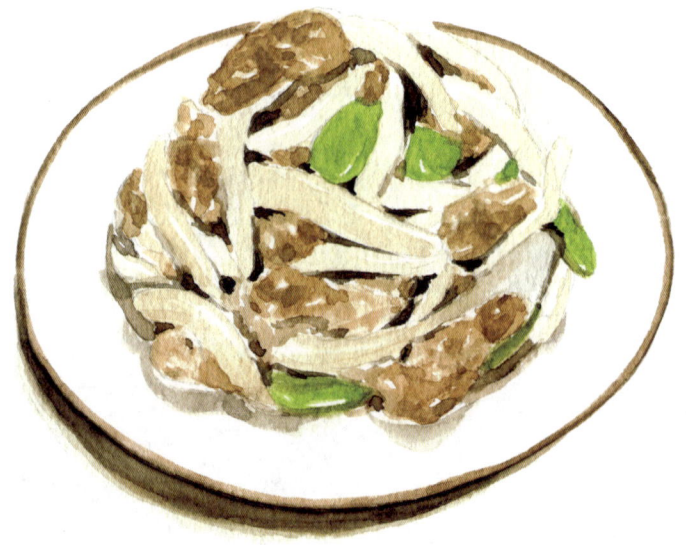

🌱 里脊肉片炒平菇

材料　平菇400克，猪里脊肉100克，辣椒（青、尖）50克，鸡
　　　蛋清40克，盐、酱油、蒜、淀粉、熟食用油各适量。

做法

1　平菇削去根部的泥土，洗净切小块。

2　猪里脊肉洗净切片。

3　青辣椒洗净，切片。蒜瓣切片。

4　猪里脊肉片放入碗内，加入鸡蛋清、淀粉拌匀上浆。

5　炒锅置旺火，注入食用油，待油烧至三成热，将猪里
　　脊肉片放入锅内，用筷子拨动滑熟，捞起沥油。

6　炒锅内留底油，先将蒜片放入微煸，再放入青辣椒片
　　炒熟，然后放入平菇块、猪里脊肉片、盐、酱油煸炒
　　入味，用淀粉勾芡，浇入少许熟食用油推匀即成。

点评

　　平菇含有抗肿瘤细胞的硒、多糖体等物质，对肿瘤细胞有很强的抑制作用，且具有提高免疫力作用。平菇含有的多种维生素及矿物质可以改善人体新陈代谢、增强体质、调节免疫力。

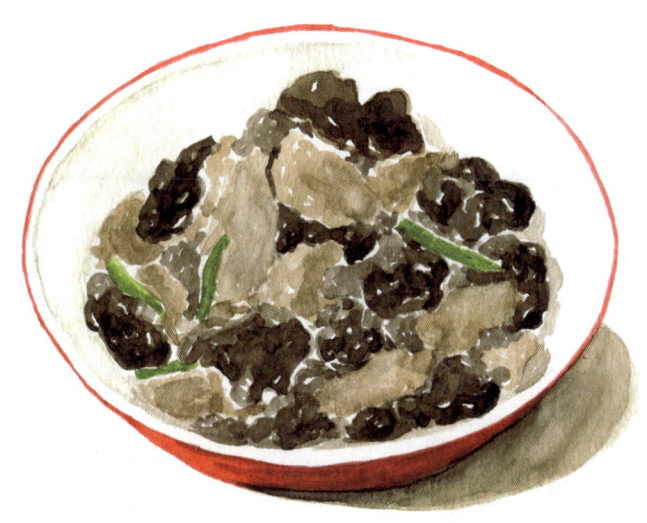

🌱 黑木耳炒肉片

材料   猪肉（瘦）250克，黑木耳（干）25克，葱、
          姜、黄酒、盐、香油、食用油各适量。

做法

1   将黑木耳用冷水泡发，拣杂后撕朵，分开，清洗干净。

2   猪肉洗净后切成肉片。

3   葱切末、姜切丝。

4   淀粉等调料和成浆，与肉片混和均匀腌渍入味。

5   锅内放食用油烧热，把肉片下锅炒几下。

6   加黄酒、葱末、姜丝、盐，再煸炒至稍熟铲起。

7   锅留底油，用旺火翻炒黑木耳。

8   炒至黑木耳亮滑透香时，把肉片倒回炒锅。

9   随即加入香油各适量，拌和均匀即成。

点评

黑木耳是一种质优味美的胶质食用菌和药用菌，也是我国著名的特产。其所含成分具有抗肿瘤活性，对多种癌症有一定的防治效果。再配伍有补益作用的瘦肉，可用于预防癌症和辅助食疗。

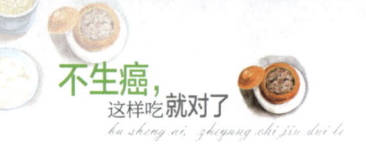

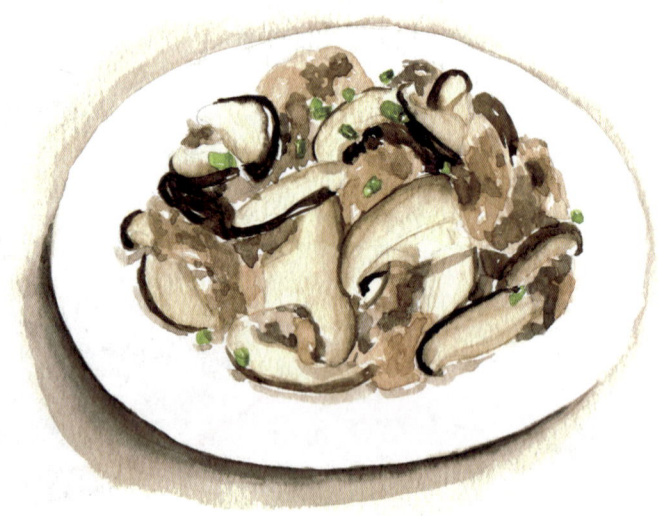

香菇炒肉片

材料　香菇（鲜）300克，猪肋条肉（五花肉）150克，
　　　盐、胡椒粉、淀粉、酱油、食用油、水各适量。

做法

1　香菇切片。
2　猪肉切片用盐，胡椒粉，淀粉，酱油拌
　好。
3　待锅内油热放入猪肉片炒变色，盛起。
4　再放入香菇、加盐、酱油、少量的水，
　炖煮片刻。
5　将熟的时候放入肉片，翻炒均匀，加胡
　椒粉，起锅。

点评

　　香菇中的双链核糖核
酸能使机体增加免疫细胞
的活力。香菇炒肉片和上
面的黑木耳炒肉片都是笔
者餐桌上不可或缺的家常
菜式，还是可以外传的家
传菜式，平均每周都会吃
上几次。

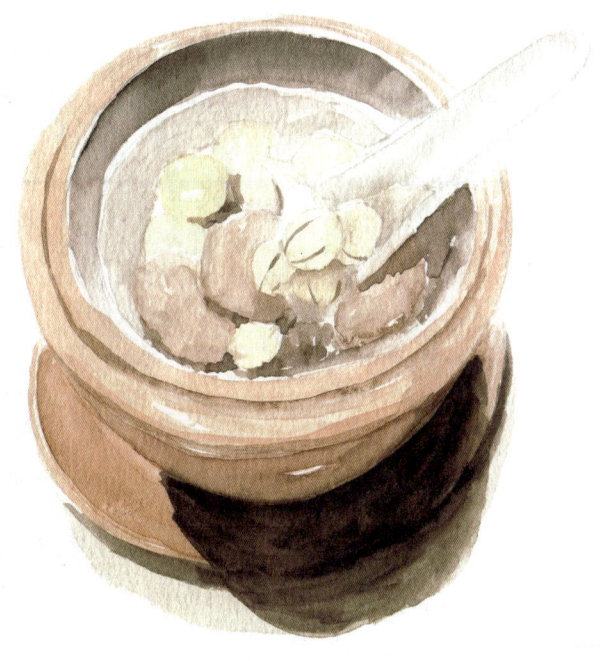

百合贝母煲猪肉

材料　干百合50克，川贝母9克，猪肉60克，盐2克、水适量。

做法

1　将干百合、川贝母与猪肉一起放入炖锅内加水煲至熟。
2　加盐调味即可。

点评

百合贝母煲猪肉具有预防肺癌、鼻咽癌等肿瘤的作用，也适用于肺癌、鼻咽癌的辅助食疗。不过由于近年来川贝母价格飞涨，吃不起！笔者家传的百合贝母煲猪肉汤也与时俱变，演变成为"百合煲猪肉汤"，加上白木耳、莲子、薏米也不错。因为笔者不管自家吃用还是临床用药，都是"只用对的，不用贵的"。

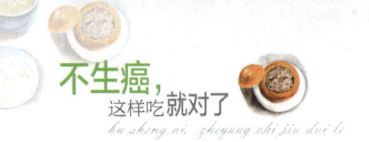

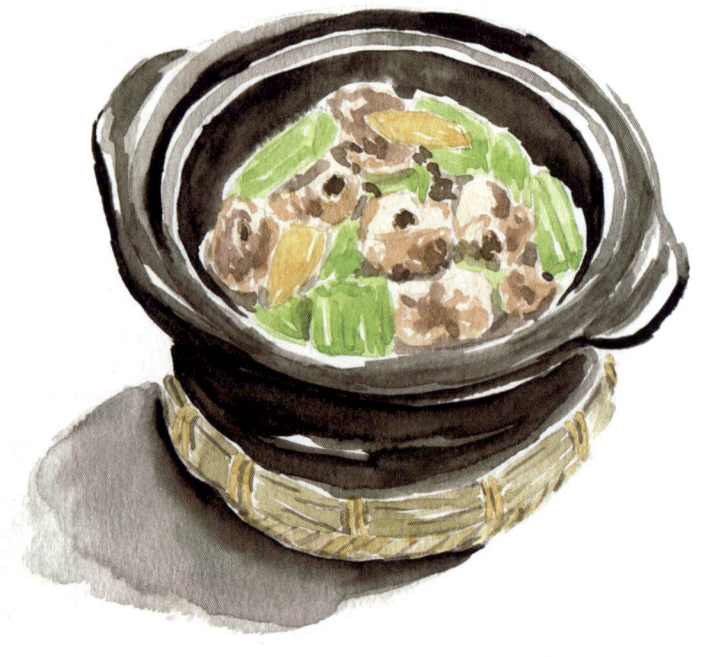

凉瓜煲排骨

材料　猪排骨200克，苦瓜400克，姜片、盐各适量。

做法

1　猪排骨切开，再剁成寸段，然后洗净。

2　凉瓜（苦瓜）洗净切开，除去内瓤，再切成
　　寸段。

3　在锅内放水烧开，把洗好的排骨焯一下水。

4　焯好的排骨及姜片放入砂煲内，加入水，放
　　在火上用大火烧开，撇去浮沫，盖好盖，再
　　用小火煲2小时左右，放入凉瓜段盖好盖，继
　　续用小火煲30分钟左右，至排骨熟烂时，放
　　盐调好口味即成。

点评

　　凉瓜中所含的苦瓜蛋白对防治癌症很有效。凉瓜煲排骨是笔者家常菜式中的主要肉菜之一，也属于保留节目，平均一个月能吃上一回的那种菜式。凉瓜和排骨的功效作用上面已经提到过，就不细表了。

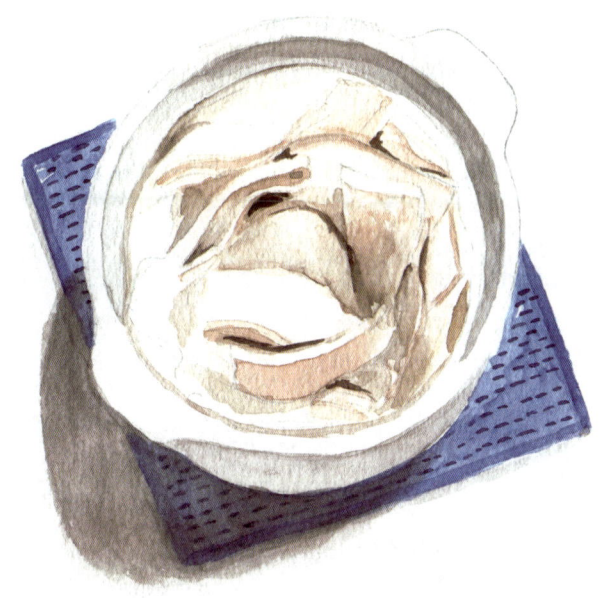

 # 胡椒猪肚

材料　猪肚一个，白胡椒15克，盐10克。

做法

1　将白胡椒洗净并研碎。

2　猪肚以粗盐擦洗干净，然后在开水中煮10
　　分钟捞起，并用冷水洗净。

3　把研碎的白胡椒放入猪肚，并在其中加入
　　少许清水，将猪肚扎紧。

4　将猪肚放入锅中，倒入适量清水，以大火
　　煮沸。

5　转用小火煮2～3小时，按喜好加入各适量
　　调味品即可。

6　猪肚应待煮熟后食用之前再放盐，否则猪
　　肚会变硬。

点评

　　胡椒猪肚通络散结消肿，可治疗脾胃虚寒，预防胃癌，也可用于胃癌患者作食用辅助食疗。可温胃健脾、降逆止呕。

　　"以形补形"，猪肚能强健脾胃，增强消化吸收功能。

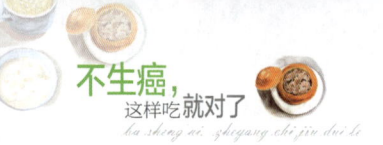
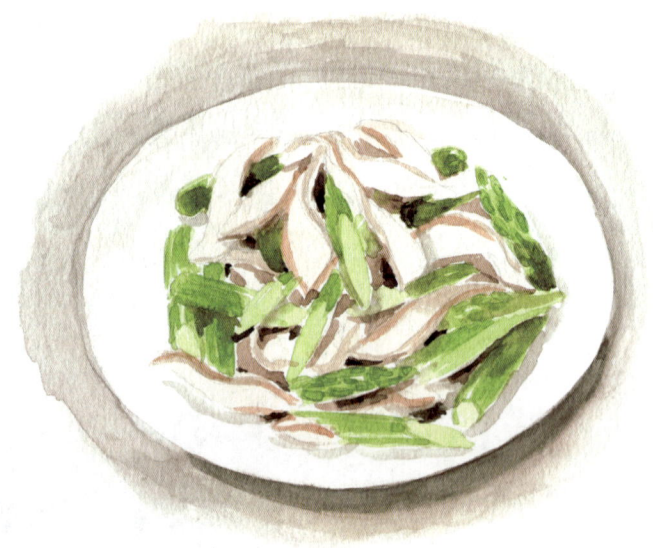

芦笋炒肚丝

材料　芦笋250g，卤猪肚、青椒、葱、姜、蒜、食用油、盐各适量。

做法

1　芦笋削去老根和老皮，洗净。

2　再切成斜片。

3　买的现成的卤猪肚切成粗丝。

4　姜切丝、葱切段、蒜切片、青椒切块待用。

5　锅置火上加入食用油，油温8成热时放入姜丝、葱段、蒜片炸香。

6　然后放入芦笋片翻炒均匀。

7　当芦笋变色后放入盐翻匀。

8　再放入猪肚翻炒均匀。

9　翻炒3~5分钟即可放入青椒翻炒30秒即可出锅。

点评

　　根据芦笋嫩茎的颜色，芦笋可以分为紫芦笋、绿芦笋、白芦笋，营养含量也有所不同。芦笋含有多种抗癌营养成分，芦笋富含一种能有效抑制癌细胞生长的组织蛋白，芦笋中大量的叶酸，核酸，硒和门冬酰胺酶，能很好地抑制癌细胞生长，并防止癌细胞的扩散。

　　实验证明芦笋提取物能促使癌细胞DNA双链断裂，这就使芦笋抗癌具有了科学家最希望的选择性，既可以直接杀灭癌细胞，对正常细胞又没有副作用。所以，芦笋能够防癌抗癌是中医和西医的共识，但需要注意的是使用芦笋作为辅助食疗肿瘤时，应保证经常食用才较为有效。

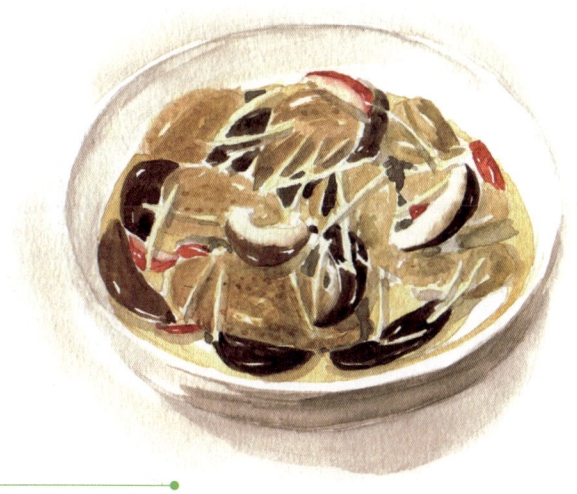

 # 冬菇蒸鸡中翅

材料 鸡中翅9个，干香菇16朵，干大红枣4颗，盐、料酒、生抽、淀粉、姜各适量。

做法

1 鸡中翅用水泡半个小时左右，中途换水1次，泡净血水，干香菇、红枣用温水泡发。

2 将泡洗好的鸡中翅沥净水分，加少许盐、料酒，淀粉抓匀略腌渍入味，约20分钟即可。

3 将泡发好的香菇摆入盘中。

4 红枣剪成细条也摆入盘中。

5 姜切成细丝备用。

6 将姜丝与鸡中翅也摆入盘中。

7 加入生抽，充分抓匀然后再摆好。

8 蒸锅上气后，放入鸡中翅，盖盖大火蒸5～10分钟，然后转中火10～20分钟。

9 看到鸡中翅熟烂关火再焖两分钟开盖食用。

点评

冬菇是广东人对干香菇的叫法，包括花菇、厚菇、薄菇等，并不是特指香气横溢的香菇。冬菇含有丰富的蛋白质和多种人体必需的微量元素，是防治感冒、降低胆固醇、防治肝硬化和具有抗癌作用的保健食品。冬菇香气横溢，烹、煮、炸、炒皆宜，荤素佐配均能成为佳肴。

本菜肴用鸡肉也可以，但鸡中翅皮薄肉嫩、大小均匀，容易同步蒸熟。如果不喜欢红枣，可不放，也可根据自己的喜好，放点黑木耳及辣椒等其他调味品。冬菇蒸鸡务必选用干香菇，如用新鲜香菇则味道要相差很远。注意锅中加足水以免干锅。

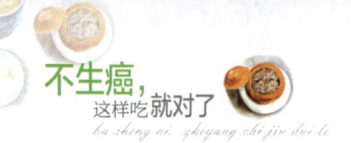
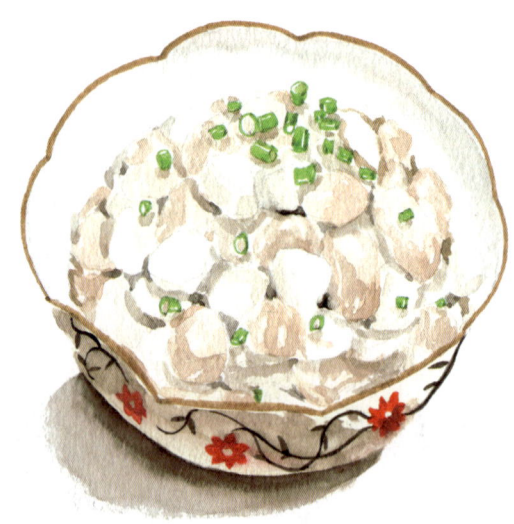

🌀 荸荠滑炒鸡丁

材料 鸡500克，荸荠100克，鸡蛋清50克，盐、葱、姜、蒜、料酒、淀粉、水、食用油各适量。

做法

1　将鸡肉从鸡骨头上用刀剔下来，尽量使肉块大一些。

2　将剔下的鸡肉切成约1.5厘米的斜丁。

3　葱、姜均切片，蒜顺其心的长向切成片。

4　荸荠切成丁。

5　将鸡丁放入碗内，加入盐，料酒，鸡蛋清，淀粉，拌匀上浆、腌渍入味。

6　将葱、蒜放入另一碗中，加入料酒，盐和水约25克，淀粉1克，调成芡汁。

7　炒锅上火，加入油，烧热后放入鸡丁煸炒，约八成熟后加入荸荠同炒，翻炒均匀，至鸡丁熟。

8　将芡汁迅速倒入锅中翻炒，使芡汁均匀挂在原料上，即可装盘。

点评

　　荸荠又名马蹄，营养丰富，英国的研究发现荸荠含有"荸荠英"，这种物质对金黄色葡萄球菌、大肠杆菌、产气杆菌及绿脓杆菌均有一定的抑制作用，还有降低血压、防治癌肿的作用。

212

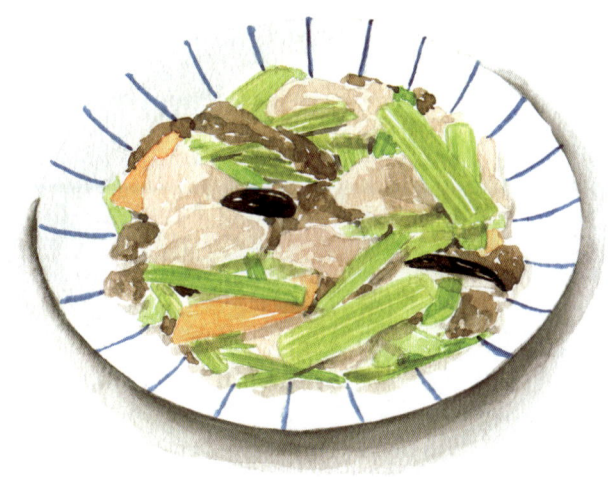

 # 西芹鸡牛柳

材料　西芹150克，胡萝卜片50克，香菇（干）30克，牛里脊肉75克，鸡肉75克，
　　　姜、葱、蒜、盐、苏打粉、糖、料酒、生粉水、食用油各适量。

做法

1　鸡肉、牛里脊肉、胡萝卜，分别切成5厘米长的细丝。

2　西芹切段，剥开去粗筋。

3　香菇泡软去蒂，切丝。

4　姜切丝。

5　葱切成小段。

6　蒜也切成薄片。

7　鸡肉、牛里脊肉加盐、苏打粉一起腌渍半小时，备用。

8　锅中倒入油烧热，放鸡肉、牛里脊肉炒至八分熟捞出。

9　烧开3杯清水，放入鸡肉、牛里脊肉、西芹、胡萝卜片、
　　盐、糖，以大火煮约2分钟后捞出。

10　烧热油，加香菇丝、姜、葱、蒜片炒匀后，倒进鸡肉、
　　　牛里脊肉、西芹、胡萝卜片一起翻炒。起锅前浇下料酒
　　　和生粉水勾芡，炒匀即可盛于盘中。

点评

这道菜肉似乎多了点，不妨将鸡肉和牛里脊肉二选一，分别炒，就成为西芹炒鸡肉和西芹炒牛里脊肉两道菜了。

213

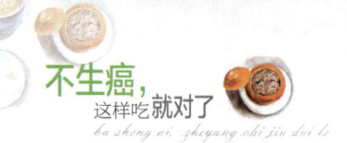

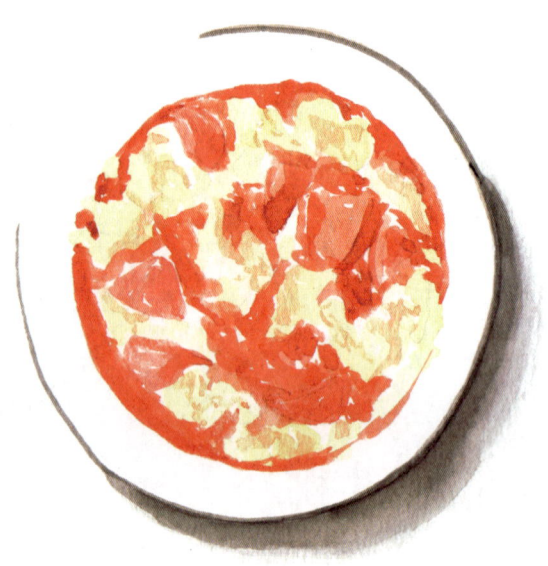

西红柿炒蛋

材料　西红柿2个，鸡蛋2个，食用油、
盐、糖各适量。

做法

1　西红柿两个洗净。

2　切成块。

3　鸡蛋2个打散，热锅下油，渐入
鸡蛋翻炒熟。

4　放入切好的西红柿翻炒。

5　待西红柿析出很多汤汁时，调
入盐和糖出锅即可。

点评

西红柿位居各种蔬菜、水果
防癌抗癌榜前列。西红柿炒鸡蛋
很普通，但各家各户的做法好像
均不一样，所以口味也都各不相
同。糖可以中和西红柿的酸味，
加入会让菜的味道变得更好。如
果不喜欢吃西红柿皮，可以先将
西红柿划几刀入沸水烫一下剥掉
皮之后再炒制。西红柿一定要选
择无棱无角的，据说这样的西红
柿没有使用激素。

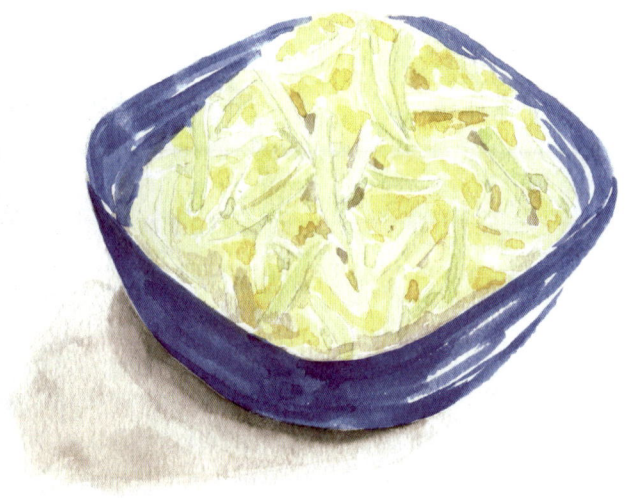

韭黄炒蛋

材料 韭黄150克，鸡蛋3个，食用油，香油、盐、胡椒粉各适量。

做法

1 韭黄择洗干净，切成段。

2 鸡蛋磕入碗内，加少许盐、香油搅拌均匀。

3 炒锅注油烧热，放入韭黄段，少许盐炒至半熟，出锅控水，放入蛋液内搅拌均匀。

4 炒锅注油烧热，倒入韭黄蛋液，小火炒熟即可。

点评

鸡蛋含有丰富的优质蛋白质、脂肪、维生素和铁、钙、钾等人体所需要的矿物质，并富含卵磷脂、卵黄素，对肝脏组织和对神经系统损伤有修复作用。韭黄含有多种矿物质，是营养丰富的蔬菜，对人体免疫力有益处。韭黄含有大量膳食纤维，可促进排便、防癌抗癌。

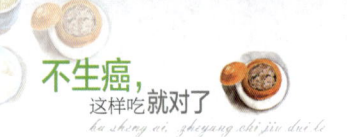

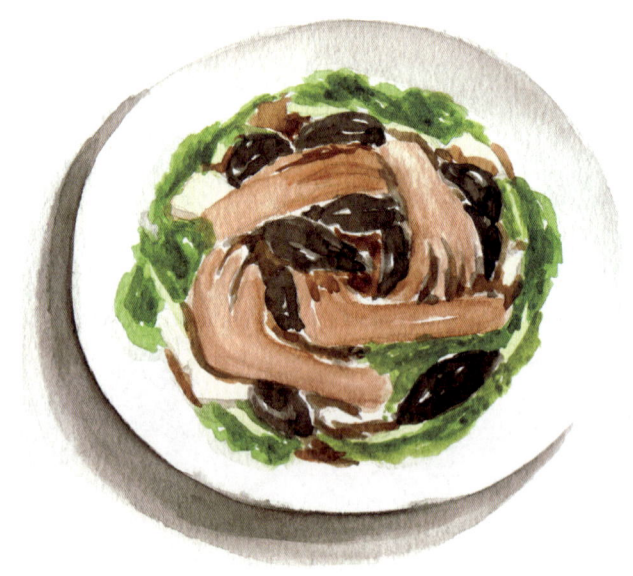

🌱 竹荪扒鸭掌

材料 竹荪（干）20克，鸭掌120克，香菇（鲜）50克，芥菜50克，水淀粉、盐、料酒、上汤、麻油、蚝油、胡椒粉、老抽、食用油各适量。

做法

1 将湿竹荪切成日字形。

2 香菇洗净切块。

3 用清水将竹荪、菇块煮过。

4 再用高汤、精盐、绍酒将竹荪、菇块、芥菜煨过。

5 倒入漏勺里，滤去水分。

6 将鸭掌煮过，倒入漏勺里，沥干水分。

7 武火烧锅下油，加入料酒，放入上汤、竹荪、鸭掌、菇块、芥菜。

8 调入蚝油、老抽、麻油、胡椒粉，最后调入水淀粉拌匀，加尾油上碟。

点评

竹荪营养丰富，香味浓郁，滋味鲜美，自古就列为"草八珍"之一。干品烹制前应先用淡盐水泡发，并剪去菌盖头（封闭的一端），否则会有怪味。竹荪具有很高的药用价值。子实体中含有多种酶和高分子多糖，其多糖为异多糖，可增强肌体对肿瘤细胞的抵抗力，因此，具有良好的防癌、抗癌作用。竹荪性味寒凉，脾胃虚寒、腹泻者不宜多食。

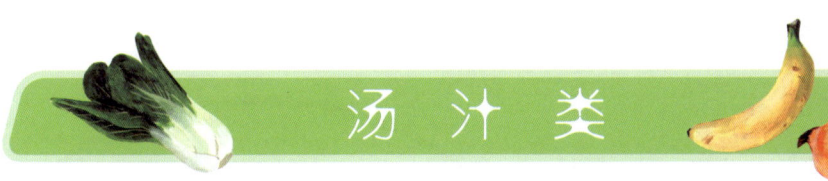

汤 汁 类

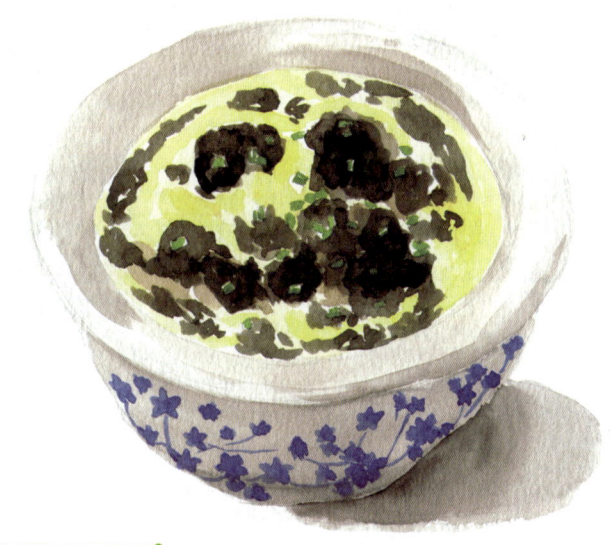

 # 紫菜鸡蛋汤

材料　鸡蛋2个，紫菜（干）30克，清水1000克，
　　　盐、香油、葱花各适量。

做法

1　紫菜发好洗净，鸡蛋磕入碗中，充分
　　打匀。

2　汤锅置火上，倒入1000克清水，煮开
　　后将鸡蛋均匀地倒入锅内。

3　开锅放入紫菜煮片刻，加入适量盐、
　　淋上香油，撒上葱花即可盛出。

点评

　　简单易做的家常汤式，看似清淡，实质营养。紫菜含有丰富的营养成分，含碘量很高，可用于治疗因缺碘引起的甲状腺肿大和甲状腺结节。紫菜有软坚散结功效，对肿瘤有消散功效。对碘有禁忌者忌吃。

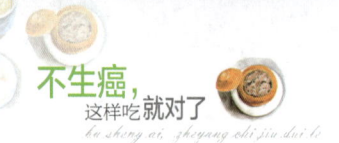

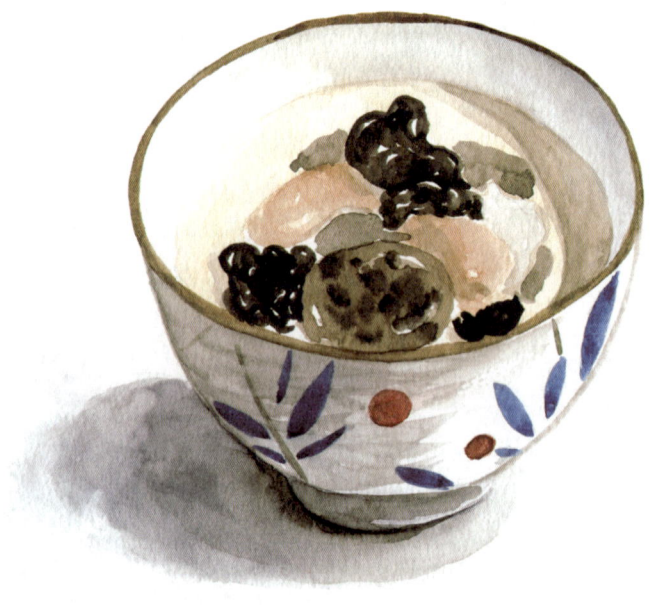

冬菇木耳瘦肉汤

材料　猪瘦肉150克，香菇（干）30克，木耳（干）15
　　　克，银耳（干）15克，盐、味精、清水适量。

做法

1　将冬菇浸软，洗净，剪去菇脚。
2　木耳、银耳浸软，洗净，除去蒂部杂
　　质。
3　猪瘦肉洗净，切块，用开水焯过。
4　把全部用料一齐放入锅内，加清水适
　　量，武火煮沸后，文火煮1小时，放入
　　盐调味即可，随量饮汤食肉。

点评

　　香菇、木耳和银耳均
为防癌抗癌排行榜上名列
前排的佳品，合而为冬菇
木耳瘦肉汤，三剑合一，
实至名归。

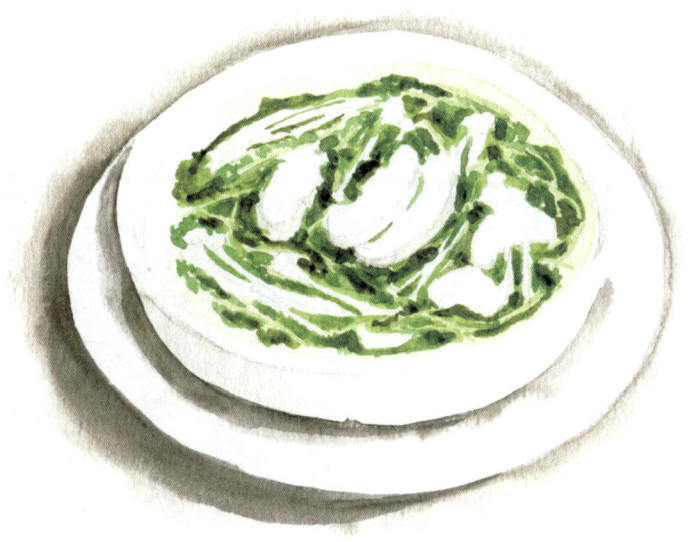

豆苗蘑菇汤

材料 豆苗100克，口蘑50克，金针菇50克，
盐、鸡精、香油、姜各适量。

做法

1 将口蘑泡发洗净，金针菇去头部洗净。
2 姜洗净切成片。
3 将豆苗去净泥沙洗净。
4 锅上火放入水及姜片煮开，加入口蘑。
5 水再次烧开后，加入金针菇、豆苗和少许盐。
6 水再开后放入少许鸡精，香油即成。

点评

豆苗又叫豌豆苗，含有极丰富的钙质、B族维生素、维生素C和胡萝卜素，有利尿、止泻、消肿、止痛和助消化等作用，是燥热季节的清凉食品。

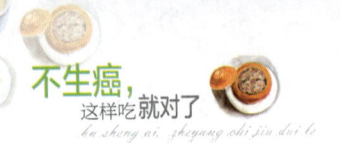

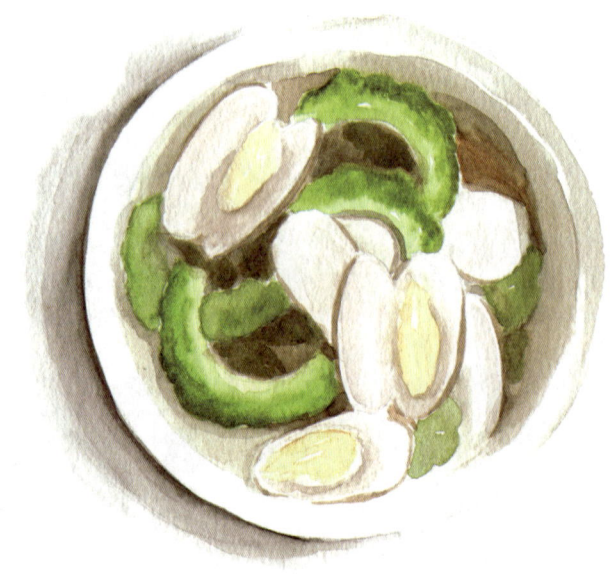

花甲苦瓜汤

材料 苦瓜300克，花甲500克，盐、胡椒粉各适量，芹菜1根。

做法

1 苦瓜去瓤，切成薄片。

2 花甲洗净，沥水。

3 芹菜洗净，切碎。

4 锅里煮水。

5 水煮开后，放入苦瓜。

6 再放花甲入锅煮。

7 煮的时候会有一些白色泡沫，要用汤勺撇去浮沫。

8 煮至花甲开口。

9 放盐、胡椒粉调味。

10 最后放入芹菜碎，关火即可。

点评

鲜活的花甲等海产品做汤味道鲜美，是天然的味精。花甲煮出来的汤很鲜甜，所以不必加任何鸡精味素等调料。而苦瓜清凉下火、防癌抗癌，花甲苦瓜汤苦甘而又有清甜的味道。注意花甲会有沙，所以买回来后可以用清水养些时间。

小贴士

将辣椒放到养花甲的水里，花甲就会将沙吐出。

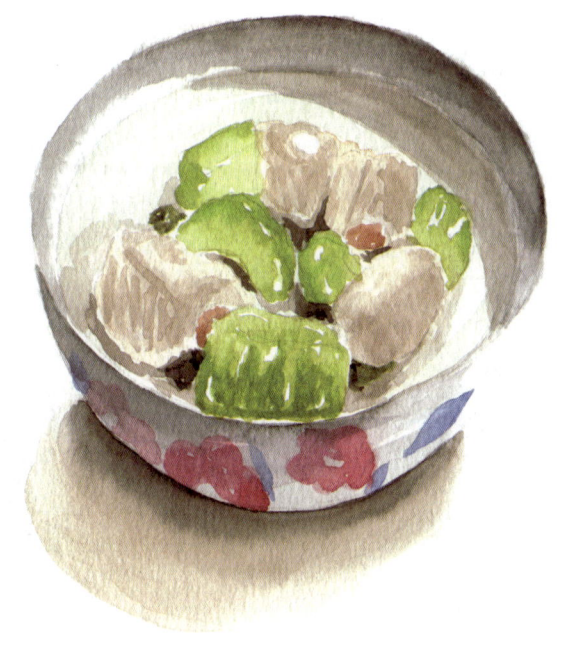

 # 苦瓜排骨汤

材料 猪排骨（大排）500克，苦瓜250克，酒、大葱、姜、香油、酱油、冰糖各适量。

做法

1 猪排骨飞水，去浮沫。

2 砂锅内放水，生姜，放入猪排骨熬到水沸腾。

3 汤内滴上几滴酒，大火转小火煲1个小时左右。

4 放入苦瓜，先大火煮沸腾，再转小火煲15分钟。

5 随个人口味加入大葱、姜、香油、酱油、冰糖调料，调味后即可上桌食用。

点评

苦瓜不能煮太久，否则会变黄，而且没有清香味。苦瓜蛋白具有防癌抗癌作用。苦瓜中的苦瓜苷和苦味素能增进食欲，健脾开胃。所含的生物碱类物质奎宁，有利尿活血、消炎退热、清心明目的功效。苦瓜排骨适宜家庭夏季食用，是炎炎夏季开胃消食、老幼皆宜的佳肴。

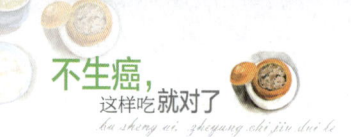

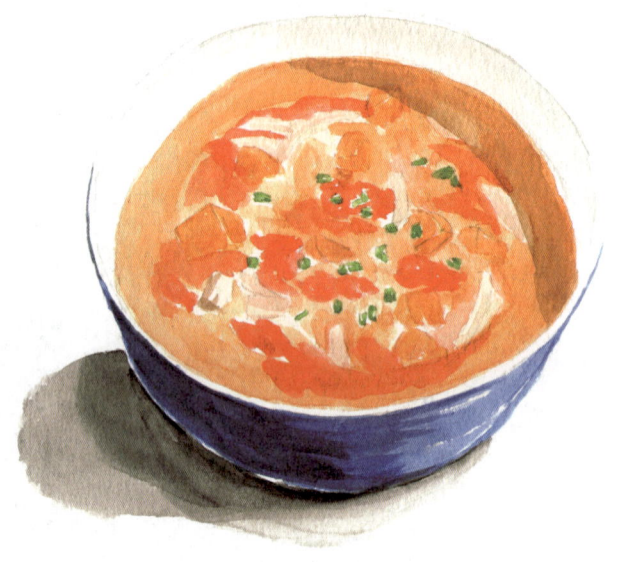

番茄洋葱汤

材料 番茄、胡萝卜、洋葱、大蒜、黄油、水、番茄沙司、盐、小葱碎、黑胡椒碎各适量。

做法

1 把胡萝卜、番茄、洋葱、大蒜切碎。黄油加热。

2 洋葱和蒜碎炒香，放入番茄和胡萝卜。

3 翻炒均匀，加水，盖上盖子，中火烧8分钟左右。

4 加入盐和番茄沙司，撒黑胡椒碎关火、盛出后，撒少许小葱碎。

点评

番茄味甘、酸，性凉，微寒。能清热止渴，养阴，归肝、胃、肺经。具有生津止渴，健胃消食，清热解毒，凉血平肝，补血养血和增进食欲的功效。番茄洋葱汤看上去与西餐的罗宋汤差不多，不过罗宋汤的材料更多更复杂。番茄洋葱汤具有防癌抗癌作用，并治口渴、助消化，好处多多。

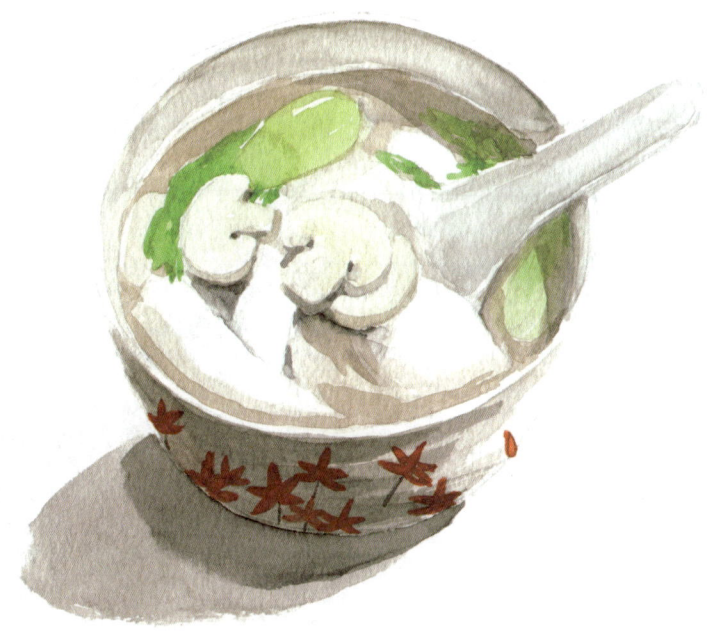

 # 口蘑竹荪汤

材料　竹荪（干）30克，口蘑30克，小白菜20克，
　　　鸡汤500克，盐、香油、味精各适量。

做法

1　竹荪、口蘑洗净，放入清水中浸透。

2　竹荪放入开水锅氽一下，除去异味。

3　捞出竹荪，切成3厘米左右的长段。

4　口蘑切成薄片。

5　鸡汤500克入锅置火上，加盐，用大火烧开。

6　放入氽熟的竹荪、口蘑片和小白菜。

7　烧开后，装入汤碗，加入盐、香油和味精各
　　适量调好味即可。

点评

　　竹荪可提前泡一下，但氽水不可太久，以免损失营养。口蘑竹荪汤色泽分明，清香鲜醇，四季可用，夏季尤宜，可清热泻火、降压镇静，防癌抗癌。

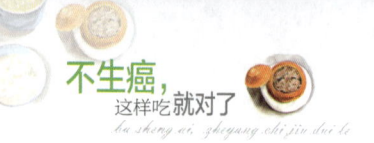

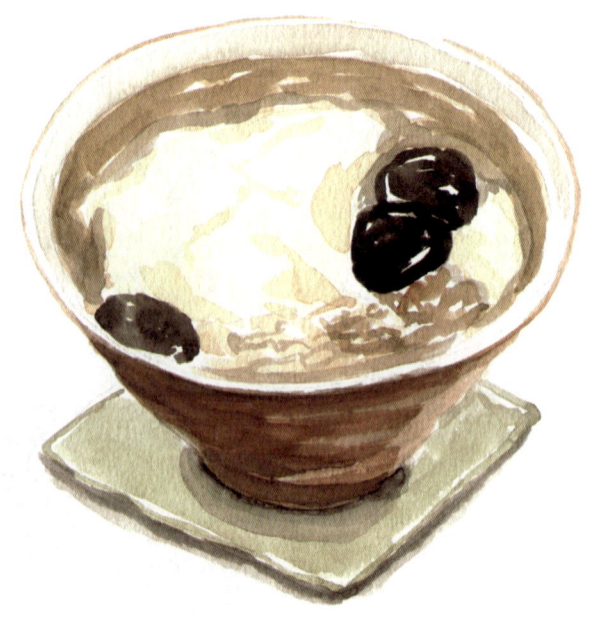

 # 豆花蘑菇银耳汤

材料　豆花300克，蘑菇（鲜蘑）100克，银耳（干）50克，盐、香油、水各适量。

做法

1　蘑菇洗净，削去根部黑污放在碗中备用。

2　银耳用清水泡发后去根，切成小朵放在盘中备用。

3　锅中放入蘑菇、银耳加适量水，中火烧开。

4　倒入豆花再改用小火煮10分钟，至蘑菇熟烂。

5　最后加入适量的盐调味，在上面淋入香油即可。

点评

豆花和银耳属于植物营养品，植物蛋白质含量丰富，豆花蘑菇银耳汤就是抗癌的营养汤。

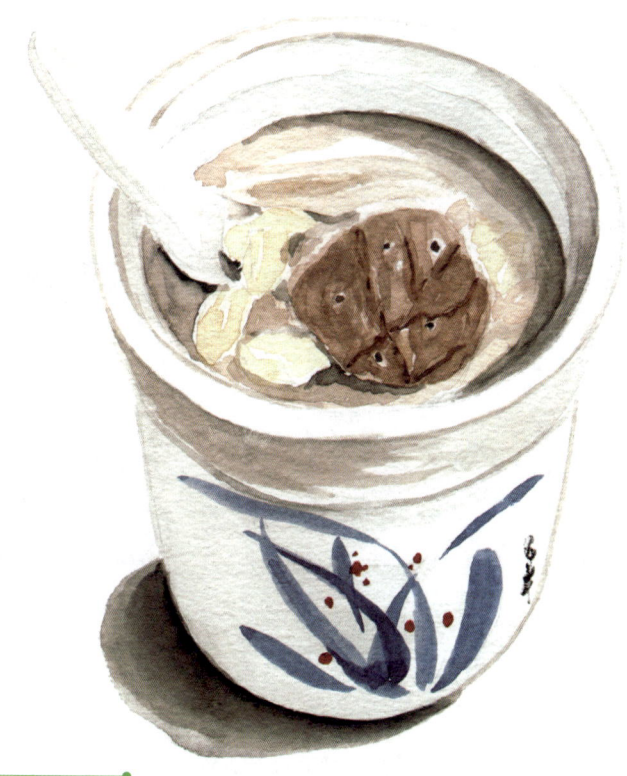

清火猪肺汤

材料　猪肚、猪肺各200克，火腿100克，

百合50克，盐8克，水适量。

做法

1　猪肺、猪肚、百合分别洗净。

2　猪肚切成丝状。

3　猪肺切成块状。

4　猪肺、猪肚与火腿一起倒入锅内，加适量
　　水后，煮至半烂。

5　加入百合，煮至烂熟，加盐调味即可。

点评

百合性寒，是清火、消暑的佳品。现代医学研究证实，百合主要含有可杀死癌细胞的秋水仙碱等多种生物碱，具有防癌抗癌作用。清火猪肺汤补益脾肺，具有防癌作用。也适合肺癌和胃癌等患者作辅助食疗。

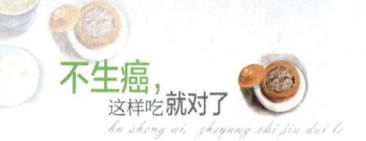
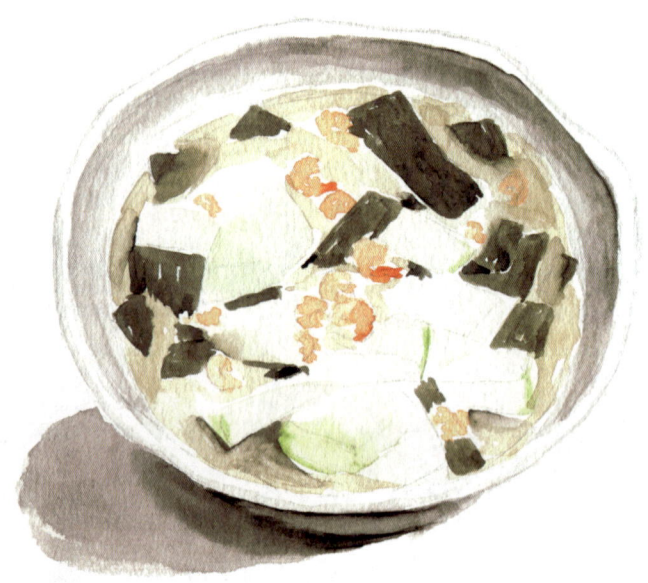

虾米冬瓜海带汤

材料 冬瓜400克，虾米40克，海带（鲜）25克，香菇（鲜）30克，葱段、姜片、料酒、精盐、清水各适量。

做法

1 海带用水浸泡，切块。

2 虾米、香菇分别洗净，用水浸片刻。

3 浸过的水滤净备用。

4 冬瓜去皮切块。

5 将海带、虾米、香菇连浸过的水同放锅内。

6 加适量清水，下葱段、姜片，煮约30分钟。

7 再加入冬瓜同煮至熟，以料酒、精盐调味即成。

点评

虾米冬瓜海带汤以利水轻身的冬瓜为材料，配以虾米、海带、香菇增强温阳利水之功。营养丰富，汤质醇美，适用于阳虚浮肿、脾虚便溏、倦怠嗜睡、头面虚胖者，以及肾虚阳痿、乏力、健忘等症。

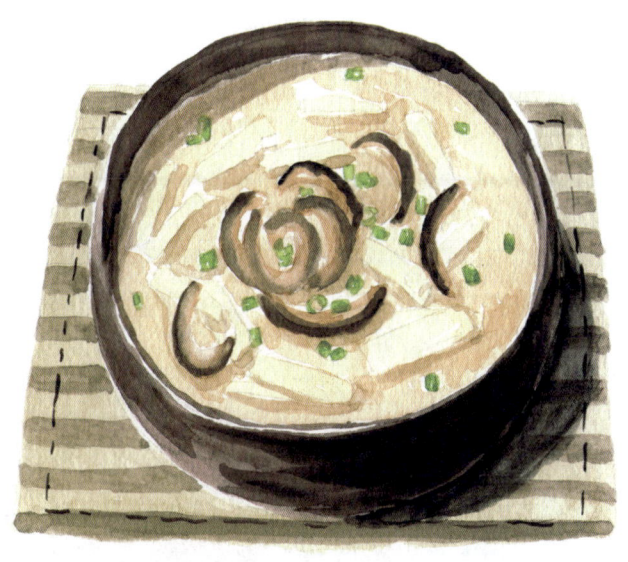

 # 酸辣海参汤

材料　海参（水浸）250克，笋片50克，高汤700克，
　　　白醋、葱丝、姜汁、料酒、香油、盐各适量。

做法

1　海参、笋片冲洗干净，分别切成1厘米见方的小丁。

2　汤锅放在火上，倒入高汤烧开。

3　把海参、笋片放入汤中焯一下捞出。

4　原汤放在火上，先加入白醋、姜汁、料酒、盐、调好味。

5　再放入海参、笋片，烧开后，撇去浮沫。

6　盛入装有葱丝、香油的汤碗中即可。

7　本品需高汤约700克，如果没有高汤可用清水代替。

点评

海参中含有大量海参皂苷，对人体安全无毒，但能抑制肿瘤细胞的生长和转移，可以有效地消除肿瘤，可防癌、抗癌。

227

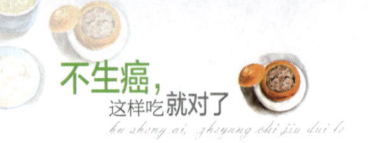
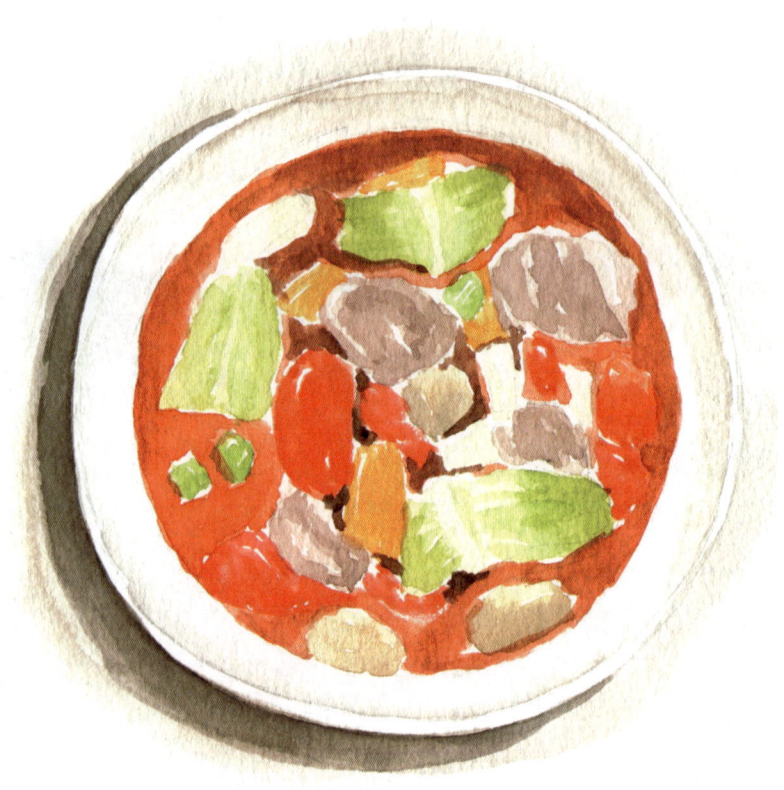

🌱 罗宋汤

材料　卷心菜、胡萝卜、土豆、西红柿、洋葱、西芹、牛肉各适量，番茄酱、
　　　番茄沙司、胡椒粉、奶油、面粉、油、精盐、糖各适量。

做法

1　将牛肉洗净，切成小块。准备一个汤锅，放大半锅水，将牛肉冷水下锅，开大火煮沸，改用小火，用勺子去浮沫，焖制3小时。

2　将蔬菜一一洗净，土豆、胡萝卜、西红柿去皮，卷心菜切一寸长菱形，土豆切滚刀块，胡萝卜切片，西红柿切小块，洋葱切丝，西芹切丁备用。

3　取一口大的炒锅，锅烧热后放入油100克，奶油也放入100克，油烧热后先放入土豆块，煸炒到外面熟，随后放入其他蔬菜，再放入番茄酱和番茄沙司（按汤的量估算尽量多放），放入精盐一勺旺火煸炒一两分钟后趁热将其余材料放入牛肉汤里，继续小火熬制。

4　再将炒锅洗净，擦干，开小火把锅烤干后，把面粉放入锅内，反复炒至面粉发热，颜色微黄就趁热放入汤里，用大汤勺搅匀。再熬制20分钟左右，根据个人口味放盐和糖调好味，放入胡椒粉即可食用。

点评

　　罗宋汤（Russian soup）是西餐厅的例汤，中国的罗宋汤源自俄罗斯，最早传入了我国的上海地区。罗宋汤材料多，制作耗时，出品都熬成了糊状，所以罗宋汤的原材料可以根据各人的口味自主取舍，而网传的罗宋汤做法有数以十种之多。

229

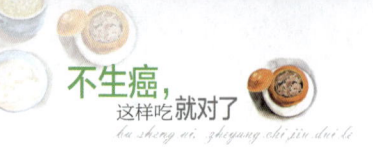

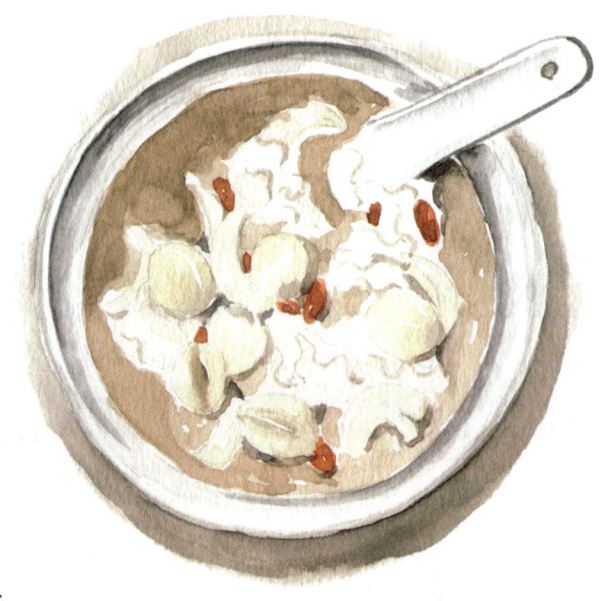

银耳百合莲子羹

材料 银耳（干）20克，莲子150克，鲜百合、枸杞子各适量，冰糖适量。

1 将干银耳放碗中浸泡大约30分钟，去除杂质后撕成小块。

2 鲜百合洗净去老蒂，剥成瓣。

3 莲子去芯与枸杞子洗净备用。

4 锅中放入适量的清水，放入银耳、莲子大火煮开后，改用小火煮半小时。

5 加入枸杞子、鲜百合，并放入冰糖，继续煮半小时。

6 煮至银耳变烂，汤变成浓稠即可。

银耳、百合润肺燥，莲子健脾胃，银耳百合莲子羹性味平和清淡，对肺脾两脏有调理阴阳的作用，一年四季均适合食用。现代研究认为银耳、百合和莲子不仅营养丰富，还具有防癌抗癌作用。放入红枣1~2枚可以中和其凉性。

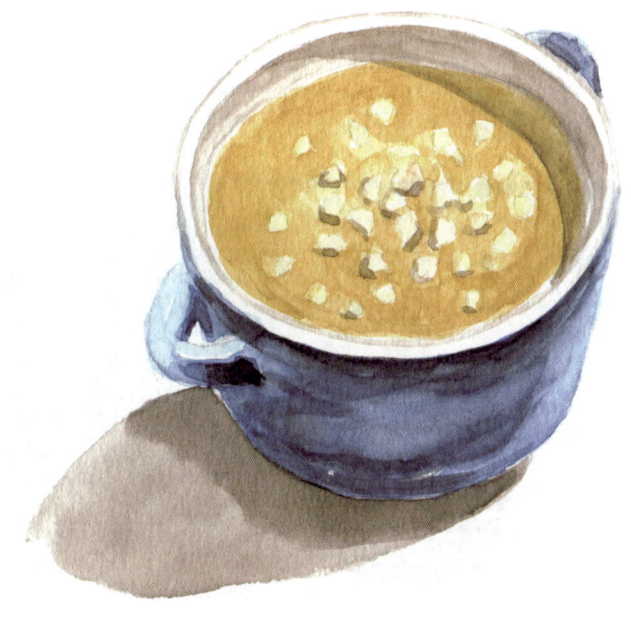

杏仁玉米羹

材料 玉米（鲜）200克，杏仁25克，白砂糖、湿淀粉各适量。

做法

1 锅内加水烧热，放入洗好的杏仁。
2 烧开后再放入玉米用小火煮透。
3 加入白砂糖煮化。
4 用湿淀粉勾芡即可。

点评

　　玉米属于粗粮，健脾理气。而杏仁止咳平喘，润肠通便。杏仁分为甜（南）杏仁和苦（北）杏仁，主要含有蛋白质、脂肪；糖、微量苦杏仁苷，脂肪的组成中主要是油酸和亚油酸。苦杏仁有微毒性（冲泡时需高温热开水冲泡，以去毒性），不可大量、久吃。杏仁玉米羹宜于风邪、肠燥等实证之患。凡阴亏、郁火者，则不宜长期服食。

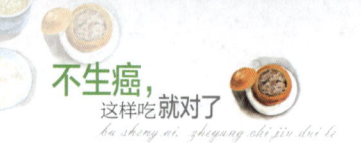
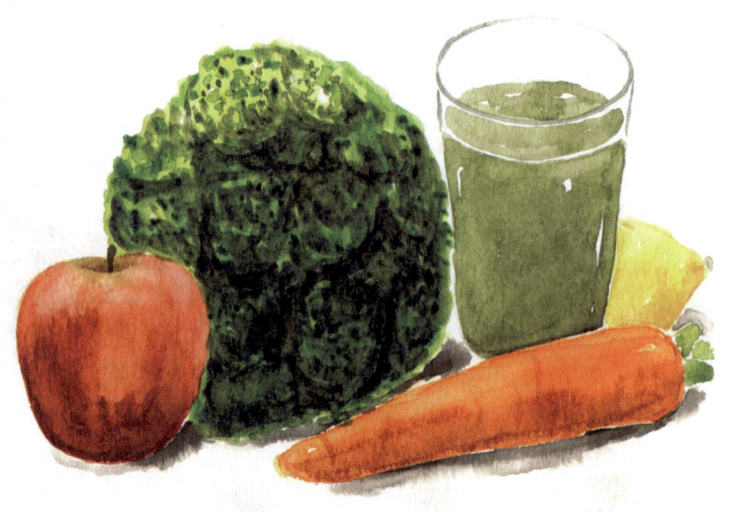

 综合蔬果汁

材料　胡萝卜、西兰花、苹果、柠檬等各适量。

做法

1　胡萝卜洗净，切成小块。

2　苹果洗净后去核去皮，切成小块。

3　柠檬去皮，果肉切块备用。

4　西兰花洗净切小朵。

5　将胡萝卜、苹果、柠檬、西兰花放入榨汁机中榨汁。

6　将榨好的果菜汁倒入杯中，加入凉开水搅匀即可。

点评

综合蔬果汁具有显著的防癌抗癌功效，西兰花含维生素C较多，比大白菜、番茄、芹菜都高，尤其是在防治胃癌、乳腺癌方面效果尤佳。苹果忌与水产品同食，苹果性偏收敛，多吃会导致便秘。

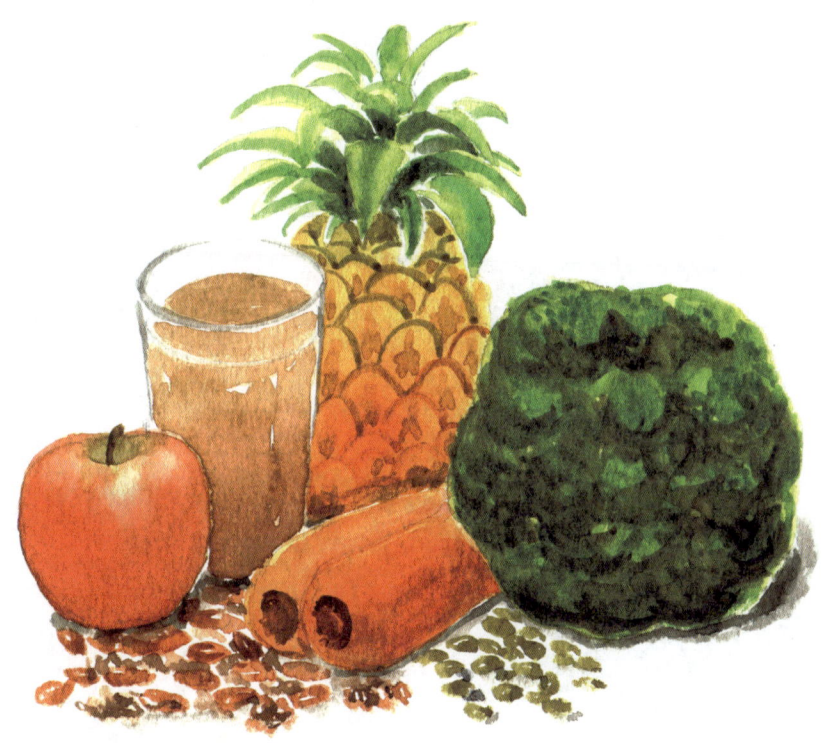

🌱 西兰花蔬果汁

材料　西兰花15克，胡萝卜50克，菠萝200克，苹果1
　　　个，综合坚果1大匙，冷开水400毫升。

做法

将全部材料洗净，一起
放入调理机（家用榨汁
机、豆浆机等）容杯，
打约45秒即可。

点评

　　西兰花含有丰富的黑芥子酶，促进抗癌抗炎
物质萝卜硫素的形成。胡萝卜中所富含的胡萝卜
素能转变成大量的维生素A，维生素A对胃癌、膀
胱癌、结肠癌、乳腺癌等均有明显抑制作用。胡
萝卜中的木质素，也有提高机体抗癌免疫力的功
能。菠萝和苹果也有一定抗癌作用。坚果中含有
大量的蛋白质、矿物质、纤维等，并含大量的维
生素E，因此对抗老抗癌都有帮助。

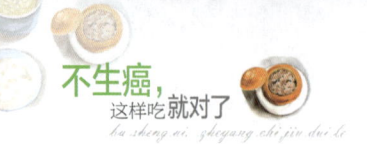
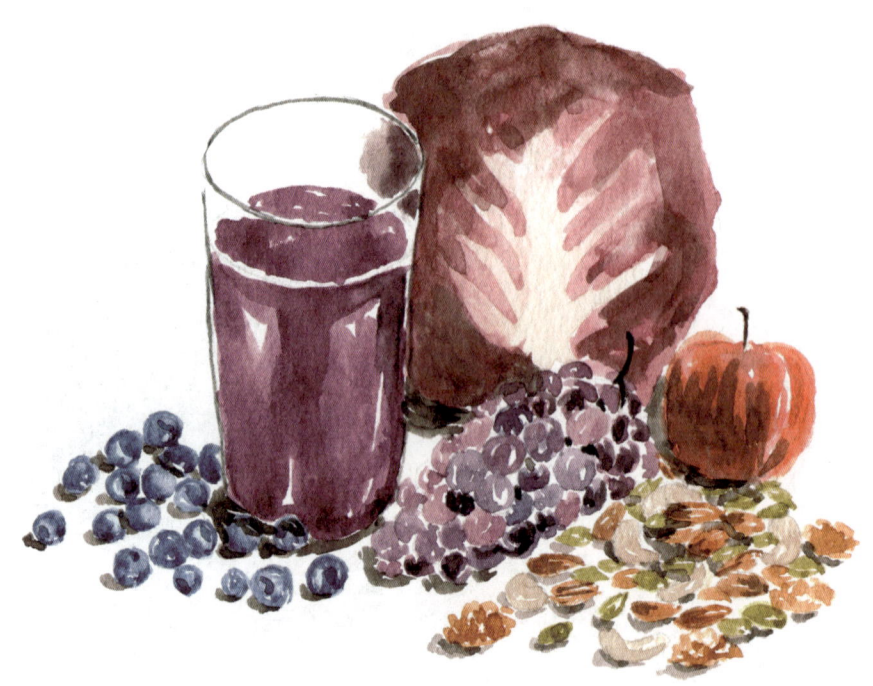

 # 蓝莓葡萄浆

材料　紫甘蓝30克，蓝莓60克，苹果1个，葡萄
　　　150g，综合坚果1大匙，冷开水350毫升。

做法

将全部材料洗净一起放入果汁机容杯，打约45秒即可完成。水量一般加到杯中食材的7~8分满，可以依口感喜好增减。

点评

近来，将生的蔬菜、水果和谷类打汁、打浆，成为养生抗癌的一种时髦饮食。生鲜材料打汁服固然有保留营养的作用，要注意的是其寒凉性味及卫生问题，极易腹泻。上面这组食材多含有花青素，花青素是一种强有力的抗氧化剂，能够保护人体免受自由基的有害物质的损伤，是抗癌的关键。

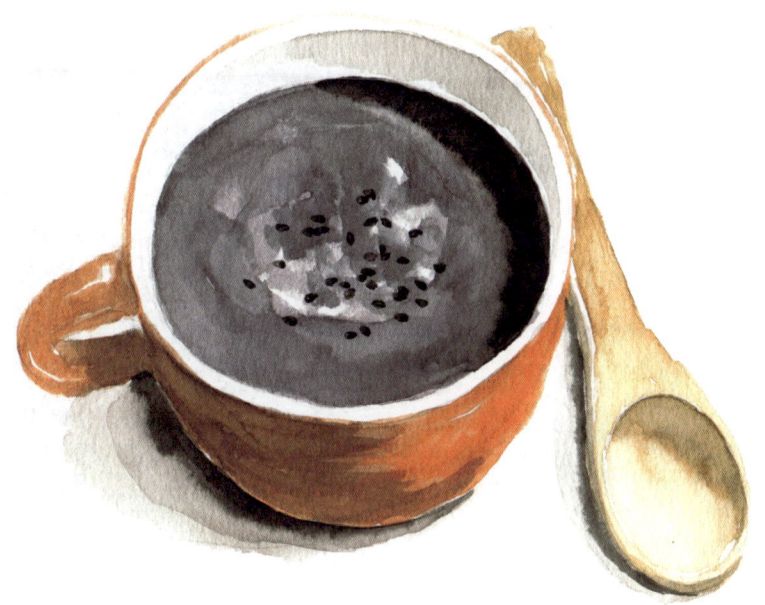

 # 芝麻糙米豆浆

材料 蒸熟黄豆100克，糙米饭25克，熟黑芝麻
一匙，热开水约300毫升。

做法

将全部材料一起放入家用豆浆机
容杯，打约90秒即可。

点评

这组食材的特点偏于"食
补"。黑芝麻药食两用，具有
"补肝肾，滋五脏，益精血，润
肠燥"等功效，黑芝麻还含有丰
富的不饱和脂肪酸、维生素E和
珍贵的芝麻素及黑色素。

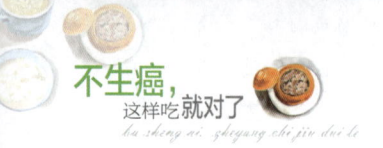

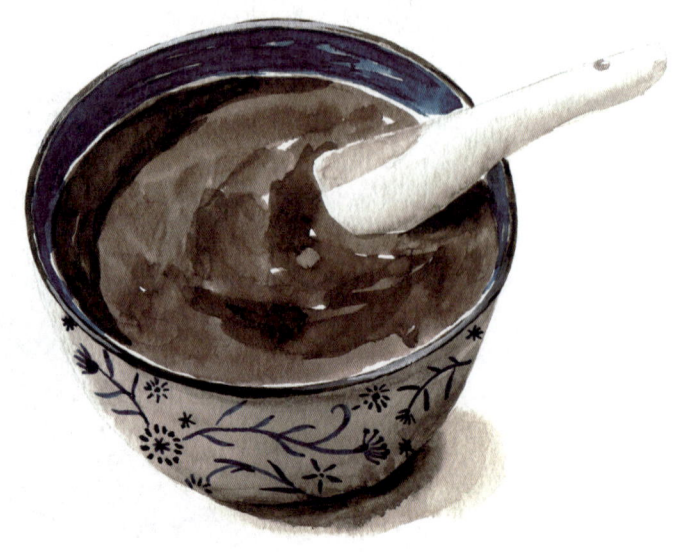

 # 黑豆五谷米浆

材料 蒸熟黑豆100克，五谷饭25克，原色冰糖
10克（可不加），热开水约300毫升。

做法

将全部材料一起放入家用豆浆机，打
约90秒即可完成。若加几颗去核红枣
一起打，不仅增加香甜滋味，也有补
气血的作用。

点评

根据中医理论，豆乃肾
之谷，黑色属水，水走肾，
所以黑豆入肾功能多。要想
增强活力精力，必须重视补
益脾肾。五谷米浆也有补中
益气的效果，所以这个组合
是偏补的。

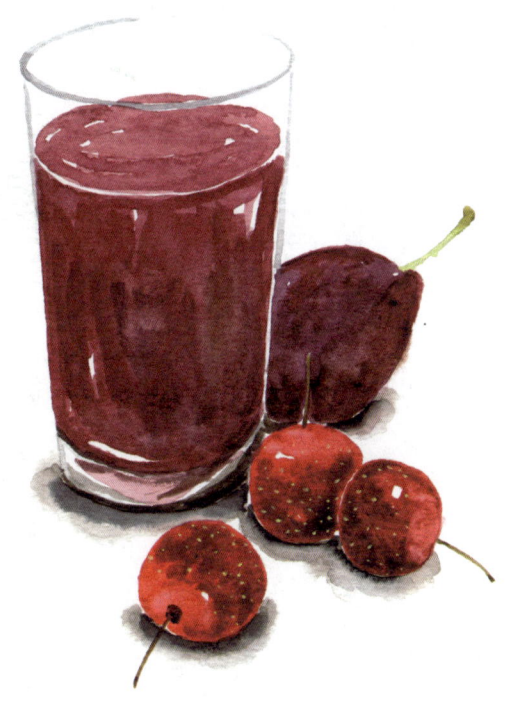

 # 山楂乌梅饮

材料　山楂30克，乌梅15克，冰糖适量。

做法

1　把山楂和乌梅洗净，倒入冷水中，大火煮。

2　等到水沸腾后，转小火。

3　保持微微翻滚的状态30分钟，放入冰糖。

4　等冰糖化了就可以关火啦。

5　喜冷饮者可以将山楂乌梅饮放在冰箱中冷藏后饮用。

点评

　　山楂乌梅饮生津止渴，适合胃阴虚者。临床可以作为鼻咽癌病人的辅助饮料。

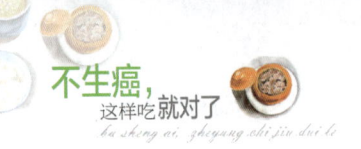

不生癌，
这样吃就对了
bu sheng ai, zhe yang chi jiu dui le

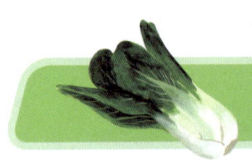 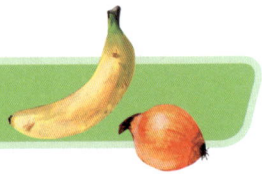

主 食 类

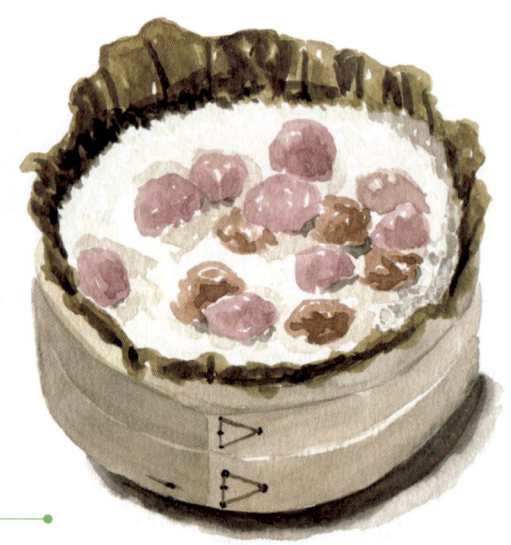

香芋荷叶饭

材料 大米500克，猪肉（肥瘦）300克，芋头200克，荷叶200克，食用油、盐、淀粉、胡椒粉各适量。

做法

1 将大米淘净后放盆内，加入食用油和适量水，上笼用大火蒸熟，取出晾凉。

2 猪肉拌入盐、胡椒粉、剁碎，拌成鲜肉馅备用。

3 芋头去皮蒸熟压成蓉，加入肉馅、盐、食用油、淀粉与米饭拌匀。

4 用荷叶将其包成包袱状，上笼用旺火蒸10分钟后即成。

点评

香芋中磷、铁、钙、糖含量较高。中医认为其味甘平，性凉，可消病散结、益脾胃、调中气，治淋巴肿大。荷叶有清热、益肾、镇静的作用。香芋荷叶饭制作略嫌麻烦，也可以简化香芋饭，一锅蒸熟，以方便制作，常年食用。

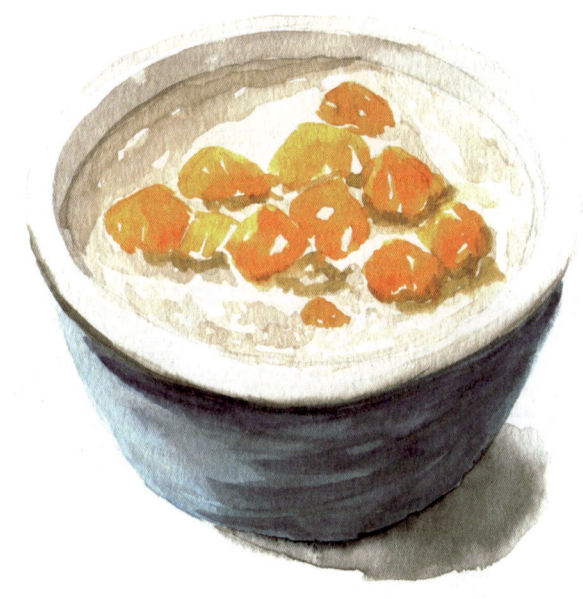

红薯粥

材料　红薯250克，粳米100克，冷水1000毫升，白砂糖适量。

做法

1　将新鲜红薯洗净，去皮切成小块。

2　粳米淘洗干净，用冷水浸泡半小时，捞出沥水。

3　将红薯块和粳米一同放入锅内，加入约1000毫升冷水煮至粥稠，依个人口味酌量加入砂糖，再煮一二沸即可。

点评

红薯是抗癌排行榜上名列前茅的食品，红薯粥具有健脾养胃，益气通乳，适用于维生素A缺乏症，夜盲症，大便带血，便秘，湿热黄疸。

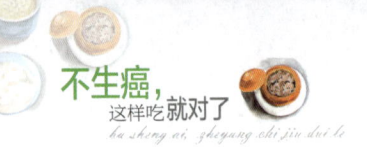
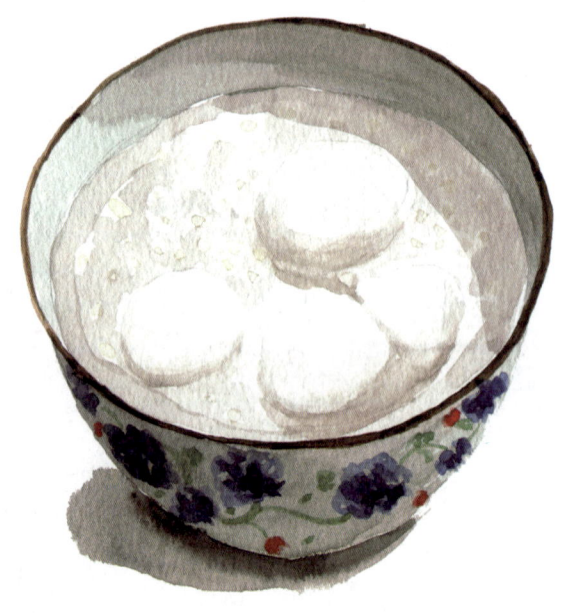

沙葛粥

材料 粳米100克，沙葛200克，白砂糖15克，水适量。

做法

1 将沙葛冲洗干净，撕去外皮，切成丁块。

2 粳米淘洗干净，用冷水浸泡半小时，捞出，沥干水分。

3 取锅加入冷水、粳米、沙葛块，用旺火煮沸后，改用小火煮至粥成，加入白砂糖调味即可。

点评

豆薯（Pachyrhizus erosus）别名芒光、沙葛、凉薯、土瓜、地萝卜，取其地下块根供生食或熟食。沙葛性味寒凉，沙葛粥具有清胃火作用，脾胃虚弱者慎食之。加入枸杞或红枣适量，可中和减缓其寒凉之性。

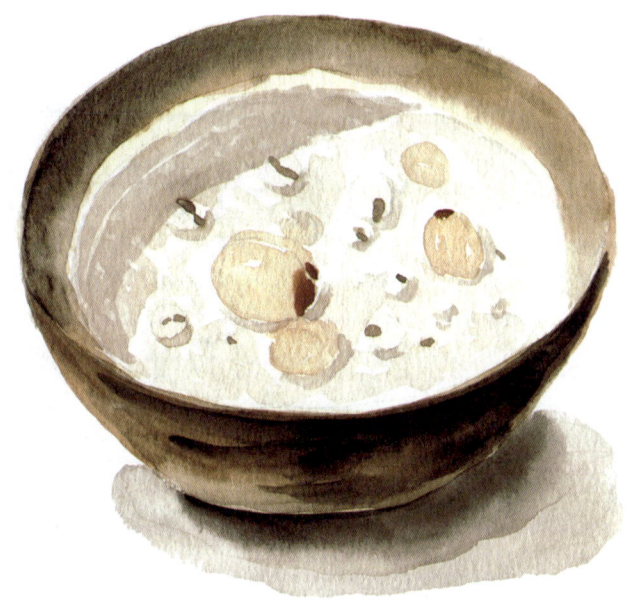

 # 薏苡仁莲子粥

材料　薏苡仁75克，粳米75克，莲子25克，
　　　冰糖50克，水适量。

做法

1　将莲子洗净，泡开，薏苡仁，粳米均淘洗干净。

2　锅内倒入水，放入薏苡仁，粳米，烧沸后用小火煮至半熟，放入莲子，待煮至薏苡仁、粳米开花发黏，莲子熟透时，加入冰糖搅匀，即可食用。

点评

薏苡仁含有自由脂肪酸、棕榈酸、硬脂酸、油酸等，通过改变细胞凋亡的机制来抑制癌症的发展。抗癌药物康莱特注射液就是从薏苡仁中提取的。莲子善于补五脏不足，通利十二经脉气血，使气血畅而不腐，莲子所含氧化黄心树宁碱对鼻咽癌有抑制作用。

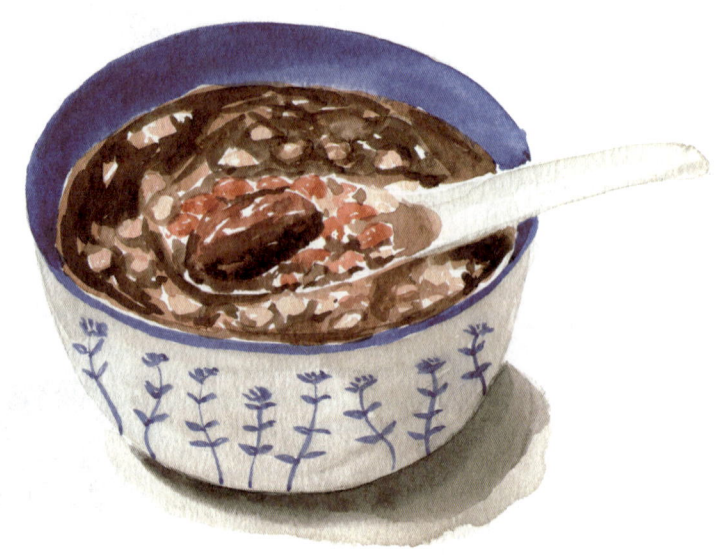

仙枣赤豆粥

材料 薏苡仁100克，赤小豆50克，仙鹤草60克，
枣（干）50克，白砂糖30克，水适量。

做法

1 薏苡仁、赤小豆加温水浸泡半小时。
2 仙鹤草用纱布包好。
3 枣去核备用。
4 取仙鹤草、枣、赤小豆、薏苡仁加水，共
煮成稀粥。
5 加入白砂糖调味即可。

点评

　　赤小豆味甘、酸，性平，能清热解毒、散血消肿。仙鹤草味苦、涩，性平，能解毒消肿、收敛止血。薏苡仁味甘、淡，性微寒，能健脾利湿、消热消痈。佐大枣合煮成粥，有扶正抗癌之功。

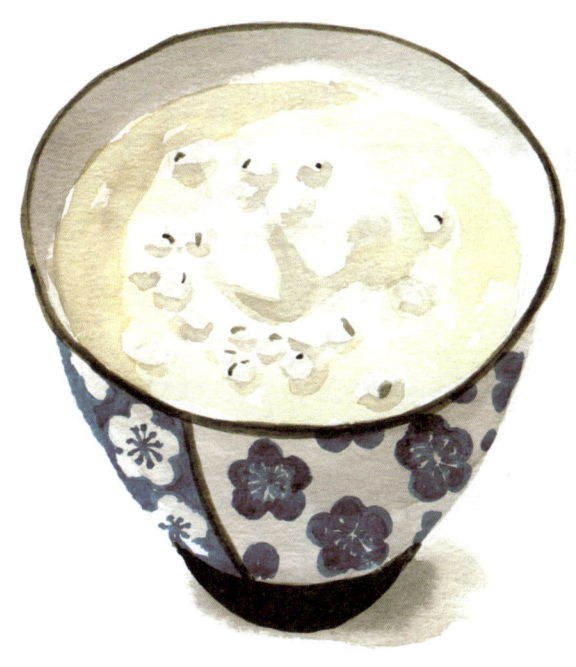

 # 蛇草薏苡仁粥

材料　白花蛇舌草80克，薏苡仁50克，
　　　菱角50克，水1500毫升。

做法

1　将白花蛇舌草洗净。
2　白花蛇舌草加水1500毫升，急火煮
　　开，改文火煎15分钟，去渣取汁。
3　加薏苡仁煮至裂开。
4　加菱角煮熟即可。

点评

　　白花蛇舌草味甘、淡，性微寒，有清热解毒、利水通淋之功，现代医学研究认为它具有抗肿瘤作用。菱角味甘，性寒，据《中医药研究资料》称，菱角可防治多种癌症。薏苡仁味甘、淡、性微寒，健脾治湿。三味药共用具有利水通淋，防癌抗癌作用，也可作为前列腺癌的食疗。

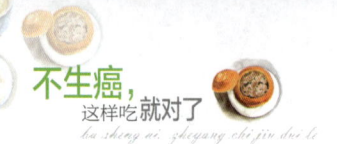
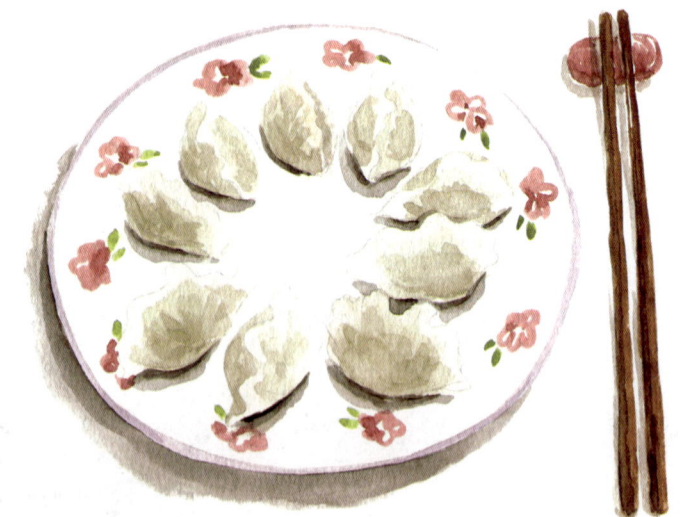

🌀 韭菜香菇猪肉馅水饺

材料 韭菜300g，香菇100g，猪肉300g，小麦面粉500g，芝麻油、盐、生抽、蚝油、胡椒粉、姜末各适量。

做法

1 和好小麦面粉饧20分钟。

2 韭菜择洗干净，用冷水浸泡10分钟捞出沥干水。

3 香菇洗干净。

4 猪肉剁碎加姜末、盐、生抽、蚝油、胡椒粉顺一个方向搅拌成馅。

5 将韭菜、香菇切碎与搅拌好的猪肉馅放在一起，加芝麻油、盐搅拌均匀成饺子馅。

6 饧好的面做成大小适中的面剂子，擀圆做饺子皮。

7 饺子皮中间添加馅。

8 前后片捏严，包好水饺。

9 煮锅加水烧开，水饺入锅煮。

10 煮熟即可捞出享用。

点评

韭菜、香菇都能防癌抗癌。水饺馅依据个人偏爱随意调整。调制肉馅时加少许盐，可以先入些底味，添加韭菜、香菇后再加足盐的用量，这样调出的水饺馅更美味。

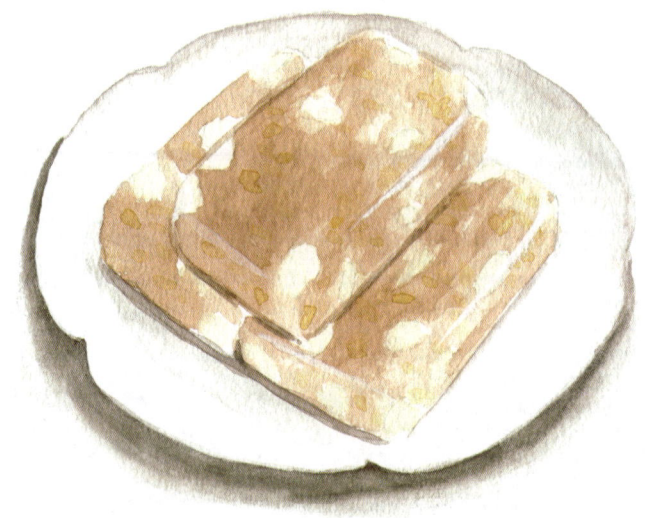

桂花马蹄糕

材料 马蹄（荸荠）1500克，桂花、
　　　白砂糖、清水各适量。

做法

1　将新鲜马蹄捞出来，去皮，用石磨
　　磨成粉，石压去水，干后再晒，成
　　硬块，再敲碎了就做成马蹄粉。

2　马蹄粉纳入盆中，用适量清水稀释
　　成浆。

3　再加入白砂糖和匀成半糊状。

4　将和好的粉浆倒入铁盘内，再加入
　　马蹄粒、桂花搅匀上笼蒸熟即可。

点评

　　马蹄含淀粉、蛋白质、脂肪、钙、铁及维生素B1、维生素B2、维生素C等，生吃和煮熟了吃都对身体有益。另外，马蹄还含有一种抗菌成分，叫荸荠英，对葡萄球菌、大肠杆菌、绿脓杆菌均有抑制作用。

245

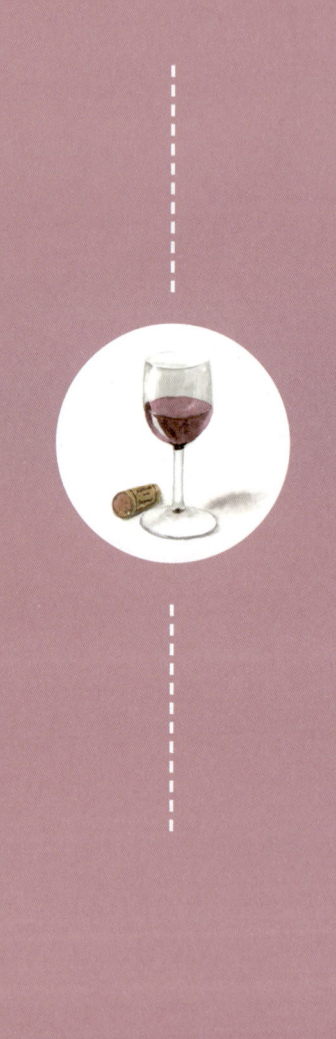

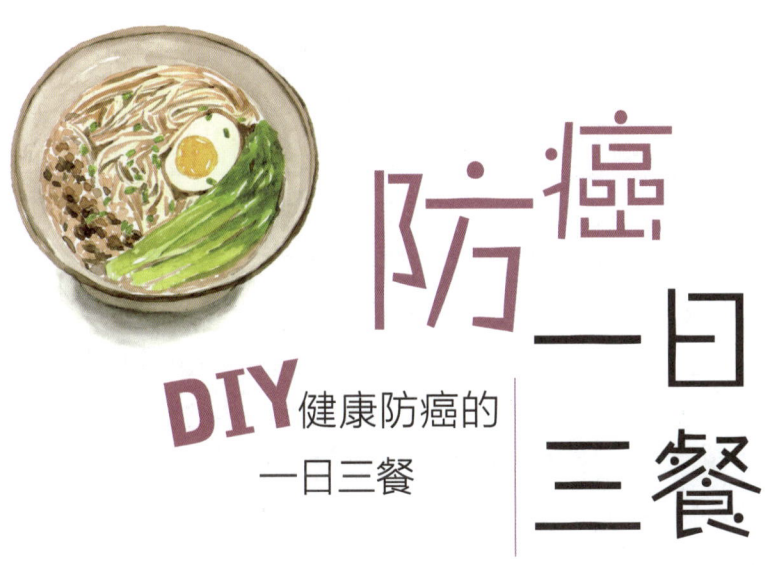

防癌一日三餐

DIY 健康防癌的
一日三餐

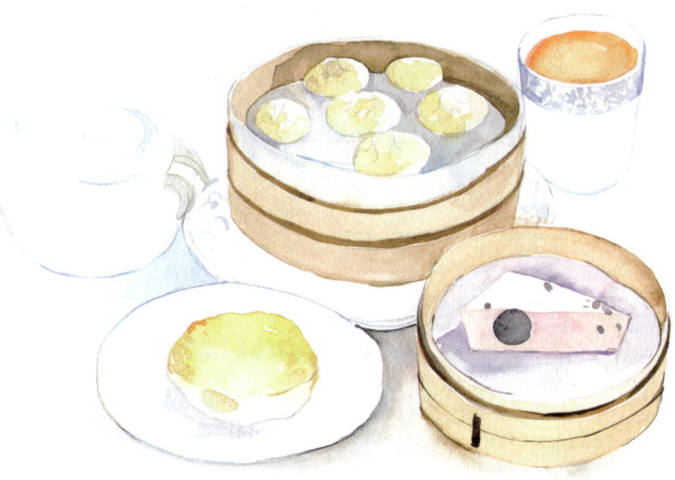

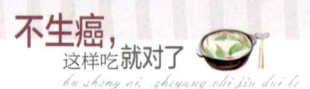

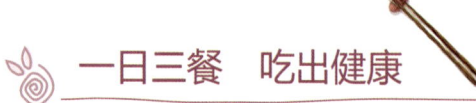

一日三餐　吃出健康

吃好一日三餐，是保持身体正常新陈代谢的前提，是身体健康的保证，也是防癌抗癌饮食的基本要求。

《中国居民膳食指南》指出要合理安排一日三餐的时间及食量，进餐定时、定量。中医养生主张"早要好，中要饱，晚要少"，也就是说，一日三餐量与质的总体分配上是："早餐要吃好，中餐要吃饱，晚餐要吃少"，这与民间"皇帝的早餐，大臣的午餐，乞丐的晚餐"的说法如出一辙，这是最科学的一日三餐吃饭原则，是人们总结出的一条非常通俗而且实用的养生之道。

一天中的营养尽量放在早餐、午餐来补充，晚上由于进餐不久就要进入睡眠时间，活动量比较小，营养需求少，可以吃得少一些、素净清淡一些。

早餐提供的能量应占全天总能量的30%，午餐应占40%，晚餐应占30%，亦即三餐比例为，早：中：晚＝3：4：3，可根据职业、劳动强度和生活习惯进行适当调整。例如：白领与蓝领的一日三餐所需，无论从质还是量，都有很大不同，白领一族可多选一些蔬菜、豆腐、水果等清淡食物，而蓝领一族应适当增加主食的量，以提供足够的劳动能量。

早餐要吃好

早上是一天的开始，也是一天之中最重要的时刻，英国谚语有云："Well begun, half done.（好的开始是成功的一半）"，古人亦云："一日之计在于晨。"所以，吃好早餐就是良好一天的基础和保障。

早餐必须要吃，而且要吃好，这样才有足够的能量，保证一天紧张工作的顺利进行，也有利于身体的健康。有不少人上午工作时常感到疲倦乏力，注意力难以集中，产生这种现象的重要原因也许就是早餐不合理。因此吃好早餐十分重要。

这里所说的"吃好"，是指食物的质和量以及搭配都要"好"。很多人认为，只有肉、蛋、牛奶等这些高蛋白、高脂肪的食物营养价值高，是早餐的主要食物。殊不知，这是一个最大的饮食误区。高蛋白、高脂肪的食物虽然是营养价值高，但也是最难消化的食物，而且含有胆固醇等这些不利于身体健康的元素也多。

一大早就吃很多高蛋白、高脂肪的食物对身体是不利的，因为我们的肚子空了一夜，早晨是胃肠道最脆弱的时候，高蛋白、高脂肪的食物对肠胃是一种负担。同时，早上的血液最浓稠，胆固醇等物质就很容易堆积在血液中，长此以往，我们的身体就会受不了。

由于晚餐为大餐成为习惯，早餐的量很难超过晚餐。笔者曾经试过晚餐与早餐备同样的量，结果晚餐吃得轻而易举，早餐吃得比较艰难。所以中餐要吃饱，否则"早餐吃好，午餐吃饱，晚餐吃少"的节奏就会被打乱。

早餐正确的吃法应该是有利于消化和肠胃吸收的食物，比如全麦面包、营养粥、蔬菜、水果等再配以一小杯牛奶、一个鸡蛋足矣！这样可以补充我们经过一夜所消耗的营养物质，又兼顾了一上午的时间所需要的热量。

如果没有新鲜水果，可以备些水果干（不加糖和油的那种），比不吃好。用干净的流水搓洗水果表面，才能把脏东西和微生物洗掉。早餐要吃的水果量，按个人情况差不多1个苹果的量就可以。

午餐要吃饱

这里所说的"吃饱"，就是要吃够，不必过于控制进食量。因为下午还有很长的时间需要消耗能量，午餐可以不受太多限制了，适当地吃得越杂越好，肉也不用过于限量。

健康的午餐应以五谷为主，配合大量蔬菜、瓜类及水果，适量肉类、蛋类及鱼类食物，并减少油、盐及糖分。营养午餐还得讲究比例，即食物分量的分配：1/6是肉或鱼或蛋类，2/6是饭或面或粉，3/6是蔬菜（三者比例是1：2：3）。

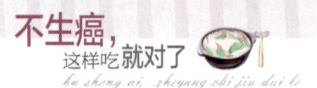

上班族中午习惯于在茶餐厅及快餐店用膳，大多吃一些高脂食物如排骨、牛腩及鸡翅等，这些食物含有高饱和脂肪，对心脏和血管的健康构成极大威胁。要注意，午餐整体搭配比例是"三低一高"，即低油、低盐、低糖及高纤维。这是饮食原则，只有蔬菜和水果才是对人体最有利的食物。最简化的午餐：主食米饭，主菜鱼或肉，配绿色蔬菜，加上酸奶、水果沙拉。

晚餐要吃少

大多数人都是白天工作劳累，下班后与家人共享美味晚餐，因此，晚餐总是一日三餐中最丰盛的。随着一天的奔劳工作，能量消耗，食欲也开始发挥作用了，这时会觉得特别地饿，这就是为什么晚上会吃得多。

其实，三餐中必须严格控制的就是晚餐，减肥也好、保持体重也好，健康防癌也好，控制了晚餐就抓住重点了。晚餐必须遵循"少"的原则，因为我们的身体和器官就像一台机器，经过一天的运转，到了晚上也疲劳了，消化器官也要休息，我们不能增加它们的负担。

所以，晚上要让身体器官，特别是消化器官充分休息。晚餐只吃七分饱就可以了，食物也以易消化和易吸收的为主，如蔬菜、水果、米饭、面食或粥等。

点评： "早餐要吃好，午餐要吃饱，晚餐要吃少。"一日三餐量与质的分配决定了一个人的身材，也决定了一个人的健康，甚至还决定了一个人得不得癌症。看似简单的一日三餐，学问其实一点儿也不少。

有人形象地画了一张图来比较一日三餐不同安排的效果。

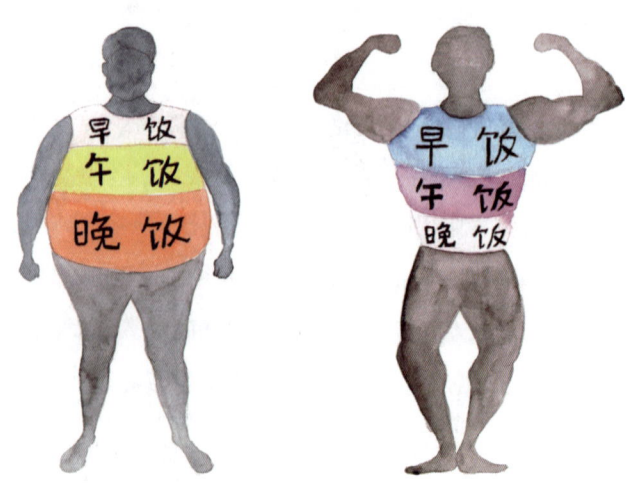

一张图告诉你三餐饮食决定你的身材比例，太形象了，赶紧领悟一下这张图的真谛，并将其刻印入脑海中，从明天起，调整三餐饮食，做一个健康健美的人。

三餐原则　定时定量

一日三餐要定时也可以称之为"时辰食疗学"，是指两餐间隔的时间要适宜，不能过多或过长。食物通过在体内的消化、吸收、排空的过程，大约需要4~6小时。两餐间隔时间太长，对胃是一种伤害，也会影响人的精气神和工作效率；两餐间隔时间如果太短会使消化器官得不到休息，影响食欲和消化。

不要忽略了早餐要吃水果，什么时候吃水果才能达到最佳效果也是"时辰食疗学"的内容。科学家很形象地提出了按时段吃水果的效果：早上吃水果是"金"，中午吃水果是"银"，晚上吃水果是"铜"。"金、银、铜"都要才是最佳！

一日三餐最佳时间

7：00　早餐

经过漫漫长夜，阴阳交替，凌晨5：00是梦醒时分，随着太阳冉冉升起，身体也渐渐苏醒。上午7：00左右，胃肠道完全苏醒，消化系统开始运转。所以，这个时候吃早餐，最能高效地消化、吸收食物营养。

早餐至少应包括三类食物：谷类食物，如面条等；动物性食物，如肉类、蛋类、奶制品等；还要有富含维生素C、可以补充膳食纤维的蔬菜和水果。如果再加上一两种坚果，那就更完美了。

10：00　上午茶

上午的工作一般都是紧张、快节奏的，人体的新陈代谢速度也越来越

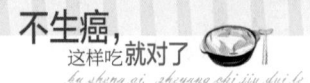

快。上午10：00左右达到高峰，此时大多数人会隐隐感到有些饥饿感和疲劳感了，这个时间需要吃个加餐补充能量，特别是学生、上班族等用脑一族，有助于保持上午的下半段时间集中精力、保持高效的学习工作状态。

上午茶不拘一格，可以吃一个黄瓜或西红柿，还可以喝半杯牛奶、小瓶酸奶、两三块豆腐干或者一小把坚果。值得注意的是：不要喝咖啡，可以喝淡茶。有了上午茶，午餐就要酌情减量。

12：00　午餐

中午12点后是身体最疲劳时刻，也是能量需求量大的时候。对于很多人来说，午餐时间虽然比较短，但仍要细嚼慢咽，切忌狼吞虎咽或边工作边吃饭。

完美午餐最好遵循三个搭配原则：一是粗细搭配，适当吃些小米、全麦、燕麦等，有助于预防便秘；二是干稀搭配，除了干粮外，最好喝些滋润的汤粥类；三是颜色搭配，最好吃够五种颜色的食物，比如白色的米面，红色的西红柿、肉类，绿色的蔬菜，黄色的大豆、胡萝卜，黑色的黑米、黑豆、黑芝麻等。

16：00　下午茶

午餐和晚餐的间隔时间较长，到了下午16：00左右，体内葡萄糖含量已经降低。提前吃点下午茶，可避免思维变缓，防止出现烦躁、焦虑等不良情绪。

下午茶要挑选2~3种具有互补作用，可以保证营养均衡的食品搭配，比如一种谷物食品（饼干、面包干），配一种奶制品，或一个时令水果，饮料以白开水和清茶为宜。

19：00　晚餐

晚饭最好安排在18：00至19：00左右，如果吃得太晚，过不了多久就要睡觉了，影响食物的消化。食物消化不完就睡，不仅睡眠质量不佳，还会增加胃肠负担，也容易诱发肥胖，导致多种慢性病。

晚饭要吃得清淡，不能肥甘厚味，适当吃些容易消化的瘦肉、蛋类都可以，少吃肥肉。晚餐还要保证食物多样性，多吃蔬菜和粗粮，有助于摄入更多膳食纤维，增加胃肠动力。控制食量也很重要，饭后半小时左右的健步，可以避免脂肪堆积。

21：00　夜宵

习惯宵夜和晚上还要进行脑力工作的人可以适当吃点夜宵，但必须谨慎选择食物和控制食量，否则不仅损伤消化系统，也会伤害心脑血管。吃夜宵的时间应该安排在睡觉前两个小时的21：00左右比较合适。夜宵进食量要少，不可超过正餐的一半。食物选择上，以低脂肪、易消化的食物为宜，水果为主，或少量容易消化的面包片、清淡的粥类。

显而易见，此处的夜宵实质与上午茶和下午茶相似，是为晚上的工作和肚子"打个点的意思"，与去酒楼、排档大吃大喝的"宵夜"不可同日而语。

注意：临睡前喝一杯牛奶有助睡眠的说法是最不靠谱的，不能听信，事实是：临睡前喝一杯牛奶对健康非常不好。牛奶并没有催眠的作用，还会增加夜尿，影响睡眠。只要我们一日三餐吃对了、吃科学了，又养成了良好的生活习惯，晚上没有睡不好的。

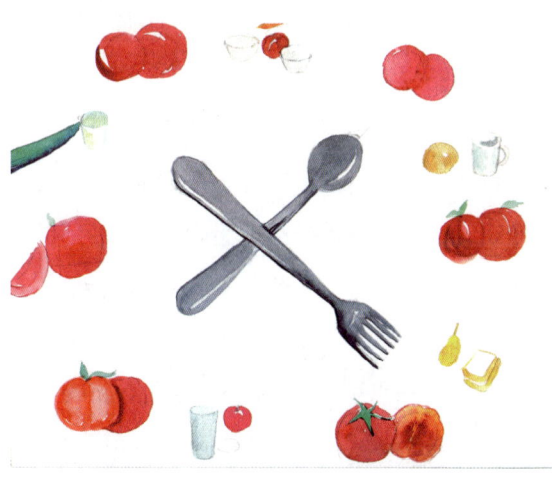

点评：进食时间不当，会对人体健康造成不利影响。为了不断给人体补充能量，两餐的间隔以4个小时左右最为科学。

"皇帝早餐"不可不吃

"一日之计在于晨"。好吧，防癌健康的一日三餐，就让我们从早餐开始。上班族匆匆忙忙，很多人是连早餐都不吃，何来"皇帝的早餐"？哪里还有足够的能量好好工作、好好学习？如果长期不吃早餐，能量不足，器官

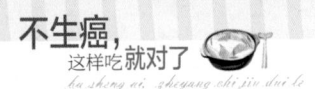

机能受损伤。液体不足，血液黏稠度就会增高，长此以往，不仅身体的体质下降，也会大大增加癌症等多种疾病的发生率。

另外，如果早晨不吃早餐，一天就只有两餐了。这样，空腹的时间就会变长，每餐的饭量也就会增多了，从而使胃的消化吸收功能增强，吃进去的食物就会被完全吸收。实际上，不吃早餐的人也容易发胖，这也是许多人减肥失败的原因之一。

当我们经过8个小时的睡眠后，会感到特别的精神，上午的工作、学习效率比下午的要高，前提是要提供足够的能量。但是，许多人为了赶时间，草草解决早餐，其实，这是一个很不明智的选择。不吃早餐，没有食物供给能量，常常会出现头昏、无力、心慌、出冷汗等，上午的工作、学习的效率会下降。

很多打工族——特别是习惯西式早餐的白领一族：早晨起床，匆匆忙忙一大杯牛奶加鸡蛋；或者油条加豆浆，便冲出家门上班了，以为这样的高蛋白或高脂肪早餐营养很充足。其实早餐如此的搭配，蛋白质、脂肪的摄入量是够了，但却忽略了碳水化合物的摄入。

早餐也不宜吃太多油炸食物如油条、油饼、炸糕等，虽然食用后饱腹感会比较明显，但因摄入脂肪和胆固醇过多，消化时间太长，易使血液过久地积于消化系统，造成脑部血流量减少，可能会使人整个上午都觉得无法集中精神。

很多上班族由于时间太紧，以苏打饼干、方便面、巧克力等作为早餐，路上匆匆吃一点就上班了。其实，酥脆的苏打饼干、方便面、巧克力等干性食品不宜用作早餐，因为身体经历了一夜的消耗，各种消化液已经严重不足，再吃这些干性食品会消化不良。

上班一族的早晨都是在匆忙中度过的，尤其是住处离单位远的，早餐往往都在路上解决。小区门口、公交车站附近卖的包子、茶蛋、肉夹馍、煎饼果子等食品，是他们的早餐供应点，买上一份，边走边吃。边走边吃对肠胃健康极为不利，也不利于食物的消化和吸收，况且街头食品安全、卫生状况堪忧。

笔者一向反对在途中公交、地铁等公共场合吃早餐，反对边走边吃。无论从医学角度还是从公共场合的规矩、个人素养方面来说，都是不适宜的。

人们的印象中，白领应该是举止高雅、注重公众形象的。稍稍勤快些，早起半小时，就有了一份丰富、营养的早餐，健康更有保障。

从能量供给角度，这些干性食品缺乏优质蛋白质，只能供给短时间的能量。而从中医养生角度，早上要补阳气，早餐要以容易消化的碳水化合物为主食，而牛奶、粥等含水较多的食物不可或缺，最好是热稀饭、热燕麦片、热豆浆、热牛奶和热茶等。

还有很多女同胞以零食或水果充当早餐，美其名曰："减肥"。早餐是每天三餐中最重要的一餐，早餐减肥非常不科学，早餐减肥减的不是"肥"，减的是"健康"，早餐吃的是能量，晚餐吃的才长膘，晚餐减肥才是王道。

单纯的水果缺乏营养，而零食多数属于干食，对于早晨处于半脱水状态的人体来说，是不利于消化吸收的。而且饼干等零食的主要原料是谷物，虽然能在短时间内提供能量，但很快会使人体再次感到饥饿，临近中午时血糖水平会明显下降。早餐营养不足不仅会造成体质下降，还会导致中、晚餐吃得过多，不但达不到减肥的目的，还带来健康隐患。

点评："皇帝的早餐"不仅一定要吃，还要吃好，以使身体保持健康状态。早餐应吃一些营养价值高的食物，应选择易消化、易吸收，纤维质高的食物为主。因为人经过一夜的睡眠，营养已基本耗完，只有及时地补充营养，才能满足上午的能量需要。

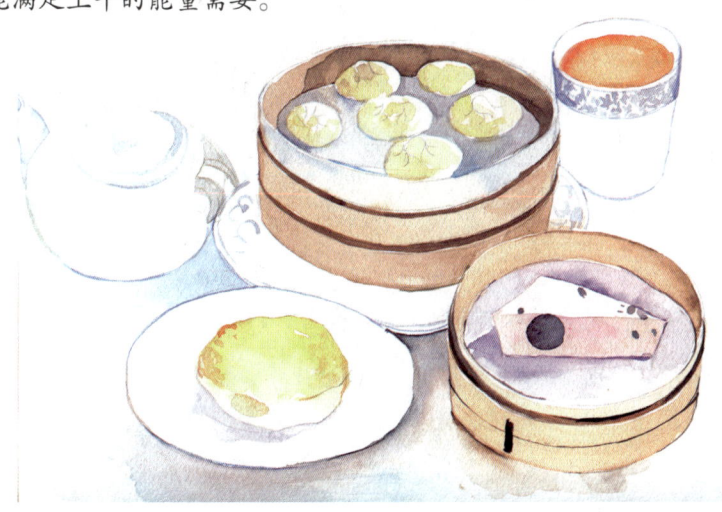

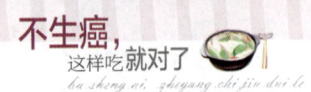

 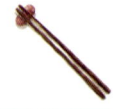

吃好早餐有学问

早餐的就餐时间很重要，一般来说起床后活动20~30分钟，人的食欲最旺盛，吃早餐是最合适的。

早餐前应先喝水，人经过一夜睡眠，消耗了大量的水分和营养，起床后处于一种生理性缺水状态。如果只进食常规早餐，远远不能补充生理性缺水。因此，早上起来不要急于吃早餐，而应立即饮一杯温开水，既可补充一夜流失的水分，还可以清理肠道，但不要在早餐前喝大量的水。

早餐的热量应占全天所需总热量的30%左右。早餐所供给的热量靠主食来供给的，按成人计算，早餐的主食量应为100～200克。

早餐应进食一些淀粉类食品，谷类食物吸收后能很快分解成葡萄糖，可纠正睡眠后的低血糖现象。缺乏碳水化合物主食，可能造成营养不良。但谷类食物消化快，2～3小时之后就会有饥饿感，可以适量进食一些富含蛋白质和脂肪的食品，如鸡蛋、肉松、豆制品等食品。

科学的早餐应该是结构均衡搭配的早餐，其中蛋白质、脂肪、碳水化合物的比例大概应该在1：3：6，谷类食物在其中所占的比例是最大的。

早餐品种单调，只吃馒头、面包等主食，或只进食牛奶、鸡蛋、油条等食品，因摄入淀粉或蛋白或油脂过多，消化时间长，易使血液过久地聚积于消化系统，造成脑部血流量减少，脑细胞缺氧，造成整个上午头脑昏昏沉沉，思维迟钝。

科学的早餐应该品种丰富、均衡饮食、营养全面，必须包括以下四类食物：

1. 以提供能量为主的，主要是碳水化合物含量丰富的五谷/粮食类食物，如面包、馒头等。

2. 以供应蛋白质为主的，主要是肉类、禽蛋类食物。早晨的维生素吸收率最高。

3. 以供应无机盐和维生素为主的，主要指新鲜蔬菜和水果。

4. 奶类与奶制品、豆制品。

如果早餐中上述4类食物都有，则为营养充足的"皇帝早餐"，如果只有其中的三类食物，则早餐质量基本达标；如果只选择了两类或两类以下，则早餐质量较差。

早餐除了要保质还要努力保量。由于晚餐为大餐已经成为大多数人多年的习惯，早餐的量难以得到保证，一般都很难超过晚餐。笔者曾经试过晚餐与早餐备同样的量，结果晚餐吃得轻而易举，早餐吃得比较艰难。所以中餐要吃饱，否则"早餐吃好，午餐吃饱，晚餐吃少"的节奏就会被打乱。

早餐搭配要根据年龄、性别、工作量和健康而定。早餐不能天天一个样，常见的中式早餐，无论是稀饭咸菜，还是豆浆烧饼、油条，在营养和防癌方面都是不合格的。

中式早餐，粥（稀饭）和汤不可少。喜食稀饭的，可加小米或红豆煮，浓度不可过稀。这样可以增加蛋白质，矿物质和纤维素的分量。早餐还可加肉松、鸡蛋、花生米、豆腐干等，也可以增加蛋白质。如喜食面条，也可以加鸡蛋，或佐以鱼类、肉类、蔬菜均可，当然最好不要忘记加上水果。

佐食小菜中，腐乳、豆豉在制作过程中经过了酵母菌的发酵，使蛋白质的消化吸收率更高，维生素含量更丰富，与其他豆制品一样，是营养学家大力推崇的健康食品。老外称腐乳为"东方奶酪""大豆奶酪"。

习惯吃咸菜口味偏重的朋友可以选择致癌物较少的酱菜，比如：江浙一带盛产的小黄瓜等，其他的腌菜、咸菜、咸鱼、咸肉等因为含钠盐多，还可能致癌，要尽量少吃。

很多上班族有话要说了：虽然"皇帝的早餐"很重要，但"基本做不到"：你看每天早晨像"赶死队"一样匆忙，能赶到上班不迟到就不容易了，谁来侍候"皇帝的早餐"？

世界上难就难在"认真"二字，其实"皇帝的早餐"并不难做，只要稍稍用心，达标甚或丰盛的"皇帝早餐"，也是唾手可得，信手拈来——容易得很。

现在国内的家用小电器已经是"出神入化，神乎其技"了，你上电器商场看看：只有你想不到的，没有人做不到的。其中就有很多款的电子炖盅和电饭煲，可以定时煲粥煲汤的。

笔者就是长年使用这类可以定时煲粥煲汤的电子炖盅或电饭煲，制备"皇帝的早餐"：头天晚上睡觉前放好食材和水（用量、时间等操作请参照电器使用说明书），食材一般是杂粮加上红薯或/和淮山或/和莲子，次日早餐就有了健康防癌还热气腾腾的杂粮粥。

有些人早餐喜欢吃泡饭，很多是特意前一晚煮多点，留着第二天早晨做泡饭。其实泡饭的味道还真是不错，但要注意的是不要用不宜过夜的青菜、菇类……时间也不要超过18小时，硝酸盐就不会超过标准。这样做成的泡饭，健康度远抛传统早餐油条、烧饼好几条街。

皇帝早餐，有备无患。早晨起床后的时间很紧张，应该养成提前制备早餐的好习惯。比如：前一天备好早餐材料，如饺子、汤圆、粉面、蔬菜、水果、坚果……早晨起床后，只需要10来分钟，洗刷完毕后就会有一顿丰盛的中式早餐了。

喜欢西餐的更加简单，几分钟做好热气腾腾的全麦片粥。麦片分为需稍煮几分钟的生麦片和开水直接冲即食的熟麦片，加入牛奶或豆浆以及苹果、香蕉、葡萄等水果粒块，就成为水果捞早餐，也可以是浓郁香咖啡、红茶早餐。而牛奶、豆浆早餐更是"易过借火"——简单。

——你还会说"皇帝的早餐"有难度吗？

吃好早餐有"三忌"：

一忌喝大量冰冷的饮料。

二忌空腹吃香蕉、菠萝。

三忌空腹喝醋、吃蒜。

以上会对胃黏膜、肠壁造成刺激，引起胃痉挛。或导致胃酸过多而伤胃。

健康防癌早餐食谱参考：

可以选择作为早餐的理想食物有：全麦面包、鸡蛋、香蕉、酸奶、草莓、菠菜。

DIY健康防癌早餐食谱举例：

1. 小馒头、粥或汤、豆腐干、鲜橙。

2. 三明治面包、肉松、花生酱、豆浆或早餐奶、番茄。

3. 全麦面包、酸奶、鸡蛋和果酱、黄瓜。

4. 汉堡面包、奶酪、早餐奶、营养麦片、猕猴桃。

5. 豆沙包或菜肉包、粥或汤、腐乳、鸡蛋、苹果。

点评：综上所述可知，早餐是一日三餐中最重要的，所以早餐不但是不可不吃，还要讲究吃得实在、吃得科学。

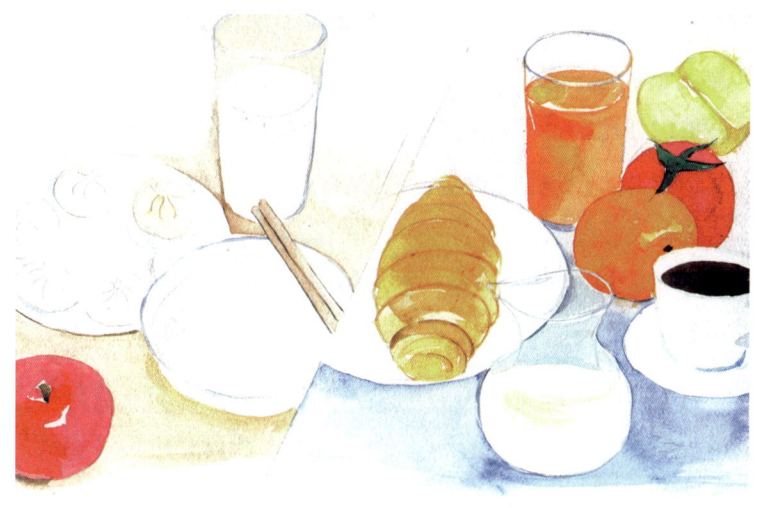

 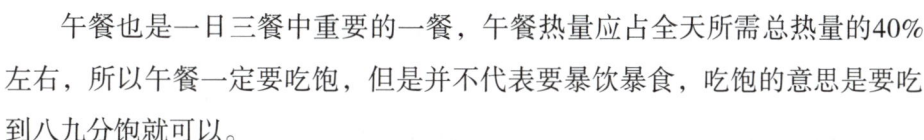

科学搭配"大臣午餐"

午餐也是一日三餐中重要的一餐，午餐热量应占全天所需总热量的40%左右，所以午餐一定要吃饱，但是并不代表要暴饮暴食，吃饱的意思是要吃到八九分饱就可以。

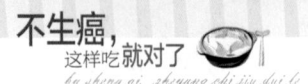

午餐的主食可在米饭、面制品馒头、面条、大饼、玉米面发糕等中选择，副食种类的选择更多，如：肉、蛋、奶、禽类、豆制品类、海产品、蔬菜类等，按照科学配餐的原则挑选几种，相互搭配即可。一般宜选择50～100克的肉禽蛋类，50克豆制品，再配上200～250克蔬菜，从而保证下午的工作和学习。

科学的午餐搭配必须包括以下食物种类。

一是足够的碳水化合物。午餐的碳水化合物要足够，才能提供脑力劳动所需要的糖分。碳水化合物主要来自于谷类，宜选择淀粉含量高的谷类，如米饭、面条等。而甜食、饮料等容易引起肥胖，不宜作为主食。

午餐若选择米饭，量宜在75~150克。午餐中若有粗粮就更好，这样下午的血糖会更稳定，释放缓慢，使大脑中的糖来源更持久。

二是高质量的蛋白质：蛋白质可提高机体的免疫力，帮助稳定餐后血糖，为人体提供能源。高质量的蛋白质来源有肉、鱼、豆制品。但由于有些高蛋白质食物脂肪含量也高，因此要控制好摄入量，最好多选择脂肪含量少的豆制品和鱼类。以肉类为例，午餐时纯肉类在50克左右比较适当。

三是维生素、纤维素不可少：维生素和纤维素的来源主要是水果和蔬菜。人体一天需要蔬菜500克，水果500克，午餐减半执行。

提前备餐，可以增加吃蔬菜的机会。将切好的胡萝卜、西兰花、杂菜等配好成小份，用来煮面或炒饭都很方便。蔬菜烹饪也有诀窍：先洗后切、急火快炒、炒好即食。

午餐无论是在外面吃，还是自带食物，摄入足够的水果和蔬菜有难度。外出点餐别忘了蔬菜，在中餐馆可以点清炒时蔬，在西餐厅可以点蔬菜色拉。下午茶时再吃些水果，或晚餐多吃一些蔬菜。

午餐不喝酒。普通可乐之类的碳酸饮料、核桃露之类的植物蛋白饮料、果味饮料都有一定的热量，要少喝。如果一定要喝，选小瓶、小杯的，能让你喝少一些的。

无论是隔夜饭菜还是冷链食物（便利店里的盒饭），吃之前都要彻底加热。如果买零食，尽量选择低脂、低钠、低糖的。珍惜食物，按需备餐，分餐不浪费。

自带午餐的以白领一族和工薪阶层为多，接触电脑的时间较长，虽然网传电脑辐射致癌尚无定论，但注重减少辐射是必需的，饮食上也要多食防辐射的食物。

以下8种食物具有减少辐射的作用，可供选择。

绿豆，民间素有"绿豆汤解百毒"之说。绿豆含有帮助排泄体内毒物，加速新陈代谢的物质，能有效抵抗各种污染，包括电磁污染。

黑芝麻，辐射主要危害大脑和骨髓，使人免疫系统受损。中医认为黑色入肾，"肾主骨升髓通于脑"，多吃补肾食品可增强机体免疫功能。

紫菜，抗辐射、抗突变、抗氧化，与其含硒有关，能增强机体免疫功能，提高人体对抗辐射的能力。

海带，最新研究发现，海带的提取物海带多糖因抑制免疫细胞凋亡而具有抗辐射作用。

辣椒，也是抵御辐射的天然食品，可调动全身免疫系统，还能保护细胞的DNA，使之不受辐射破坏。

大蒜，大蒜的抗氧化作用优于人参，适量吃些大蒜有助于减少辐射损伤。

绿茶，茶多酚是抗辐射物质，可减轻各种辐射对人体的不良影响。

黑木耳，黑木耳中的胶质可吸附人体消化系统内的灰尘、杂质及放射性物质排出体外，起到清胃、涤肠、防辐射的作用。

点评：由于上午体内热能消耗较大，午后还要继续工作和学习，因此，午餐是一日三餐中重要的一餐，简言之就是："午餐要吃饱"、要吃得"科学"。

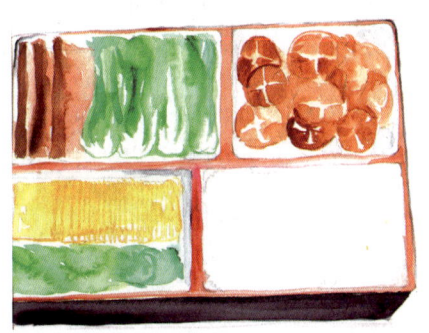
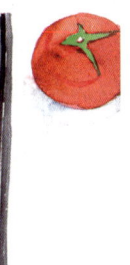

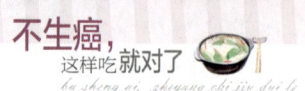

 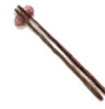

上班族的午餐选择

对于中午不得不在外就餐的上班族来说，中午吃什么已经成了"纠结事件"之一。午饭是一天中最重要的一餐，我们既要用食物好好补充劳累了一上午的身体，还要有足够的营养让身体可以担当下午的工作。

午餐的最佳时间为中午12:00~13:00，此时人体所剩能量达到最低点，应及时进食。进餐地点不宜选择办公室，特别不宜在人多拥挤的办公室，应该在餐厅或者小会议室，没有餐厅的，首选进餐地点就是餐馆了。

大多数的公司、企业、单位、学校都设有食堂或厨房，在自家的食堂进餐，食材和用油等方面比较有安全保障。菜谱也是经过营养师或者是专业人士审核制订的，相对比较防癌和健康。最重要的是没有"地沟油"的担心。

美国硅谷是世界竞争力最强的地区之一，硅谷公司都有自家食堂，其中有不少公司供应免费午餐，有些公司的免费午餐甚至与他们的企业齐名，因为聪明的公司高层都明白，一顿高质量的免费午餐能让员工发挥出更大的工作效率，从而也给公司带来更高的效益。而健康的午餐能给员工带来健康的体魄，则更是稳赚不赔的买卖——医疗费都省了！

谷歌的餐厅也是一个传奇：大厨是五星级餐厅请来的，饭菜之丰富不亚于星级餐厅，重点是食材都是有机食品。餐厅里供应有三十多个中西菜品，包括海鲜、鸡鸭鱼肉、各种肉类、水果、汤、菜、粥、甜品、主食、饮料等等，除了咖啡、可乐等常见饮料外，还有其他各种果汁、饮料等。

国内也有不少企业和事业单位的领导都很有远见，高瞻远瞩地关心职工生活和健康，食堂搞得很不错，午餐也是花样不少，美味而健康。大多数企业把餐厅设在自己公司，这样可以节省时间，让员工有更多时间休息，然后高效、专注地工作。要注意不宜在办公室吃午餐，一是在办公室吃饭、办公的姿势变化不大，肢体运动太少，不利于健康。二是在办公室吃饭不卫生，办公室卫生消毒与餐厅标准不同，办公室比餐厅有更多的细菌。三是在办公室吃饭时往往不会细嚼慢咽，吃得很快，长此以往会影响消化吸收、导致饮食过量和身体发胖。

上班族工作单位周边大多遍布着各色餐馆，也可以根据不同的要求选择。

要注意的是，不管选择任何餐式，餐后水果不可少。

午餐两忌。

1. 忌以碳水化合物为主，如吃了富含糖和淀粉多的米饭、面条、面包和甜点心等食物，会使人感觉疲倦，上班工作精力难以集中。

2. 忌吃方便食品代替午餐，例如方便面、西式快餐、汉堡或其他垃圾食品等，这些食品营养含量低，对身体也不好。

午餐两宜：

1. 宜吃蛋白质和胆碱含量高的肉类、鱼类、禽蛋和大豆制品等食物。因为这类食物中的优质高蛋白可使血液中酪氨酸增加，使头脑保持敏锐，对理解和记忆功能有重要作用。

2. 宜多吃些瘦肉、鲜果或果汁等脂肪含量低的食物，要保证有一定量的牛奶、豆浆或鸡蛋等优质蛋白质的摄入，可使人反应灵活，思维敏捷。

DIY健康防癌的午餐食谱参考：

1. 主菜：鲜肉、茭白、圆椒。副菜：黄瓜、腐竹、胡萝卜、黑木耳。

2. 主菜：鲜肉、海带、青椒。副菜：西芹菜、西兰花。

3. 主菜：韭菜、猪肝、瘦肉。副菜：芦笋、黑木耳。

4. 主菜：瘦肉、莴笋、胡萝卜。副菜：木耳菜、花生、虾皮。

5. 主菜：鱼、豆腐、青椒、竹笋、芝麻。副菜：小白菜、香菇

6. 主菜：肉排、土豆、西芹。副菜：油菜、豆腐干丝、香菇。

7. 主菜：鸡蛋、瘦肉、青椒丝。副菜：金针菇、海蜇丝、生菜。

点评：上班族的午餐可以这样：一带饭二食堂三餐馆，三结合混搭着吃。

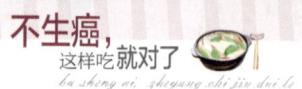

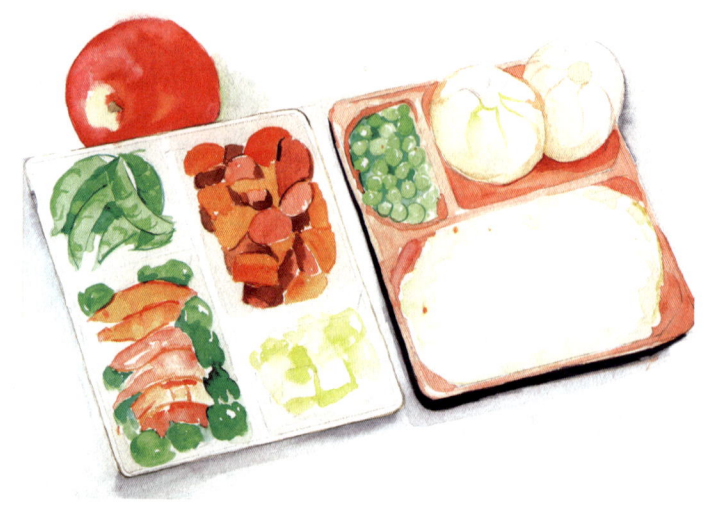

 ## 自带午餐禁忌事项

上班一族，特别是朝九晚五的白领一族，包括企业管理人员、部分打工一族和炒股一族，中午休息时间只有1～2个小时左右，除了吃中、西快餐外，很多人选择了自带午餐，经过加热后就可以进餐，又称之为"便当"——方便、简单，倒也不失为一种多、快、好、省的午餐。

午餐承上启下，是一天中重要的一顿饭，必须提供占一个人全天消耗能量的40%。在这种情况下，小小的便当，如何保证营养均衡的"大臣午餐"，是个令人头疼的问题，而饭盒里应该装些什么、又不该装些什么尤其重要。

首先，自带午餐应该营养均衡，午餐要想保证充分的能量，含植物纤维素、蛋白质、维生素和矿物质的食物是必需的。可以装进午餐饭盒中的食物有：水果、米饭、牛肉、豆制品、各种非绿叶蔬菜、酸奶等。比如西红柿炒鸡蛋这类简单又健康的菜式可以多考虑一下，午餐带饭不可太单调，要种类多，变化多，才能保证午餐带饭的营养搭配。

米饭是午餐最好的主食，如果再加入含优质植物蛋白的豆制品，蒸个鸡蛋，营养就会更丰富而又全面。植物纤维素不可少，一天一斤蔬菜要达标，午餐自然不能缺少蔬菜。在各种非绿叶蔬菜中，丝瓜、藕等含纤维素较多，还可选择芹菜、蘑菇、萝卜等根茎、果类蔬菜。荤菜尽量选择含脂肪少的，如牛肉、鸡肉等。午餐后最好能喝点酸奶、果汁促进消化。

自带午餐因为需要存放好几个小时甚至要隔夜，所以一不能过熟，二要做好保鲜。

现在的科学技术和现代电器，给快捷的生活节奏提供了条件，带来很多方便。但仍然有很多虽然健康但容易随着时间而变质，或者产生致癌物的食物，不能装进午餐饭盒。这些不该装的食物包括：鱼、海鲜、绿叶蔬菜、回锅肉、肉饼、炒饭。

不要带鱼和海鲜，因为鱼和海鲜都是大肠杆菌繁殖的温床，又是最容易腐败变质的食物。各种绿叶蔬菜中都含有不同量的硝酸盐，时间过长以及两次加热特别是食用前的加热，会因为烹饪过度，不仅蔬菜会发黄、变味，蔬菜中所含的硝酸盐，会被细菌还原成有毒和致癌物亚硝酸盐。含油脂和糖分较高的回锅肉、糖醋排骨、肉饼、炒饭等都不带，剩饭剩菜当然不能带，因为剩饭剩菜更容易变质。

午餐带饭一般都要通过微波炉或电热饭锅加热，经过备餐和食用前的两次加热，这样午餐带饭最大的缺点，就是食品中的营养随保存时间而流失。气温高时还容易变质，制冷和保鲜是午餐带饭需要攻克的难关。

为了防止备餐和食用前的两次加热影响午餐营养，备餐时午餐带饭只要八成熟，而蔬菜在烹调时炒至六七分熟就行了，以防加热时蔬菜中的营养成分遭到进一步的破坏。这样不但备餐时省时、省力，还能保留下更多的营养成分。

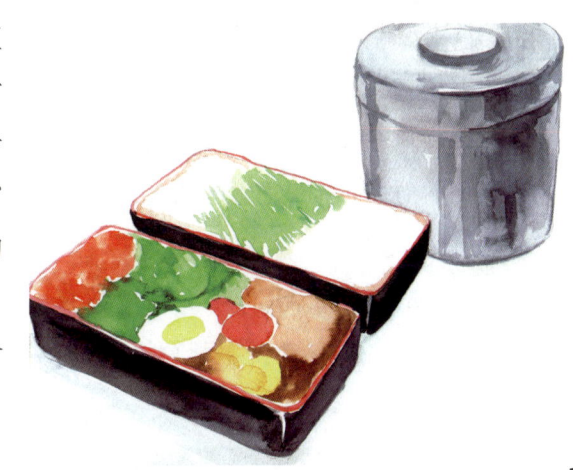

点评：注意自带午餐饮食禁忌，饮食安全有保障。

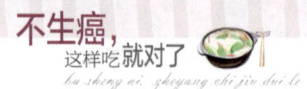

 严格控制"乞丐晚餐"

晚餐热量应占全天所需总热量的30%左右。一般人很难把"晚餐"吃成"乞丐"，难就难在"忍不了！"可悲的是大多数人都反其道而行之，把晚餐吃成了一日三餐中大鱼大肉、最为丰盛的"皇帝大餐"。

晚餐五忌：

一忌晚餐吃太晚：若晚餐过晚，晚餐后少有活动，容易肥胖。人的排钙高峰期常在进餐后4~5小时，当排钙高峰期到来时，人已上床入睡，尿液不能及时排出体外，致使尿中钙容易沉积下来形成结石，所以，晚餐不久就睡觉会增加尿路结石的发病率。

二忌晚餐吃太荤：晚餐时若脂肪吃得太多，可使血脂升高。研究资料表明，晚餐经常吃荤食的人比吃素者的血脂要高2~3倍。晚餐吃素还可防癌，以富含碳水化合物的食物为主，而蛋白质、脂肪类吃得越少越好。

三忌晚餐吃太多：如果晚餐吃得过多，可引起胆固醇升高，诱发动脉硬化。长期晚餐过饱，反复刺激胰岛素大量分泌，埋下糖尿病的祸根。晚餐吃得少，可以减轻胃肠道等消化系统的工作量，人也就能够睡得更好。

四忌晚餐太过甜：在晚餐中最好不要出现甜食，在运动之前进食甜食并不会长胖，而我们在晚餐进食甜食，没有很多运动就入睡，会导致发胖。临睡前的糖水和牛奶都是不利身体健康的，能够催眠的说法更是误导。

五忌晚餐后宵夜：常吃宵夜，胃肠道得不到休息，同时，夜间睡眠时，食物长时间停滞在胃中，会促进胃液大量分泌，对胃黏膜造成刺激，导致胃黏膜糜烂、溃疡。宵夜中油炸、烧烤、腊制食物含有大量致癌物，极易导致胃癌。

晚餐的最佳时段是18:30~19:30。晚餐最好选择：面条、米粥、鲜玉米、豆类、素馅包子、小菜、水果拼盘。偶尔在进餐的同时饮用一小杯米酒或红酒也是不错的选择。

如果说早餐要做加法，午餐要平衡，晚餐就要做减法——要严格控制。要牢记晚餐"三不"原则：不过饱、不过晚、不过荤。千万不要以为随便吃晚餐无关紧要，很多疾病发生的原因之一，就是来自晚上不良的饮食习惯。晚餐决定你的体重和寿命，吃错了，很多疾病就会找上身来。

很多勤俭持家的妻子，因为舍不得倒掉晚餐吃剩的饭菜，一般都是命令自己的丈夫："吃掉剩下的！"。笔者同样"家有贤妻"，但却有反制手段，就是每当自己已经吃饱、而妻子下令"吃掉！"时，就义无反顾迅雷不及掩耳地将吃剩的倒了，当妻子大惊失色时，笔者振振有词："对于你来说，我吃了和倒了是一样样的，反正是没剩菜啦。"但对于我来说，饱了还要吃和倒掉就截然不同了：倒了舒服，吃下难受！

DIY健康防癌晚餐食谱参考：

1.凉拌黑木耳、炒包菜、洋葱炒牛肉（或苦瓜炒肉）、鲫鱼粉葛汤。

2.青菜水果沙拉、家常豆腐、黑木耳炒肉（或金针菇炒肉）、香菇肉丝汤。

3.炒菠菜、青椒土豆丝、芹菜炒肉（或红萝卜炒肉）、番茄蛋汤。

夜班工作者是一个特殊而又庞大的群体，与睡长夜觉的日班相比，夜班最大的差别除了日夜颠倒以外，就是三餐无序——悄悄地说一声：夜班绝对属于"癌症高风险生活方式"。夜班工作者更要注重防癌，要尽量保持日间的生活作息有序和定时定量的一日三餐。

夜班工作者除了一日三餐外，夜间还要有加餐。夜班工作者的饮食要遵循4个原则：①晚餐要适量，可适当多摄入瘦肉、鱼肉、豆制品等耐饥饿食品。②加餐要以水果和碳水化合物为主，如草莓、柚子、苹果、梨等。③增加低热量零食，如盐水毛豆、醋泡花生、酸奶、银耳羹等。④果蔬不能少，推荐果蔬榨汁喝，如"黄瓜+猕猴桃+苹果+芹菜"组合。

点评：其实，一日三餐中，"皇帝的早餐，大臣的午餐，"比较容易做到，难就难在"乞丐的晚餐"。如果健康的饮食习惯有那么容易养成，那这个世界上哪会有那么多的癌症？

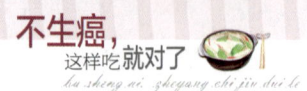

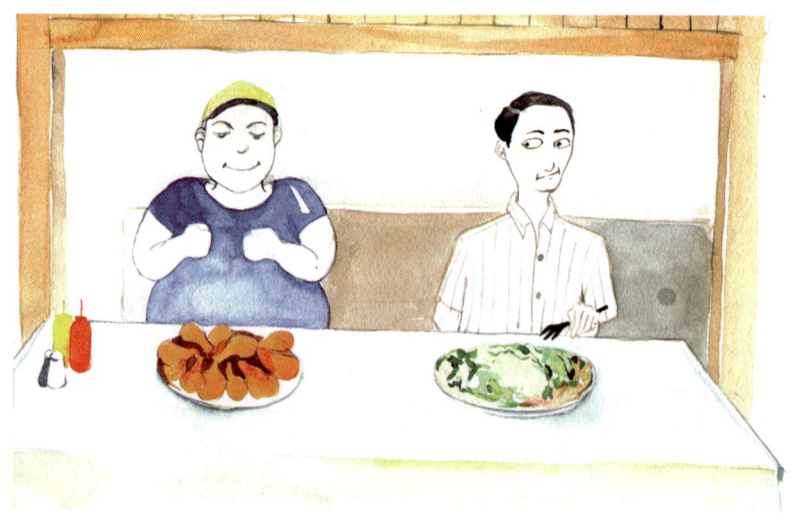

 ## 剩菜、隔夜菜到底能不能吃

　　无论是在家还是外出就餐，吃不了剩下都很常见。有人觉得，剩菜剩饭下顿再吃，方便不浪费；还有人反对说，剩菜不能吃，会致癌。网络上盛传剩菜、隔夜菜，特别是隔夜蔬菜不能吃，说剩菜、隔夜菜中有大量细菌，而且亚硝酸盐含量很高。真是这样的吗？如果超标，到底有多严重？国内某大学做了个关于剩菜、隔夜菜的实验。

　　为了测试隔夜菜亚硝酸盐的含量，实验小组请厨师烧了4个菜：炒青菜、韭菜炒蛋、红烧肉和红烧鲫鱼。4个菜烧好后，为了让大家对剩菜中亚硝酸盐含量变化有个更客观的了解，特地将4个菜分成了4份，分别装入一次性降解餐盒，包上保鲜膜后，分别贴上半小时、6小时、18小时、24小时的标签。然后，将这些样本都放进实验室冰箱，在4℃下冷藏，这个温度也是普通家用冰箱设置的温度。

　　放置半小时后，检测结果是炒青菜、韭菜炒蛋、红烧肉这三个菜的亚硝酸盐含量都没有超过我国《食品中污染物限量标准》的最高限值。但红烧肉中亚硝酸盐含量比韭菜炒蛋和炒青菜要高。究其原因是肉类菜肴一般比蔬菜类加入更多的调味料，调味料中本身就含有硝酸盐，这些硝酸盐被微生物转化为亚硝酸盐，就导致了红烧肉中亚硝酸盐含量较高。

放置6小时后，差不多为中饭到晚饭的时间间隔。许多老年人或者双职工家庭在周末、中午烧的菜，晚上再吃很普遍。实验人员打开冰箱，把贴有"6小时"标签的炒青菜、韭菜炒蛋、红烧肉和红烧鲫鱼取出来，然后放进微波炉，用中低火加热1分钟，拿出微波炉后，这些菜肴看起来仍然很新鲜。

实验人员对这些菜肴的亚硝酸盐含量进行了测定，结果发现，6小时后剩菜中亚硝酸盐含量都有所增加，炒青菜增加了16%，韭菜炒蛋增加了6%，红烧肉增加了70%，其中，红烧肉中亚硝酸盐含量已超过了国家《食品中污染物限量标准》中"肉类3mg/kg"的限量标准。

放置18小时后，实验人员又从冰箱中拿出贴有"18小时"标签的4个菜，用微波炉加热后作检测。检测结果发现，炒青菜中亚硝酸盐含量增幅非常大，比"6小时"标签组的炒青菜中亚硝酸盐含量增加了443%，相对应地红烧鲫鱼增加了54%，韭菜炒蛋增加了47%，红烧肉中亚硝酸盐含量变化不大。

从这实验看出，隔夜菜放到第二天中午，炒青菜、红烧肉、红烧鲫鱼亚硝酸盐含量都超过了国家标准。

放置24小时后，实验人员从冰箱中拿出最后一批贴有"24小时"标签的4个菜肴，同样用微波炉加热后做检测。检测结果发现，跟"18小时"标签组的食物相比，4个菜肴亚硝酸盐含量继续大幅增加，且全部超过了《食品中污染物限量标准》的限量标准。

亚硝酸盐可使血中低铁血红蛋白氧化成高铁血红蛋白，失去运氧的功能，致使组织缺氧，重则死亡，成人摄入0.2至0.5克即可引起中毒，3克即可致死，长期食用可引起食管癌、胃癌、肝癌和大肠癌等疾病。简单说，今后按量做菜，尽量不吃剩菜。

但是，定量做饭菜还是很难实现的，经常会有饭菜吃不完的时候，有时还剩不少，扔掉又可惜，那么，剩菜应该如何处理为妥。

处理剩菜的原则是："剩荤不剩素，凉菜都别留。"

剩菜储存方法：热食物突然进入低温环境，食物的热气会引起水蒸气凝结，促使霉菌生长，从而导致冰箱里的食物霉变。凉透后要蒙上保鲜膜及时放入冰箱，即使在冬季，也不要长时间放在外面。

不同剩菜一定要分开储存，要用干净的容器密闭储存，如保鲜盒、保鲜袋，避免细菌交叉污染。

回锅加热也有技巧：储存在冰箱里的剩菜，吃之前一定要高温加热。低温只能抑制细菌繁殖，不能杀死细菌。

海鲜加热时最好再加点酒、葱、姜、蒜等佐料，这样不仅可以提鲜，还具有杀菌作用，防止肠胃不适。剩菜中属鱼虾蟹贝最不耐放，即使在低温下储存，也会产生细菌变质，所以海鲜尽量不留。

与海鲜和蔬菜相比，肉类比较不易产生亚硝酸盐，但也一定要热透，最好加热10分钟以上，或微波加热1分钟以上。肉类加热时加点醋有帮助。

点评：剩菜到底能不能吃，在于存放时间和处理是否得当，存放不应超过18小时，回锅要热透。带饭一族最好是早晨制备当日午餐，如果是晚上制备次日午餐，除了要选择好菜肴种类，还不应熟透。重要的是建议大家最好不要留剩菜。

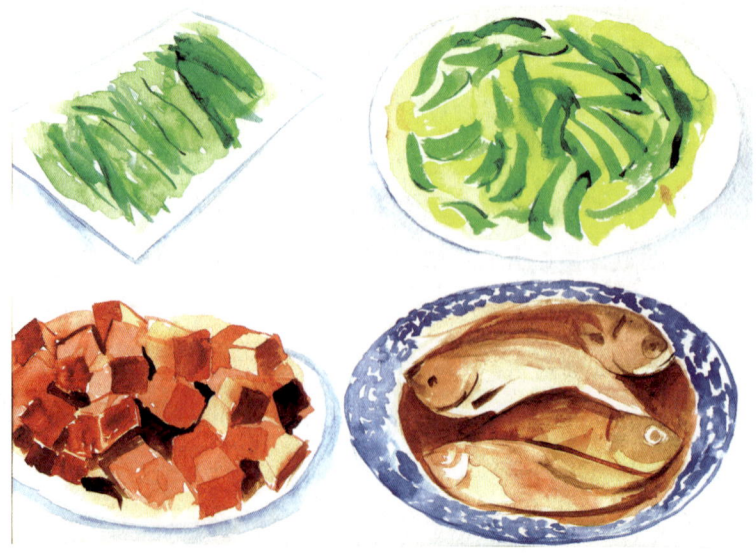

厨房防癌图谱

厨房防癌图以常见癌症为横坐标，以常见食物为纵坐标，以七级相关程度表示食物、营养与癌症预防关系，分为"充分的""很有可能的""有限的"和"不可能的"，绘制出了一张关于食物预防癌症的厨房防癌图。

这张厨房防癌图直观，一目了然，非常适合家庭主妇张贴在厨房，时刻提醒为家人做一顿健康防癌的佳肴。

1. 富含膳食纤维的食物

"很有可能的"能预防结肠、直肠癌的发生。

豆类和粗加工的谷物中含有非常丰富的膳食纤维，蔬菜水果中膳食纤维的含量也很高。

2. 非淀粉类蔬菜

"很有可能的"能预防口腔癌、咽癌、喉癌、食管癌和胃癌的发生。

"有限的"证据表明这类蔬菜还能够预防鼻咽癌、肺癌、结肠癌、直肠癌、卵巢癌和子宫内膜癌的发生。

例如，大蒜"很有可能的"能预防结肠癌、直肠癌的发生，胡萝卜"很有可能的"能预防宫颈癌的发生。

3. 水果

"很有可能的"能预防口腔癌、咽癌、喉癌、食管癌、肺癌和胃癌的发生。

"有限的"证据表明水果还能预防鼻咽癌、胰腺癌、肝癌和结肠癌、直肠癌。

4. 蔬菜水果能够预防某些癌症的作用取决于其中所含的某些微量营养素的多少。

富含叶酸的食物"很有可能的"能预防胰腺癌。

富含类胡萝卜素的食物"很有可能的"能预防口腔癌、咽癌、喉癌和肺癌。

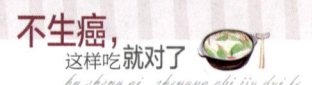
富含胡萝卜素的食物"很有可能的"能预防食管癌。

富含番茄红素的食物"很有可能的"能预防前列腺癌。

富含维生素C的食物"很有可能的"能预防食管癌。

富含硒的食物"很有可能的"能够预防前列腺癌，"有限的"证据表明含硒食物能够预防胃癌和结肠癌、直肠癌。

含有维生素B$_6$或维生素E的食物"有限的"证明表明能够预防食管癌和前列腺癌。蔬菜、水果预防癌症的证据相对地说得比较多，可以说在一定的程度上是能预防癌症的。

建议要经常吃蔬菜、水果，最好能做到顿顿有蔬菜，天天吃水果。

点评：笔者发现这张厨房防癌图源自世界癌症研究基金会（WCRF）组织国际著名科学家权威发布的《食物、营养、身体活动与癌症预防》报告的结论方阵图。

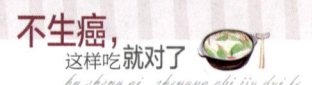

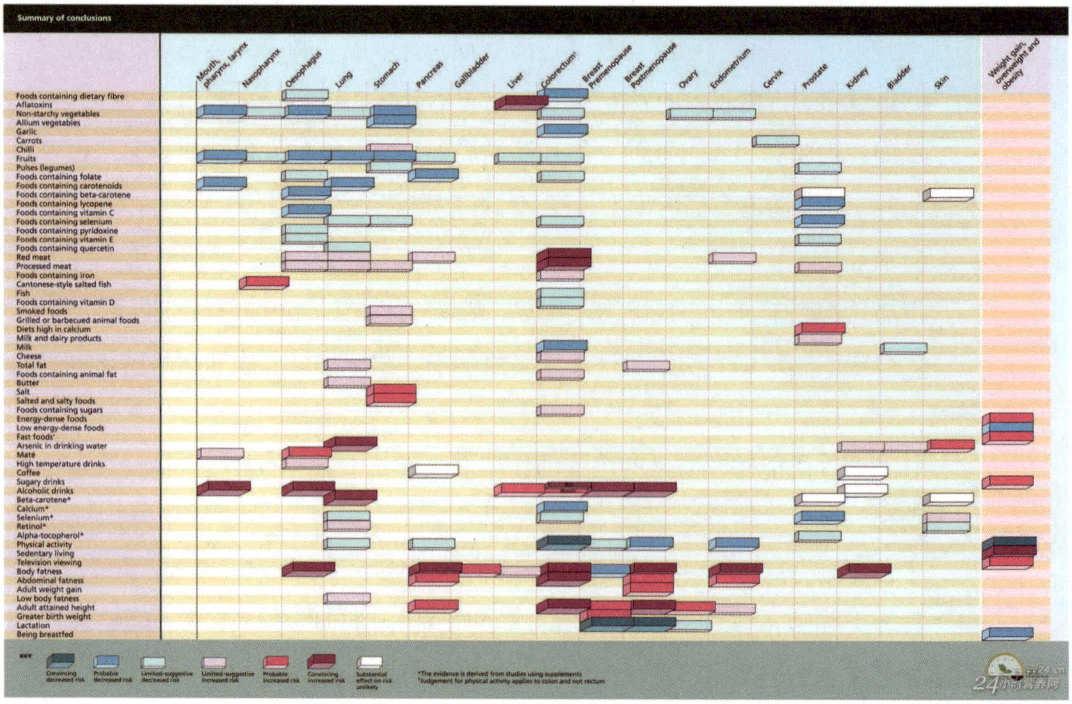

烹饪用油法则

　　最近，有国内媒体报道称：据英国《每日电信报》报道，英国科学家最近发现，植物油烹饪致癌风险高。这与我们一直认知的"植物油健康"常识相悖，因为长期以来，专家们都喋喋不休地告诫我们，说黄油和猪油有多么多么坏，而植物油有多么多么好。有益健康排名第一的橄榄油不也是植物油？

　　信息社会，不可轻信；媒体报道，常有偏颇。笔者仔细研读并追根溯源，该结论来自于英国德蒙特福德大学的生物分析化学教授马丁·格鲁特维尔德，他发现英国一份普普通通的、由植物油烹饪而成的炸鱼和薯条当中，所含有的致癌醛类化合物超出了世界卫生组织组织健康标准的100~200倍。

　　再深入分析发现，英国专家所说的植物油是指大豆油，大豆油中含大量亚油酸，亚油酸不耐热，到冒油烟的温度（近200度甚至更高）会发生氧化聚合，分解出有毒物质。以往的很多试验也证明大豆油会促进胆固醇的氧化。

　　其实富含多不饱和脂肪酸的大豆油、葵花籽油、玉米油等都不适合用来高温煎炸。因为在高温条件下，富含多不饱和脂肪酸的植物油容易氧化，不但会降低油脂的营养价值，同时还会产生很多有害物质。

　　不是植物油烹饪致癌风险高，而是高温烹饪致癌风险高，应避免高温烹饪植物油。推而广之，任何油高温烹饪的致癌风险都高，任何油高温炸出来的炸鱼和薯条都有高致癌性。而进一步的研究得知，低温使用植物油无危害。

　　高温烹饪时，选择猪油、牛油等动物油，或是富含饱和脂肪酸的棕榈油反而更好，这类油热稳定性好，高温下产生的有害物质较少。

　　做中餐的煎菜、炒菜，如果用大豆油则不能加热至冒油烟，用花生油略好，橄榄油也可以，都要注意不要加温到冒烟。

　　由此概括烹饪用油法则：

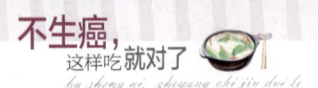

棕榈油和椰子油适合煎、炸、炒；花生油、茶籽油、精炼橄榄油、菜籽油适合一般低温炒菜；豆油、玉米油、葵花籽油可以用做完全不冒油烟的清炒和炖煮菜；亚麻籽油、芝麻油和核桃油适合做凉拌菜；黄油、猪油只可偶尔用来增加美食风味。当然，还要注意控制烹调油脂总量。

那么如何判断油的温度呢？可以用葱白判断油温：把一片葱白放入油锅，四周大量冒泡，但颜色不会马上变化，油烟还没有冒出，这个温度就可以炝锅炒菜了。

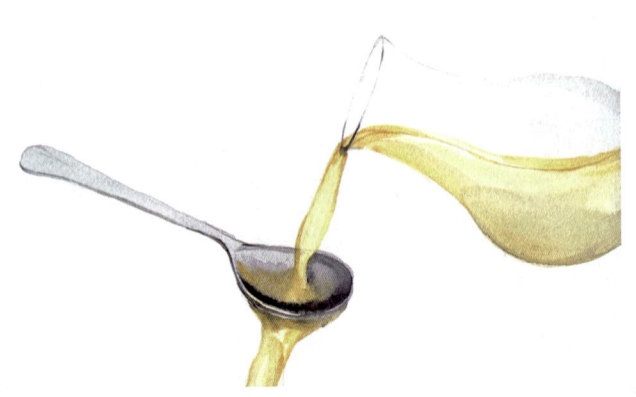

点评：植物油低温使用无危害！

味精、鸡精致癌是谣言

味精，对于家庭主妇来说，是再熟悉不过了，因为味精是烹饪过程中必不可少的调味品之一，有着很好的提鲜效果。味精自从发明生产后就风靡全球，成了家庭厨房必备的调味品，有"味之素"的美称。

然而，味精这种家庭必备的调味品，却不断地受到人们的质疑，成为很有争议的调味品之一。不断看到关于在烹饪过程中添加味精对人体有着很大的危害作用。"味精有害说"有很多版本，如味精饮食过多会导致掉头发、视力减退、缺锌，甚至有人提出味精会导致很多疾病。最为甚嚣尘上的是近年来网络特别是微信风传的"味精致癌说"。众多说法中，温度超过100℃味精就会致癌的说法最吓人，也最能忽悠人，并终于将味精推上"2015年微信十大致癌谣言"。

很多人都把味精看作一种"化学工业品"，事实上，味精的主要成分是谷氨酸钠，是以碳水化合物（淀粉、甜菜、甘蔗、糖蜜素等）为原料，经微生物发酵后经提炼精制而成。水解植物蛋白质经加工也可制得味精。味精的制作过程跟酒、醋、酱油的生产类似，不会使用化学原料。而且，谷氨酸钠本身也存在于葡萄、番茄等水果中。

美国食品药品监督管理局（FDA）、美国医学协会、联合国粮农组织和世界卫生组织食品添加剂联合专家组等权威部门的研究，最终得出同样的结论：味精的主要成分是谷氨酸钠盐，摄入人体后可转化为谷氨酸，谷氨酰胺和酪氨酸，而这些氨基酸是人体蛋白质的重要组成单元之一，有着重要的功能。

鸡精的主要成分是味精，区别在于味精是单一的谷氨酸钠，而鸡精是一种复合调味料，鸡精的谷氨酸钠含量在40%左右，还有淀粉、增味核苷酸、糖、其他香料。鸡精里还应该有一些来自于鸡的成分比如鸡肉粉、鸡油等等，来产生鸡的味道。但是，由于来自于鸡的成分比较贵，为了降低成本，厂家可能完全不用鸡的成分。

研究表明，在菜肴或者食品中添加适量的味精或鸡精是安全的，可以增进人们的食欲，提高人体对其他各种食物的吸收能力，对人体有一定的滋补作用。因为味精中96%的谷氨酸能被人体吸收，形成人体组织中的蛋白质；它还能与血氨结合，形成对机体无害的谷氨酰胺，解除组织代谢过程中所产生的氨的毒性作用；又能参与脑蛋白质代谢和糖代谢，促进氧化过程，对中枢神经系统的正常活动起良好的作用，因而对人体健康有益。

虽然食用味精和鸡精是安全的，但是在炒菜的过程中也要适度的使用，毕竟味精只是一种调味剂，不能过量地添加。同时，在炒菜的过程中，要注意味精投放的温度（70~80℃），时间（在汤菜出锅前投放），建议菜肴出锅前加入味精。事实上，这样做主要是能够更好地保持味精的鲜味，并不是因为所谓的"高温致癌"的原因。

整理出食用味精"六不要"：一不要高温使用；二不要低温使用；三不要用于碱性食物；四不要用于酸性食物；五不要用于甜口菜肴；六不要投放

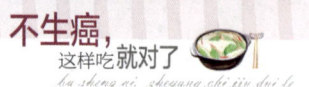
过量。这"六不要"与致癌无关，而与"味道"关系大些。总之是"小量调味，不宜大量"。

综上可知味精不会致癌，也不是毒药，少量食用不会对身体造成危害。但不赞成在加盐以外再加过多味精调味，这样会增加钠的摄入。要注意加工食品和餐馆菜肴中往往含过多的味精。和过量食用单一食品一样，长期食用过多味精，对身体也是不利的。

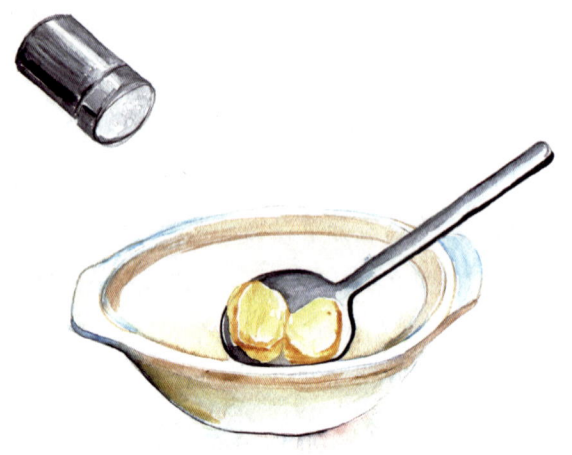

点评：味精和鸡精的应用原则是"适量调味，大量不宜"。

厨房防癌小技巧

家庭"煮"妇要小心了：炊烟也会诱发肺癌等多种癌。炊烟的主要成分是二氧化氮、二氧化硫、一氧化碳等有毒有害物质，其中很大一部分是致癌物。炊烟一旦经呼吸道被吸入人体，就会直接进入肺泡和血液，最终引发肺癌等呼吸道疾病。

日前，一份出自世界卫生组织和联合国开发计划署发表的联合声明显示：炊烟每年导致发展中国家160万人因癌症而死亡。所以，厨房应列为防癌抗癌一线主战场，家庭"煮"妇的自身防癌和饮食防癌同样重要。

以下5项厨房防癌小技巧，可以增强厨房的抗癌力量。

技巧一：无声无气炒菜防癌

有些厨师，在炒菜时常让锅中的油冒浓烟着火，中餐炒菜讲究"镬气"，炒菜的锅中经常着火，"滋拉——"这样的声音大家一定都不陌生，湿淋淋一堆青菜放进热油锅，一时声响伴着油烟四起。殊不知，这样的做法，很容易产生致癌碳氢化合物。青菜下锅"滋拉"一声烟最毒，这个时候的油烟最致癌。

食用油产生的油烟凝聚物有很强的毒性。长年累月在厨房里操持的人，吸入的油烟雾气凝聚物多了，容易罹患肺部疾病。

较为科学的烹制方法是将油倒进锅后，待油面波动加剧，没有多少油烟（此时为最佳油温，大概在150℃左右）时，加入菜。这样烧出来的菜才既有营养又无害。

技巧二：炒完菜，油烟机再开5分钟

临床中有个很有意思的现象，凡是50岁以上的女性肺癌患者，经询问都有较长的烹饪史，而且饮食习惯还以煎、炸为主。

因为高温加热后的油烟会产生致癌物，长期吸入可诱发肺部组织癌变。

英国一项研究报告也显示，在通风系统差、燃烧效能极低的炊具上做饭，对健康造成的损害相当于每天吸两包烟。

建议喜欢烹饪的女性，不要等到厨房油烟四起才想起开油烟机，一定要在开火时就把抽油烟机打开，炒完菜后还要让油烟机再抽3~5分钟，以完全吸走有害物质。

油烟机最好选用外排式，排风量强。油烟机安装的高度距灶台60厘米，排风管长度不要超过3米，拐弯不能多于3个，这样的油烟机才能达到最好的排烟效果。

技巧三：电磁炉代替燃气灶

厨房油烟不全是烹饪过程中产生的，还有一个容易忽视的是燃气中冒出的黑烟。用电磁炉代替燃气灶也是减少油烟的有效手段。

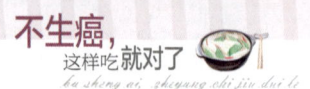

技巧四：厨房摆些绿植物

厨房中常会被清洁剂和油烟所包围，绿萝可以清除70%的有害气体，被称为异味吸收器。绿萝在室内向阳处可四季摆放，在光线较暗的室内，应每半个月移至光线强的环境中恢复一段时间。月季、蓝铃、天竺葵等对油烟的吸收效果也都比较好。

技巧五：围裙应该防水耐油

传统是使用涤纶或者棉质的围裙，长期使用容易滋生细菌，并附着大量的有害油烟沉积。

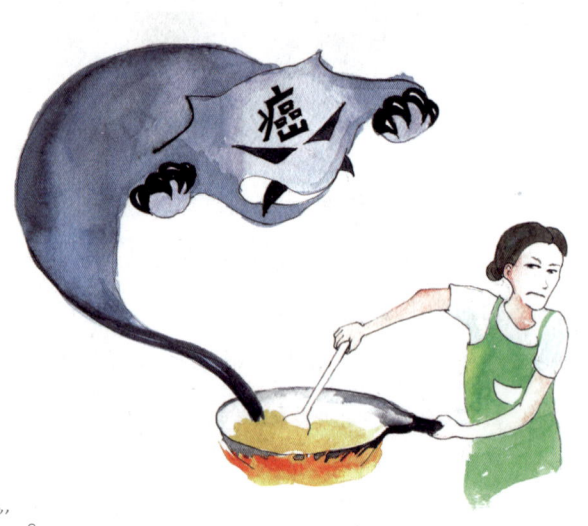

涤纶绸面料，再内涂防水胶的围裙就不错。防水耐油，还易于清洗，油腻之物粘上后干布轻抹即可清除，特别适合家庭厨房使用。

点评：肺癌是"吸烟"吸出来的，炊烟也是致癌"烟"。

烹调方式与癌症

煎、炸、烤、焙、炒、熏是最常用的食品烹调方式。国内外的科学工作者，曾对这些烹调方式所造成的污染状况进行了广泛的调查和研究。结果表明：烹调方式与癌症之间，确实存在着不容忽视的联系，不科学的食品烹调有致癌危险性，结论是：煎、炸、烤、焙、炒、熏的烹调方式易致癌。

煎炸：反复煎炸食品的旧油之中，含有一定数量的致癌成份。在煎炸食物时，所用的油温度越高，产生的有毒物质则越多。经煎炸而焦糊的食物中，发现了一批潜在的致突变原。最容易产生这类有毒物质，如焦化产物中的氨甲基衍生物，其致癌性要比强致癌物苯并芘大100倍。

烤：使用明火烤制食物时，被烤制物的油滴落在燃烧的木炭上，油滴便会立即在高温下燃烧并形成苯并芘等致癌化合物。这些致癌物与烟气一起升腾，则将造成对食物的严重污染。实验还发现：烤焦的淀粉也会产生苯并芘，且温度越高，产生就越多。相比之下，使用电炉、红外线微波炉、煤气炉等烤制食物，对身体健康安全性和洁净度要比前者好得多。

炒：炒菜时的油温不宜过高，炒菜的油烟与吸烟一样，也是强致癌物。

熏：在烟火熏制食品中，烟气中的苯并芘却能聚集在熏制食物上，熏的时间越长，黏附的致癌物质也相对越多。另外，熏制食物时，还可因所用燃料的不同，使熏制食品的致癌物含量各有差异。

由此可见，要预防"癌从口入"，煎、炸、烤、焙、炒、熏等食品烹调方式必须严格操作和讲究卫生。加工制造过程中，要适时地掌握火候，防止出现焦糊现象。防癌食谱对食品的制作方式，不提倡煎、烤、炒、焙、熏，多数主张蒸、煲、炖等方式，才能够既防癌抗癌又有益于健康。

所以防癌饮食的烹饪方法应以蒸、煮、焖、拌、汆为主。选择这些烹饪方法既能够减少营养流失，保证低脂饮食，又能够防癌抗癌。当然，防癌健康食谱中也不能完全没有煎、炒的烹饪方法，众所周知，煎、炒的菜好吃。一星期吃上一次、二次，是不会有很大问题的。不管何种烹饪方法，低盐、低脂、高膳食纤维是食谱中必须遵守的原则。

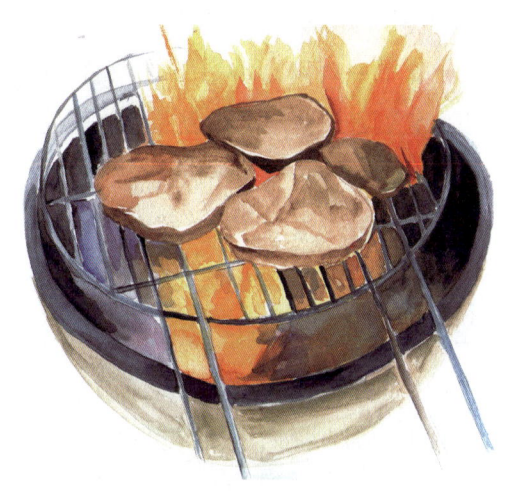

点评：多用蒸、煮、焖、拌、汆，少用煎、炸、烤、焙、炒、熏。

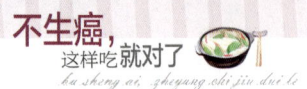
减少致癌物的烹调技巧

以蔬菜为主的中餐的饮食结构相对于以肉食烧烤为主的西餐是公认的比较健康，但中餐烹饪方式中的煎、炸、炒却久被诟病，隐藏着巨大的健康隐患，甚至有致癌的可能。比如不少人早餐喜欢吃油炸的油条、油糕、油饼等面粉做的食物经高温油炸后，会产生一种叫作苯并芘的致癌物质。

油炸、熏烤类食物在超过200℃高温的情况下会产生苯并芘，在烧焦、烤焦的状态下，苯并芘含量更高。苯并芘是一级致癌物，与臭名昭著的二噁英、尼古丁齐名，致癌风险很大。若炒菜时，把油烧得过热、冒烟，也会产生苯并芘，长期食用此类食品，易导致胃癌、肠癌、肝癌等。此外，许多肉类含有左旋苯丙氨酸及肌氨酸，经过油炸或烧烤后，所产生的致癌物质异环胺，会导致肠癌。

那么，我们要如何烹调才能减少烹调致癌物的产生？这里有4个烹调小技巧，可以减少烹调产生的致癌物。

一是控制油温，缩短煎炸时间。煎炸时油温越高，产生的有毒和致癌物就会越多。煎炸时温度控制在150℃以下比较理想，此时冒油烟很少，食物放进去后会大量起泡，但不会马上变色。如果已经大量冒烟或食物变色太快，说明温度过高了。

二是及时清理油内杂质。油炸食物时，经常会有小渣滓或碎屑留在锅里，它们经过长时间反复煎炸，会发黑变煳，产生很多有害物质，一旦附着在食物表面，被食用后会危害健康。因此，油炸食物时要准备一个网眼非常细的小笊篱或漏勺，及时捞出油里的杂质。

三是油水煎法省油又健康。超市里有许多裹着煎炸粉的半成品，如鸡米花、鸡排等，加工这类食品时，不妨抛弃油炸法，试试油水煎法。具体做法是，在锅底放一点点油，加一勺水，利用蒸汽把食材蒸热、蒸熟，水分蒸发后，少许油就会把食材底部煎脆，达到轻度油煎的效果，可以大幅度地减少单纯油煎产生的致癌物。

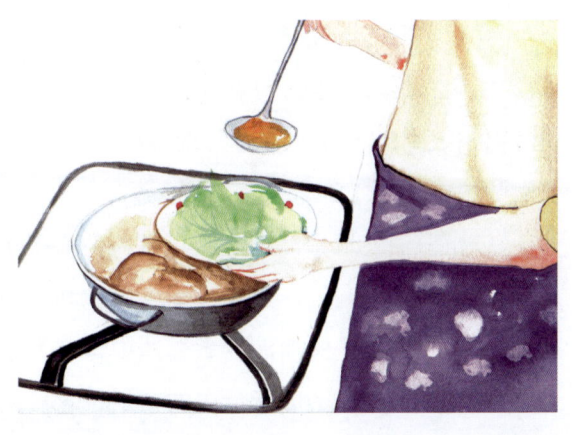

四是炒完菜后马上刷锅。炒完一道菜后，一定要先把锅刷干净再炒下一道菜，因为黑色的锅垢反复受热后，会产生苯并芘等致癌物，对健康造成威胁。此外炒完菜后，别急着关抽油烟机，最好再持续开3～5分钟。

点评：掌握烹调技巧可以减少烹调致癌物的产生。

健康防癌的地中海式饮食可以借鉴

所谓地中海式饮食是指地中海沿岸国家人们的日常饮食，以鱼类、豆类、蔬菜、水果、坚果、橄榄油为主，搭配适量红酒，只食用少量红肉和奶制品。最显著的特点是饱和脂肪酸摄入量低，单不饱和脂肪酸和膳食纤维摄入量很高。

蔬菜是地中海饮食的主体。地中海饮食使用橄榄油、柠檬、香料和大蒜作调料，将蔬菜色拉做成令人垂涎欲滴的美食。蔬菜和水果量比抗癌机构推荐的至少多一倍，因此得到了大量有益健康的纤维素，以及重要的抗氧化成分。而且，生吃蔬菜最有利于保存食物中的营养素、降低血糖生成指数、减少自由基。

古地中海国家的饮食中肉很少，因为当时的肉很昂贵，他们吃的是羊奶酪。意大利人的冠心病发病率之低在西欧很突出，这同他们喜欢食用含高质量蛋白质的硬小麦制作的面包和通心粉，进食鸡蛋、蔬菜、水果、乳酪、火腿，外加西红柿酱和绿叶蔬菜等是有密切联系的。红肉吃得少是地中海饮食的一大特色，主要蛋白质来源是低脂肪的海鲜和豆类。

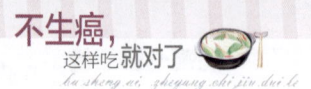
营养学家的研究分析发现：地中海饮食富含抗氧化物质，有助预防心脏病、癌症和延缓衰老。有共识认为地中海式饮食是最有利于健康的，1990年世界卫生组织号召全世界推广地中海式饮食。

地中海式饮食的特点：

1. 橄榄油使地中海人血脂正常。他们很少吃大量饱和脂肪（如奶油、猪油、牛羊肉、猪肉），虽也少用多不饱和脂肪（如玉米油和红花油），他们的脂肪来源主要是橄榄油。橄榄油中含有大量的单不饱和脂肪酸，它能增加人体内好胆固醇高密度脂蛋白的含量，它可使心血管病发病率降低。油脂的科学的吃法是，各种植物油变换着吃。

2. 深海鱼使心血管病和癌症发病率低。那儿的人海鱼吃得比较多，海鱼中含有很多的多不饱和脂肪酸，可以降低胆固醇和甘油三酯，有助于抑制动脉粥样硬化。建议每周吃2~3次深海鱼的习惯，如沙丁鱼、鲭鱼、鲱鱼、鲑鱼等。

3. 丰富多彩的蔬菜、水果使人体酸碱平衡。那边的蔬果是相当丰富多彩：红色的番茄、石榴、小辣椒；黄色的胡萝卜、橘子、柠檬；绿色的多种叶菜；白色的花菜、大蒜、菌藻类；紫色的茄子、紫葱头、葡萄等等。这些蔬果不仅提供了丰富的维生素、矿物质和膳食纤维，它们还是非常好的碱性食物，使人体酸碱平衡，也具有很强大的抗氧化作用。提倡人们每天吃五种颜色以上的蔬果。地中海式饮食中还常使用药草及香料，如百里香、小茴香等，据说此类香料具有强抗氧化作用。低密度脂蛋白（坏胆固醇）氧化后就易引起动脉粥样硬化。

4. 常喝少量红葡萄酒。红葡萄酒是用红葡萄酿制而成，是酒类中唯一的碱性饮品，它的抗氧化作用最强，可降低胆固醇。

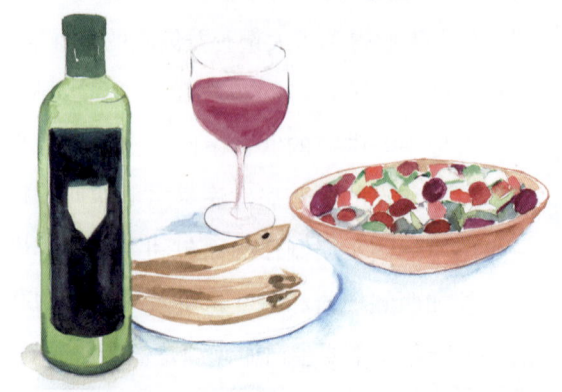

点评：笔者也号召推广地中海式饮食。

日新韩加国民膳食指南

为了让国民吃得健康，世界上很多国家都根据国情，科学研究制作了简单易懂的膳食指南，帮助人们选择明智的健康饮食、调整膳食、规律生活。这些膳食指南都传递了、抗癌的健康生活方式的信息。当然，也不免会有不同的意见，放在一本书内可能会被认为是"自相矛盾"。

其实不然，这应该理解为只是认识的差异和看问题的角度不同，因为有些结论是来源于调查统计大数据，而有些结论是科学实验结果……相同的自然是专家共识"英雄所见略同"，有异议的也可能是"相对论"，或者是"目前的观点"，无所谓真理和谬误，仅供读者参考。

看看以下四个世界上长寿国家最新的国民膳食指南：日本是旋转的陀螺、新加坡是美食的餐盘、韩国是双轮自行车、加拿大则是彩色跑道……都有什么寓意？且看专家的诠释。

日本的国民膳食指南是"旋转的陀螺"：水和运动不能缺

日本的膳食指南把人的身体比成旋转的陀螺，需要经常补充水分和适量运动，强调每天要吃30种以上的食物，少吃动物性脂肪，同时还标注了老年人吃食物要分先后顺序，进餐时应保持愉快的心情。

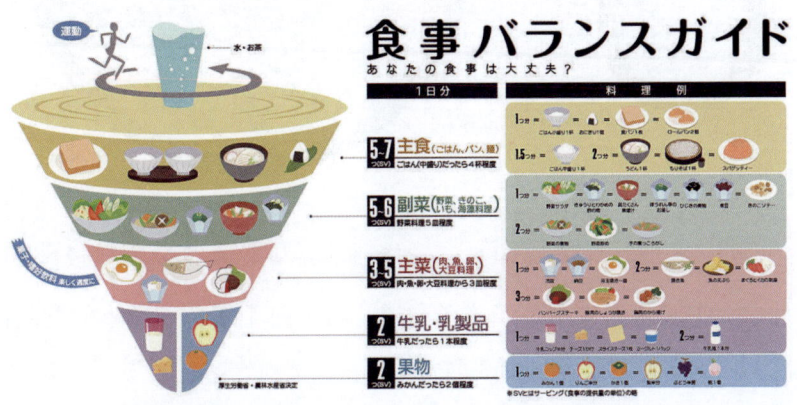

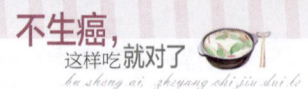

新加坡的国民膳食指南是"美食餐盘"：传递4个健康口号

新加坡最新的"健康餐盘"，盘子的一半装满各种蔬菜和水果，1/4的盘子摆上各类全麦品，剩下1/4铺上肉类、鱼类等，既易懂又易记。同时，餐盘周围还标注有多吃蔬果、多选择健康食用油、多饮水、积极生活等4个口号，提醒人们更健康地生活。

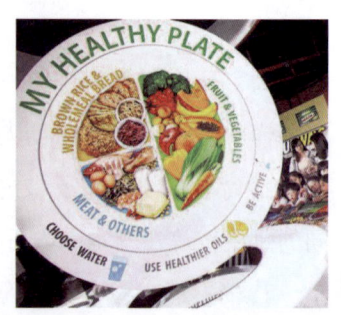

韩国的国民膳食指南是"双轮自行车"：前轮是水，后轮是吃

为了强调运动对健康的重要性，韩国最新的膳食指南变为了自行车，前轮是水，后轮是"膳食平衡轮"，列出了谷物、果蔬、肉类等各类食物的摄入标准，烹调时要少用盐，平时少饮酒，按时吃早餐等等。

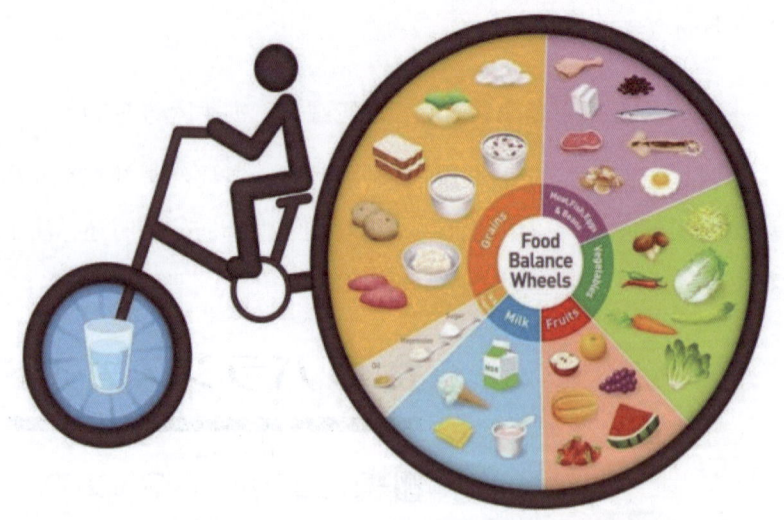

加拿大的国民膳食指南是"一条彩色跑道"：多吃颜色食物

加拿大把膳食指南画成了彩色跑道，每天每个颜色跑道中的食品都要适量获取。而跑道也提醒着大家要时常锻炼。

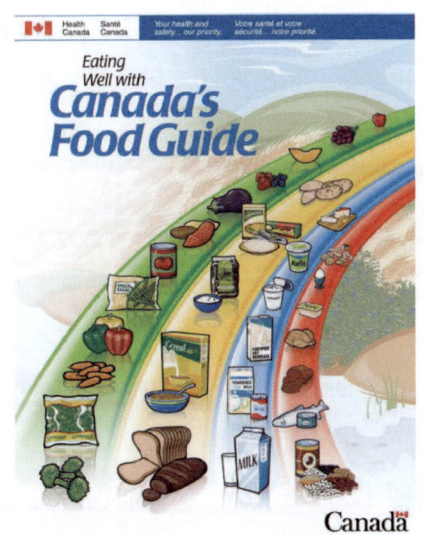

点评：日本陀螺、新加坡餐盘、韩国自行车、加拿大跑道……各国有各国的高招。总之是大方向上求同存异，都是在倡导健康饮食。

《美国居民膳食指南》解读

日前，美国膳食指南专家顾问委员会基于2015年技术报告，完成了对《2015—2020年美国居民膳食指南》（以下简称《膳食指南》）的修订。从联邦政府补贴到学校午餐，从食品标签到医生的建议，《膳食指南》涵盖了全部营养模式，并将一些新的饮食建议写入最新发布的《膳食指南》。

《膳食指南》是美国官方发布的营养健康指南，由美国卫生与公众服务部、农业部联合发布，每5年更新一次，适用于所有2岁及以上的美国居民。此版膳食指南是美国卫生与公众服务部和农业部组织了包括营养学、医学和公共卫生各界的专家，在综合评价现有科学证据的基础上制定。《膳食指南》的宗旨是通过健康饮食模式和规律身体活动来促进居民健康、降低慢性病的发病风险。

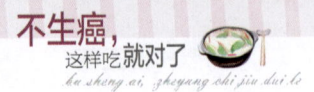

总体而言，2015年版《膳食指南》与2010版《膳食指南》相似，饮食健康的准则没有大的改变和更新，相比之下，新《膳食指南》的重点是：多吃水果、蔬菜和粗粮；少吃饱和脂肪酸、盐和糖。2015年版《膳食指南》新增加的、部分是有争议的饮食建议，括：

多吃鸡蛋没问题

报告指出膳食胆固醇现在被认为"是与营养过剩不相关"，是一个颠覆性的观念。最新的医学研究表明：血液中的胆固醇含量远比之前的理解要复杂得多。

美国《膳食指南》顾问委员会认为：摄入胆固醇与心脏病之间没有证据表明有"可预见的相关性"，但仍然建议少摄入饱和脂肪酸。早些年的报告建议饱和脂肪酸的摄入量限制在总胆固醇摄入量的10%以内。

对于每天摄入的胆固醇上限，或者是每天可以吃多少个鸡蛋，专家组没有给出建议。

点评：笔者一直提倡膳食中要少吃肉，可以吃蛋，要多吃蔬菜、水果，这仍然是饮食健康的大方向没有改变而且更加强调。

当 心 糖 类

由医生和营养学家组成的美国《膳食指南》顾问委员会建议，努力推动在近几年内指导消费者避免在天然食品（比如水果和牛奶）中添加糖。

应该饮用纯净水来代替含糖饮料，而不是用低卡甜味剂来代替糖。

限盐要温和

2010版《膳食指南》建议有心脏病风险的人，食盐摄入量限制在每天1.5克。但是根据美国医学研究所2013年一份报告，没有明显证据证明每天摄入食盐小于2.3克可以得到益处。

鉴于现在美国人每天要摄入超过3.4克的食盐，专家组建议：如果难以达到目标，可以先试着每天减少1克的食盐摄入。

喝咖啡有讲究

报告第一次提及咖啡因，并说喝咖啡没问题，甚至对人有益。有强烈证据支持每天喝3~5杯咖啡是健康饮食，甚至可以降低患2型糖尿病和心脏病的风险。

还有一些忠告：不要从奶油、牛奶和糖分中获取增加的热量；同时反对超市中流行的超大杯能量饮料；建议孕妇每天饮用咖啡限制在2杯以内。

点评：这是一个有较大争议的问题。网络上盛传嗜喝咖啡与胰腺癌有相关关系，也有报道咖啡有降低前列腺癌的作用。世界卫生组织尚无定论，但喝咖啡要适量肯定是正确的。

提 倡 素 食

专家组建议更多地食用蔬菜、水果、粗粮、豆类、坚果和谷物。与当前美国大量肉食为主的饮食结构相比，以素食为主的饮食"是有益健康的，而且更加环保"。

报告没有阻止人们吃肉，"为了可持续的改善效果，没有食物组需要被完全消灭。"总之，专家组建议少食红肉和加工类肉制品，同时在脚注中指出：瘦肉是健康饮食的一部分。

红肉指的是在烹饪前呈现出红色的肉。如猪肉、牛肉、羊肉、兔肉等等所有哺乳类动物的肉都是红肉。红肉中含有很高的饱和脂肪。相反的，鸟类（鸡、鸭、鹅、火鸡等）、鱼、爬行动物、两栖动物、甲壳类动物（虾、蟹等）或贝类（牡蛎、蛤蜊等）非哺乳动物的肉都不是红肉，可以算作白肉。

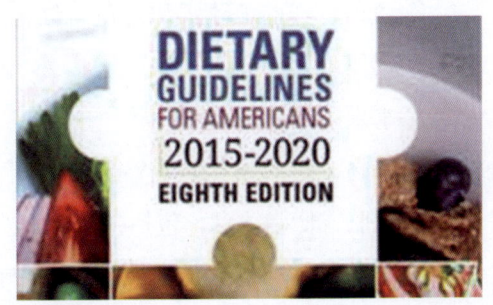

点评：笔者一直提倡少吃肉，

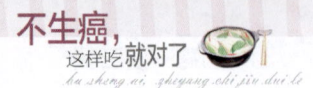

多吃蔬菜、水果，这是不变的健康原则。

美国居民《膳食指南》借鉴

《2015—2020年美国居民膳食指南》是对营养科学证据进行鉴定性的、明了的综述而得出的美国居民膳食指南，为美国人如何健康地吃指明了一条清晰的道路。我们可以参考《2015—2020年美国居民膳食指南》的核心内容：

1. 始终保持健康的饮食模式。食物和饮料的选择对健康都有影响。选择能量适当的健康饮食模式，不仅有助于达到和维持健康体重，保证获得充足营养素，还可减少慢性病的发病风险。一生坚持健康地吃有助于预防慢性病，如肥胖症、心血管疾病、高血压病和2型糖尿病。

2. 重视食物的多样性、营养素含量和摄入量。按推荐量从各种食物中选择营养素密度高的食物，既能满足营养需求，又能限制能量摄入。健康地吃是我们拥有的减少疾病发生最强有力的工具。膳食指南可以帮助你，为你和你的家人做出明智的选择。

3. 通过营养促进健康就要遵循一个适合你自己的膳食模式。膳食模式即你所食用的食物和饮料的搭配。一个健康的膳食模式应该是适应个人喜好、习俗、文化以及预算的。

4. 限制来自添加糖和饱和脂肪的能量摄入，并减少钠的摄入量。实践低添加糖、低饱和脂肪和低钠的饮食模式。少吃含这些成分高的食物和饮料，以形成健康饮食模式。

一个健康的膳食模式包括：

①各种各样的蔬菜：深绿色、红色和橙色，豆类（大豆和豌豆），含淀粉的和其他蔬菜。

②水果尤其是完整水果。

③谷物，至少一半应是全谷物。

④无脂或低脂饮食，包括牛奶、酸奶、奶酪和/或大豆强化饮料。

⑤各种各样的富含蛋白质食物，包括海产品、瘦肉和禽肉、蛋类、豆类

（大豆和豌豆）、豆制品、坚果和种子。

⑥油，包括那些植物油：菜籽油、玉米油、橄榄油、花生油、红花油、大豆油和葵花籽油。油也天然存在于坚果、种子、海产品、橄榄和牛油果中。

5. 健康膳食模式限制添加糖，低于全天能量摄入的10%。添加糖是指在加工或准备过程中添加到食物或饮料中的糖或糖浆。它不包括天然存在的糖类如存在于牛奶和水果中而被消耗的那一部分糖类。

6. 健康膳食模式限制饱和脂肪和反式脂肪，饱和脂肪应该低于全天能量摄入的10%，富含饱和脂肪的食物包括黄油、全脂牛奶、没有瘦肉标签的肉和热带油，如椰子油和棕榈油。应该用不饱和脂肪如菜籽油或橄榄油替代饱和脂肪。

7. 健康的膳食模式限制钠，成人和14岁及以上少年每天钠的摄入量应低于2.3克，低于14岁儿童摄入量应该更少。使用营养素含量表来检查食物中的钠，钠尤其富含于加工类食物中，如比萨、意大利面、调味酱和汤。

8. 大多数美国人可以从膳食习惯上做出小小的改变而获益以致长期坚持促进健康。在食物选择上的小小改变——一周、一天哪怕只是一餐在选择某道菜上的改变都可以为你找到一个适合你的膳食模式发挥作用。

9. 别忘了体育锻炼！规律的体育锻炼是最重要的促进健康的方式之一。根据美国卫生和公共服务部的体育锻炼指南，成人每周需要至少150分钟的中等强度锻炼，而且每周应该进行2天及以上的肌肉加强锻炼。6~17岁的儿童青少年每天需要至少60分钟的体育锻炼，包括有氧运动、肌肉加强锻炼和骨骼加强活动。

10. 用简单的、可接受的和负担得起的方式支持健康的选择，无论是家、学校、单位、社区还是食物零售店，都可以发挥作用。

①家，你和你的家庭可以尝试做出小小的改变去发现对你们有好处的生活方式，如添加更多的蔬菜到你们喜欢的菜中，有计划地用餐和在家做饭，并在陪伴家人或朋友的时候安排一点体育锻炼时间。

②学校是一个可以促进学生在自助餐厅和自助售货机上对健康食物选

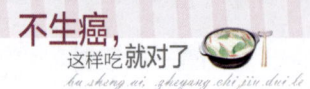

择的地方。它可以提供营养教育课程、加强校园体育锻炼和鼓励父母及看护人，促进他们在家向健康的模式转变。

③单位可以鼓励步行或活动。在自助餐厅、自助售货机和员工会议或宴会上提供健康的食物。提供健康的项目和营养咨询服务。

④社区可以提高居民做健康选择时可负担得起的程度，如通过社区花园、农民工市场、避难所和食物银行来进行健康食物的选择，还可以通过维护安全的公共场地来创造可以行走锻炼的社区。

⑤食物零售店可以告诉消费者去做出健康的选择和提供健康的食物。

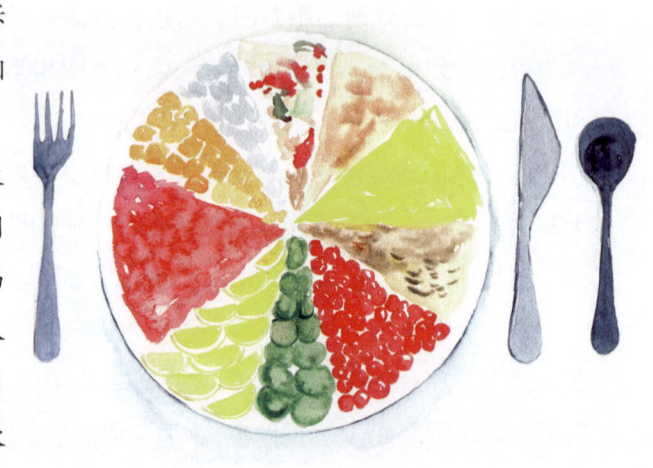

点评： 饮食健康的大方向，《2015—2020年美国居民膳食指南》没有改变而且更加强调、也更加细致入微，我们也可以据此调节自己的健康的生活方向甚至饮食习惯细节。

《中国居民膳食指南（2016）》点评

中国人的营养宝典《中国居民膳食指南（2016）》（以下简称《指南》）已经正式发布。第一版《指南》于1989年发布，之后在1997年、2007年进行了两次修订和发布。从时间上看，差不多每隔10年，中国营养学会就组织专家委员会对《指南》进行修订，并发布新版《指南》。

新版《指南》由一般人群膳食指南、特定人群膳食指南和中国居民平衡膳食实践三个部分组成，其中针对2岁以上的所有健康人群提出6条核心

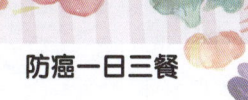

推荐：

推荐一：食物多样，谷类为主

每天的膳食应包括谷薯类、蔬菜水果类、畜禽鱼蛋奶类、大豆坚果类等食物。

平均每天摄入12种以上食物，每周25种以上。

每天摄入谷薯类食物250~400克，其中全谷物和杂豆类50~150克，薯类50~100克。

食物多样、谷类为主是平衡膳食模式的重要特征。

点评：把白米饭换成五谷饭、把白面包换成全麦面包。用红薯、山药、土豆，代替一部分主食。试试把红豆、绿豆、芸豆这些非大豆类的豆子做成杂粮豆粥，也可以当菜吃。试试把杂粮打浆喝，或是杂粮菜粥、五谷杂粮饭、杂粮煎饼。市售杂粮要看食物配量表，找全麦、糙米、麸皮、燕麦、荞麦等字样，并不是颜色深就是全麦食品。

推荐二：吃动平衡，健康体重

各年龄段人群都应天天运动、保持健康体重。

食不过量，控制总能量摄入，保持能量平衡。

坚持日常身体活动，每周至少进行5天中等强度身体活动，累计150分钟以上；主动身体活动最好每天6 000步。

减少久坐时间，每小时起来动一动。

点评：管住嘴，迈开腿。吃下去的食物既满足身体的能量需要，又不造成能量过剩，才能保持健康体重。保持天天运动，每天要走6 000步。运动量不够？可以试试不坐电梯走楼梯、多走一站路回家。

推荐三：多吃蔬果、奶类、大豆

蔬菜水果是平衡膳食的重要组成部分，奶类富含钙，大豆富含优质蛋白质。

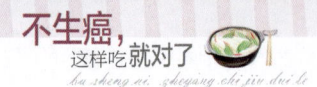

餐餐有蔬菜，保证每天摄入300~500克蔬菜，深色蔬菜应占1/2。

天天吃水果，保证每天摄入200~350克新鲜水果，果汁不能代替鲜果。

吃各种各样的奶制品，相当于每天液态奶300克。

经常吃豆制品，适量吃坚果。

点评： 深色蔬菜占一半，深色蔬菜营养更丰富，红如西红柿，黄如胡萝卜，绿有菠菜，紫的有茄子。多吃水果是健康饮食中很重要的部分，吃新鲜的水果，好吃又营养。和新鲜水果相比，果汁不仅含糖多，而且在制作过程中会损失掉膳食纤维和不少维生素C。要吃酸奶、奶粉、奶酪，少吃饱和脂肪含量高且含钙很少的黄油、奶油等。

推荐四：适量吃鱼、禽、蛋、瘦肉

鱼、禽、蛋和瘦肉摄入要适量。

每周吃鱼280~525克，畜禽肉280~525克，蛋类280~350克，平均每天摄入总量120~200克。

优先选择鱼和禽。

吃鸡蛋不弃蛋黄。

少吃肥肉、烟熏和腌制肉制品。

点评： 控制吃肉的量，每天吃肉（包括鱼禽肉蛋）不超过200克——差不多是一两肉+二两鱼虾+一个鸡蛋。少吃或不吃烟熏或腌制品，火腿、腊肠、培根、热狗等加工肉制品都含有很多盐，而且有致癌风险。

推荐五：少盐少油，控糖限酒

培养清淡饮食习惯，少吃高盐和油炸食品。成人每天食盐不超过6克，每天烹调用油量控制在25~30克。

控制添加糖的摄入量，每天摄入不超过50克，最好控制在25克以下。

每日反式脂肪酸摄入量不超过2克。

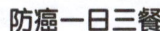

足量饮水，成年人每天7~8杯（1500~1700mL），提倡饮用白开水和茶水；不喝或少喝含糖饮料。

儿童少年、孕妇、乳母不应饮酒。成人如饮酒，男性一天饮用酒的酒精量不超过25克，女性不超过15克。

点评：水是最好的饮料，运动量大和天气炎热的时候，更要多饮水。尽量不喝含糖饮料，鲜榨果蔬汁也要适量，自榨果蔬汁时尽量多放蔬菜、少放水果，避免含糖过多。蜂蜜水、红糖水不可任性喝，里面的糖可不少。

推荐六：杜绝浪费，兴新食尚

珍惜食物，按需备餐，提倡分餐不浪费。

选择新鲜卫生的食物和适宜的烹调方式。

食物制备生熟分开、熟食二次加热要热透。

学会阅读食品标签，合理选择食品。

多回家吃饭，享受食物和亲情。

传承优良文化，兴饮食文明新风。

点评：吃，是一种生活方式和传统文化。要吃新鲜卫生的食品，从正规途径购买，买回来尽快吃掉。不仅好吃，而且更安全。每天烹饪用油不超过25～30克。推荐煮、蒸、小炒、炖、焖，尽量避免油炸和烟熏。重要的是常回家吃饭：在享受食物和亲情的同时，还能吃得更健康、更合口味。

2007版《指南》提出的营养建议有10条，这次新版的营养建议是6条，数量上减少了，但实际内容并未减少，只是简化成为6条更方便记忆。

新版《指南》有一些新的健康膳食建议。比如：平均每天摄入12种以上食物，每周25种以上，建议适当增加粗杂粮和薯类摄入，粗杂粮会降低心脑血管疾病，而薯类会缓解便秘。随着素食主义成为一种时尚，新版《指南》与时俱进，新增了素食人群膳食部分。

新版《指南》还参考了世界卫生组织（WHO）的建议，首次在建议正文中加入"控糖"，提出对糖摄入量进行限制。"健康体重"的概念在新版

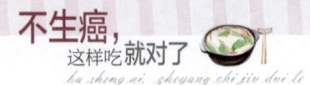
《指南》中被提到了第二条，众所周知，肥胖是众多慢性疾病的危险因素，近年来我国随着肥胖率增高，而与之相关的慢性病发生率也在逐年上升。

此外，新版《指南》对"中国居民膳食营养宝塔"做了一些调整，另外新增了两个图形，一个是中国居民平衡膳食餐盘，一个是儿童平衡膳食算盘。

点评：《中国居民膳食指南（2016）》是营养宝典，但不是防癌宝典，是对于大众的普遍性饮食指导，笔者认为每个人都可以参考《指南》，制订适合自己的精准个体饮食习惯。

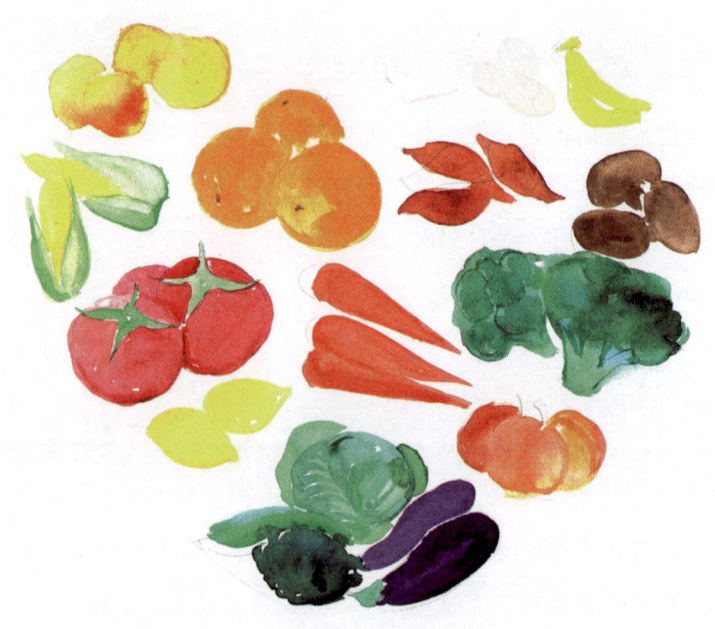

 ## "营养金字塔"和"膳食餐盘"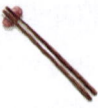

中国营养学会《中国居民膳食指南（2016）》，提出了食物结构指南，在原来"营养金字塔"的基础上，新增了膳食餐盘和膳食算盘，更为形象地展示合理的膳食结构，直观地图示了每日膳食中应当包括"粮、豆类""蔬菜、水果""奶和奶制品""禽、肉、鱼、蛋"四类食物，以这四类食物作为基础，适当增加"盐、油、糖"。

"营养金字塔"和"膳食餐盘"提出了一个营养学上比较理想的膳食模式，但其中所建议的各种食物量，特别是肉类的量，落实到个人上还是有较大的个体差异，但还是可以作为制订日常饮食计划和食谱的参考。

"营养金字塔"说明：

"营养金字塔"共分五层，包含我们每天应吃的主要食物种类。"营养金字塔"各层位置和面积不同，这在一定程度上反映出各类食物在膳食中的地位和应占的比重。谷类食物位居底层，每人每天应吃300～500克；蔬菜和水果占据第二层，每天应吃400～500克和100～200克；鱼、禽、肉、蛋等动物性食物位于第三层，每天应吃125～200克（鱼虾类50克，畜、禽肉50～100克，蛋类25～50克）；奶类和豆类食物合占第四层，每天应吃奶类及奶制品100克和豆类及豆制品50克。第五层塔尖是油脂类，每天不超过25克。食盐和饮酒的问题在《中国居民膳食指南》中已有说明。

"营养金字塔"建议的各类食物的摄入量一般是指食物的生重。各类食物的组成是根据全国营养调查中居民膳食的实际情况计算的，所以每一类食物的重量不是指某一种具体食物的重量。

1. 谷类。谷类是面粉、大米、玉米粉、小麦、高粱等等的总和。它们是膳食中能量的主要来源，在农村中也往往是膳食中蛋白质的主要来源。多种谷类掺着吃比单吃一种好，特别是以玉米或高粱为主要食物时，应当更重视搭配一些其他的谷类或豆类食物。加工的谷类食品如面包、烙饼、切面等应折合成相当的面粉量来计算。

2. 蔬菜和水果。蔬菜和水果经常放在一起，因为它们有许多共性。但蔬菜和水果终究是两类食物，各有优势，不能完全相互替代。尤其是儿童，不可只吃水果不吃蔬菜。蔬菜、水果的重量按市售鲜重计算。

一般说来，红、绿、黄色较深的蔬菜和深黄水果含营养素比较丰富，所以应多选用深色蔬菜和水果。

3. 鱼肉蛋。鱼、肉、蛋归为一类，主要提供动物性蛋白质和一些重要的

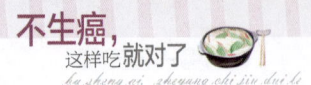
矿物质和维生素。但它们彼此间也有明显区别。

鱼、虾及其他水产品含脂肪很低，有条件可以多吃一些。这类食物的重量是按购买时的鲜重计算。肉类包含畜肉、禽肉及内脏，重量是按屠宰清洗后的重量来计算。这类食物尤其是猪肉含脂肪较高，所以生活富裕时不应吃过多肉类。蛋类含胆固醇相当高，一般每天不超过一个为好。

4. 奶类和豆类食物。奶类及奶制品当前主要包含鲜牛奶和奶粉。"营养金字塔"建议的100克按蛋白质和钙的含量来折算，约相当于鲜奶200克或奶粉28克。有些人饮奶后有不同程度的肠胃道不适，可以试用酸奶或其他奶制品。豆类及豆制品包括许多品种，"营养金字塔"建议的50克是个平均值，根据其提供的蛋白质可折合为大豆40克或豆腐干80克等。

与"营养金字塔"相似，在膳食餐盘中，谷薯类、奶类、鱼肉蛋豆类、水果类、蔬菜类按照《中国居民膳食指南（2016）》建议的比例被放置在餐盘里，一餐之中各类营养物质的合理摄入量一目了然。而膳食算盘则特别针对儿童的设计，采用我国传统的珠算形式，以算盘珠的多少来直观地表示各类食物的摄入量，便于儿童的理解记忆。

点评："营养金字塔"和"膳食餐盘"提出了一个营养上比较理想的膳食模式，可以参考和落实执行。

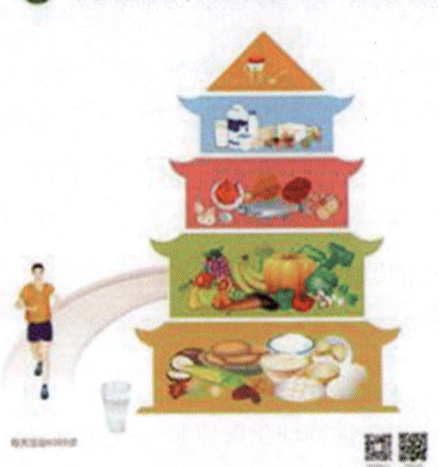

中国居民平衡膳食宝塔（2016）

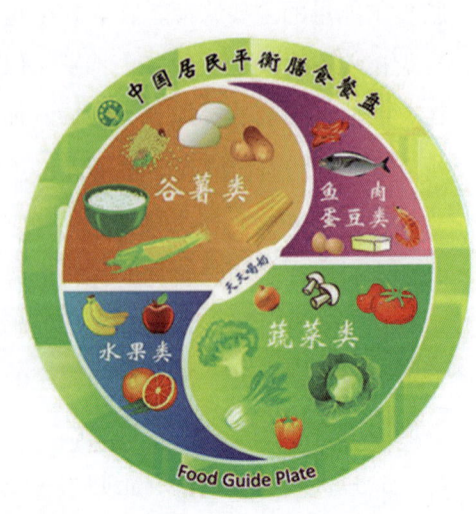

"色彩食疗学"

食物和我们的身体器官五脏六腑也是一样是有颜色的。我们不能只注重服饰的颜色搭配，颜色还与饮食和健康相关。食物有红、黄、紫、绿、黑、白等多种颜色，不同颜色的食物营养特点各异，这就是食物的颜色密码。我们不能只凭我们对味道和颜色的好恶来挑选食物，确切地说，蔬菜和水果的颜色，是可以对应一日三餐和身体器官来针对性地吃的。

而中医早就有了"五色入五脏"理论，就是以青、赤、黄、白、黑五色，分别对应肝、心、脾、肺、肾五脏，也就是：青入肝，赤入心，黄入脾，白入肺，黑入肾。五色五味入五脏，食物颜色关乎健康，"五色入五脏"也可以说成是"五色养五脏"。

青入肝——绿色食物养肝

大多数的蔬菜和水果都属于绿色食物，比如：白菜、菠菜、韭菜等家常菜，常用的绿色食物还有黄瓜、猕猴桃、西兰花、青椒等等，绿色给人以清新的感觉。在中医理论中，绿色食物走肝经。

绿色蔬菜和水果中含有丰富的碱性物质和纤维素，可以增强肠胃蠕动，帮助肝脏排毒。绿色食物是生命健康的"清道夫"和"守护神"，不可忽略其作用。多食绿色食品具有舒肝强肝的功能，是良好的人体"排毒剂"。中医五行学说中，青绿克黄，肝属木克脾土，即肝制脾，所以绿色食物还能起到调节脾胃消化吸收功能的作用。绿色蔬菜中含有丰富的叶酸成分，而叶酸已被证实是人体新陈代谢过程中最为重要的维生素之一。绿色食物还是钙元素的最佳来源，常食绿色蔬菜无疑是补钙佳品。绿色食物中维生素C的含量较高，特别是经常面对电脑和长期吸烟的人可以多吃绿色食物。

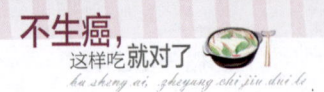

赤入心——红色食物养心

肿瘤病人放疗、化疗后，出现红细胞、白细胞和血小板降低时，连西医都会嘱咐病人，要多吃花生衣和枸杞子等红色食物。常用的红色食物包括西红柿、樱桃、西瓜、草莓、红苹果、山楂、红枣、牛肉、羊肉、枸杞子等等。

红色是火的象征，让人会联想到旺盛之意，也是血液的颜色，按照中医五行学说，赤入心就是红色食物进入体内后会走心经，红色为火，为阳，故红色食物进入人体后可入心、入血，大多具有益气补血和促进血液、淋巴液生成的作用。现代研究发现，许多红色食物含有丰富的类胡萝卜素和维生素A，能够预防前列腺癌的发生。还能够降低血液中的胆固醇，从而有效降低心脑血管疾病的发生率。

黄入脾——黄色食物养脾

常用的黄色食物包括南瓜、玉米、土豆、杧果、花生、黄豆等，黄色让人联想到黄土，五行中黄色为土，因此，黄色食物摄入后，走脾经，其营养物质主要集中在中医所说的中土（脾胃）区域。黄色食物进入体内后，营养物质主要集中在脾胃区，所以经常吃黄色食物对脾胃大有益处。

脾主运化，脾胃功能是血液、精气、身体运转的动力来源，所以人体健康与否，都看脾胃是否良好，人的五脏六腑都靠脾胃滋养。黄色食物可提供优质蛋白、脂肪、维生素和微量元素等，对脾胃大有裨益。此外，在黄色食物中，维生素A、维生素D的含量均比较丰富。维生素A能保护肠道、呼吸道黏膜，可以减少胃炎、胃溃疡等疾患发生；维生素D有促进钙、磷元素吸收的作用，进而起到壮骨强筋之功

白入肺——白色食物养肺

白色食物有白菜、山药、白芝麻、牛奶、米、面、鸡肉、鱼肉等，中医认为：白色在五行中属金，入肺经，偏重于益气行气。白色食物适合肺气虚

弱、脸色不好的人食用。现代研究也发现：很多的白色食物都含有丰富的蛋白质，能补充身体能量，消除疲劳。

　　一个很有趣的事实是：白色食物比红色食物营养价值更高，比如肉食中吃鱼肉就比羊肉牛肉更好，脂肪含量白肉更少，特别适合高血压、高血脂等病人食用。此类食物大多是类黄酮的丰富来源，可以有效扩张血管，增强血管通透性。

黑入肾——黑色食物养肾

　　长了白头发要多吃黑芝麻，这恐怕是地球人都知道的简单食疗。黑色食物有黑芝麻、黑豆、黑米、黑枣、黑木耳等，此类食物能增强肾脏之气，有抗衰老的功效，对于生殖、排泄系统大有好处。含有维生素、黑色素和微量元素三大营养素，具有良好的保健作用，其中黑色素能有效清除自由基。

　　五行中黑色主水，入肾，因此，常食黑色食物更益补肾，和人体生长、发育、衰老息息相关，因本身的颜色较深，所以在自然界中吸收的营养素也更多。黑色食物中有一些药用价值很高，可明显减低冠心病、动脉硬化、中风等发生概率，对白头发有很好的食疗作用。

　　点评： 我们要了解和掌握食物颜色对人体健康的影响，让颜色融入我们的饮食，充分利用食物的颜色来增进我们的身体健康，生活才能更加地丰富多彩。

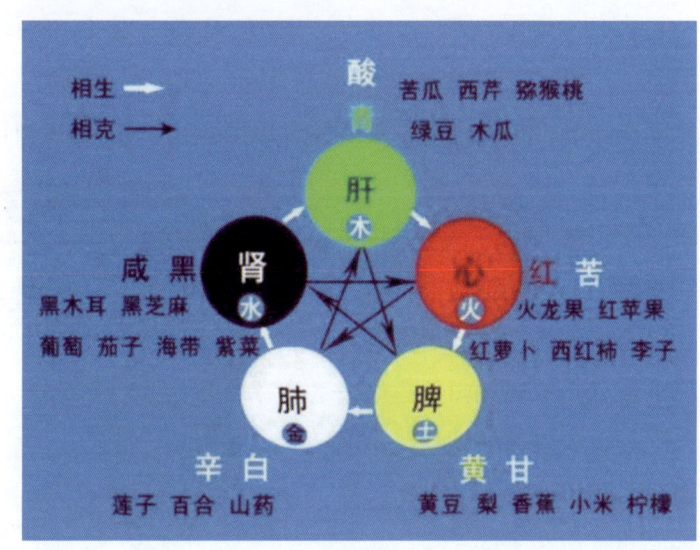

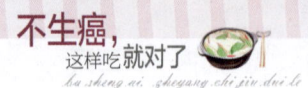

 ## 美国癌症协会"彩虹食谱"

　　无独有偶，在饮食防癌上，美国癌症协会推荐"彩虹饮食原则"，即多进食多种色彩的水果和蔬菜。千万不要说中医的"五色入五脏""色彩食疗学"是来自美国的"彩虹饮食原则"，有点文化的人都知道：美国建国不过几百年，而中医"五色入五脏"理论已经有了几千年的历史。

　　《美国居民膳食指南》建议人均每日需摄取5至13份色彩丰富的蔬果（1份约等于80克）。

　　《中国居民膳食指南》建议每人每日至少吃蔬菜300~500克（深色约占一半），水果200~400克。

　　何谓"彩虹饮食"？专家介绍，指的是按照蔬果表皮颜色分成五类：

　　红色（火龙果、苹果、石榴、辣椒、花生、鸡肉、枸杞子等）；

　　橙黄色（玉米、小麦、柠檬、南瓜、香蕉、橙子、土豆等）；

　　绿色（芹菜、青椒、猕猴桃、西兰花、黄瓜、芦笋等）；

　　紫黑色（洋葱、茄子、紫菜、甘蓝、花椒、芋头）；

　　白色（白果、杏仁、茭白、牛奶、山药、银耳、冬瓜、豆腐、萝卜、莲藕等）

　　美国癌症协会推荐"彩虹饮食原则"是指要确保一日当中每一种颜色都能食用到。

　　原来，防癌饮食要"好色"，但一般人恐怕很难达到上面的量。恕笔者记忆力有限，将"彩虹饮食原则"归结简化记忆为：每人每日最好是吃蔬菜和水果各500克，而且要"红、黄、绿、黑、白"五彩缤纷。

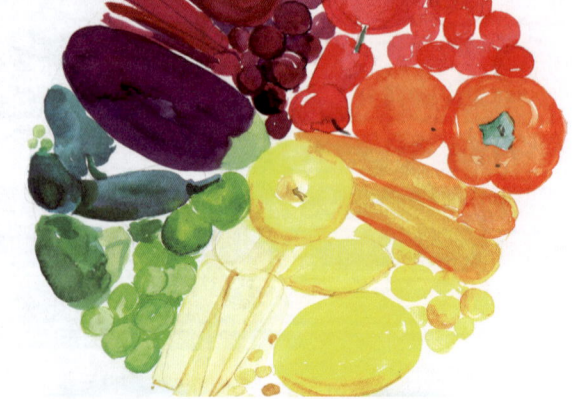

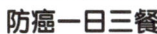

点评："他山之石，可以攻玉。"参考美国"彩虹饮食原则"，调整自己的饮食习惯，有助于制订自己的防癌抗癌的"彩虹食谱"。

健康防癌膳食结构

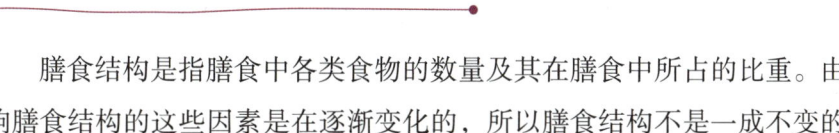

膳食结构是指膳食中各类食物的数量及其在膳食中所占的比重。由于影响膳食结构的这些因素是在逐渐变化的，所以膳食结构不是一成不变的，而通过适当的干预可以促使其向更利于健康的方向发展。

日常生活中的必需食物可分为五类：

第一类是粮食类，是热量的主要来源。粮食类食物占热能供给量的60%~70%，约占膳食总量的32%。一般轻体力劳动者每天的摄入量在300~500克为宜，其余的热量由副食品供给。

第二类是蔬菜、水果，这是人体维生素、无机盐和食物纤维的主要来源，但因蔬菜品种很多，营养成分也存在很大差异。如，绿叶类蔬菜含大量的胡萝卜素、抗坏血酸以及钙、磷等无机盐；根茎类蔬菜有丰富的淀粉、蛋白质和胡萝卜素；鲜豆类蔬菜中的碳水化合物、铁及硫胺素是其他蔬菜所不能比的，所以每人每天应摄入400～500克，其中绿叶蔬菜应保持1/2以上。新鲜的水果是抗坏血酸的良好来源，可以提供大量的蛋白质、磷、铁等无机盐，故而每人每天最少应摄入100～200克鲜果。此类食物应占总量的40%。

第三类是豆、乳及制品，因豆类富含蛋白质、不饱和脂肪酸和卵磷脂等，其蛋白质、氨基酸的组成接近人体需要，所以每人每天应补充豆类50克，奶类100克，此类食物占总量的9.5%。

第四类是富含动物蛋白质的食物，包括瘦肉、蛋、禽、鱼等，成人每天应摄入70～100克的蛋白质。据研究，人体对动物蛋白质的吸收率高于植物蛋白，较为理想的蛋白质摄入是，动物蛋白占1/4，豆类蛋白占1/4，其余2/4则由粮食供给。因此，营养专家建议，每人每天应摄禽、畜肉类50～100克，鱼

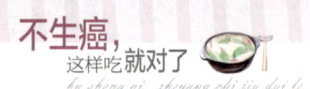
虾类50克，蛋类25~50克。此类食物应占膳食总量13%。

第五类是油脂类，油脂类可供给热量，促进脂溶性维生素的吸收，供给不饱和脂肪酸。植物油所含的必需脂肪酸比动物油高，而动物油的饱和脂肪酸多，脂肪熔点也比较高，不易为人体消化吸收，故而应少吃动物脂肪，多吃植物油。营养学家建议油脂的摄入比例为饱和脂肪酸与多稀不饱和脂肪酸及单烯不饱和脂肪酸各占1/3。油脂应按每千克体重每天摄入1克，约占总膳食比重的1.5%。

以上五类食物长期缺乏任何一种都会影响身体健康，为保持均衡膳食，人们每天的膳食不宜吃得太精，要做到种类多样、粗细搭配、有荤有素，健康就会更有保障。而膳食结构模式就是指以上五类食物的搭配。

当今世界大致有四种膳食结构模式：

一是发达国家模式。也称富裕型模式，主要以动物性食物为主，通常动物性食品年人均消耗达270千克，而粮食的直接消费量不超过60~70千克。

二是发展中国家模式。也称温饱模式，主要以植物性食物为主，一些经济不发达国家年人均消耗谷类与薯类达200千克，肉、蛋、鱼类不超过5千克，奶类也不多。

三是日本模式。也称营养模式，主要特点是既有以粮食为主的东方膳食传统特点，也吸取了欧美国家膳食长处，加之经济发达，人均年消耗粮食110千克，动物性食物135千克左右。

四是地中海模式。为居住在地中海地区的居民所特有。突出特点是饱和脂肪摄入量低，不饱和脂肪摄入量高。膳食含大量碳水化合物。蔬菜水果摄入量较高。癌症及心脑血管疾病发生率很低。

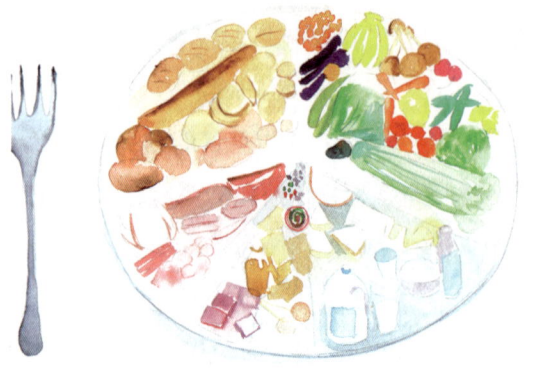

点评：膳食平衡是指：膳食中所含的营养素种类齐全、数量充足、比例适当，即：氨基酸平衡、热量营养素平衡、酸碱平衡以及各种营养素摄入量之间也要平衡，只有这样才利于营养素的吸收和利用。

DIY防癌食谱10项基本原则

原则一：食物多样化

注意食物多样化，每天吃够20种以上食物。以植物性食物为主，应占每餐的2/3以上，植物性饮食应含有新鲜的蔬菜、水果、豆类和粗粮等。全谷食物也要搭配着吃，小麦与燕麦、大麦等要搭配吃，尽量不吃精致白面和精白的稻米。

原则二：以素为主，低盐、低脂、高膳食纤维

一日三餐的饭菜荤、素搭配比例为：由80%的蔬菜和20%的动物蛋白组成。但是现在的很多人都是"肉食动物"，往往把这个饮食原则调换了，变成是80%的肉类和20%的蔬菜，甚至还有的人是百分之百的肉类，而肉食致癌和素食抗癌都是专家共识、已成定论。整体上每人每天一两肉、六两饭、半斤水果、一斤蔬菜。

原则三：烹饪方法应以蒸、煮、焖、拌、氽为主

食物不烧焦，炒鱼、炒肉时应避免肉被烧焦。尽量不吃直接在火上烧烤的鱼、肉及熏肉只能偶尔食用。长年应以蒸、煮、焖、拌、氽为主要烹饪方法。其实，健康的烹煮方法也可以制作美食，不用烧、烤、炸也能够烹饪出美味的厨师才是真正的好厨师。

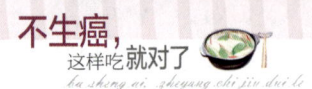

原则四：多吃淀粉类食物

每天吃600~800克各种谷类、豆类、植物类根茎，加工越少越好。要限制精制糖的摄入。食物中的淀粉有预防结肠癌和直肠癌的作用，高纤维饮食有可能预防结肠癌、直肠癌、乳腺癌、胰腺癌的发生。

原则五：多吃蔬菜水果

坚持每天吃400~800克各种蔬菜、水果，可使患癌症的危险性下降20%，每天必须吃5种或5种以上的蔬菜和水果。

原则六：控制饮酒，不酗酒

严格控制饮酒，喝酿造酒，不喝假酒、勾兑酒。经常饮酒能增加患口腔癌、咽喉癌、食管癌等的危险。健康饮酒法：每天饮酒不超过一杯（相当于250毫升啤酒、100毫升红酒或25毫升白酒）；每周必须有一日滴酒不沾：让肝脏休息一天。

原则七：减少红肉量、限制高脂饮食

每天肉食应少于50克，最好用鱼和家禽白肉代替猪、牛、羊等四蹄类红肉。红肉会增加结肠癌和直肠癌的发生危险率。同时要限制高脂饮食，特别是动物脂肪的摄入，应选择恰当的植物油，如橄榄油等。

原则八：用植物油，限制盐和味精等调料

橄榄油、菜油、大豆油、玉米油和葵花籽油都属于健康的食油，含有对人体有益的欧米伽6脂肪酸，但相比而言，还是橄榄油、菜油更健康。限制腌制食品的摄入并控制盐和调料的使用，高盐饮食会增加胃癌的患病率。世界卫生组织建议每人每天食盐摄入量应小于6克。网传味精致癌尚无证据，使用时要注意味精投放的温度（70~80℃）和时间（汤菜出锅前）。

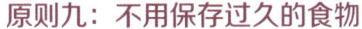

原则九：不用保存过久的食物

多用新鲜材料，不用或尽量少用冰冻、加工产品、干货以及在常温下，甚至在冰箱中保存过久的食物、可能受细菌和化学物污染的食物。隔夜饭菜的问题有很多的争议，目前比较可信的做法是青菜类隔夜能够产生较多的致癌物，而非青菜类则产生较少。致癌物的产生与贮存时间成正比，所以要尽量缩短贮存时间。

原则十：每周都要吃鱼

如果你真的是"无肉不欢"，坚信所谓的"不吃肉不行""不吃肉头晕站不稳"，那么请一定多选择鱼类，海鱼、河鱼都可以，特别是带鱼、沙丁鱼、凤尾鱼等非养殖的海鱼，更可以多吃。选择肉类的原则：猪、牛、羊等四蹄类动物不如家禽类，家禽类不如鱼类，亦即："四条腿的不如两条腿的，两条腿的不如没有腿的。"

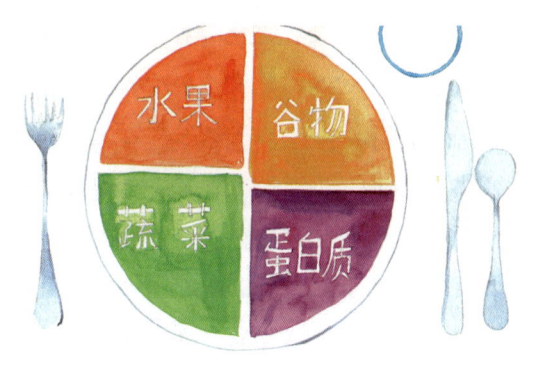

点评：健康问题要经常讲、反复讲，才能记忆深刻而落实执行。

美国国家癌症研究所新食谱

美国国家癌症研究所（National Cancer Institute, NCI）是国际著名的癌症研究机构，1937年美国总统罗斯福批准国家癌症法案，随后NCI正式成立。其主要任务是推动国家癌症研究计划的执行，采用多元化的运作模式，其内容包括相关人员培训、健康资讯传播、拟定探讨癌症致病原因、进行早期诊

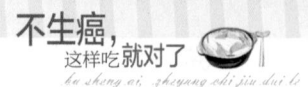

断和临床治疗的计划以及关注癌症病人的康复等工作。

美国国家癌症研究所发现，只要饮食习惯合理，许多癌症是可以预防的。于是制作、公布了以"低脂肪、高纤维、纯天然"为特征的抗癌新食谱。平时较多吃西餐的同学，可以参考下医疗及科研投入世界第一的美国国家癌症研究所的 "抗癌新食谱"：

1. 多素少荤。只靠一种食物单打独斗无法降低癌症危险，但如果把它们合理地搭配起来，效果就会迥然不同。就餐时，素食至少要占2/3，而动物蛋白最好不超过1/3。

2. 每天5份果蔬。超重会增加结肠癌、食管癌和肾癌等多种癌症发病概率。而水果和蔬菜既有助于保持健康体重，又有助于降低癌症风险。建议每天至少吃5份水果、蔬菜。

3. 叶酸早餐。美国癌症协会表示，补充叶酸的最佳方法不是吃药，而是多吃水果、蔬菜和强化谷物食品。叶酸有助于预防结肠癌、直肠癌和乳腺癌。每天早餐中的谷物和全麦食品是叶酸的最好来源。其他富含叶酸的食物还包括：橙汁、柠檬、草莓、芦笋和鸡蛋、鸡肝、豆类、菠菜、莴苣等。

4. 少吃加工熟食。偶尔吃一次三明治或热狗，对健康并无大碍。但少吃腊肠、火腿之类的加工肉食，有助于降低结直肠癌和胃癌的发病率。另外，熏肉和咸肉中潜在的致癌物也会增加患癌症风险。

5. 西红柿防前列腺癌。吃西红柿可降低包括前列腺癌在内的多种癌症风险，因为西红柿中丰富的番茄红素发挥了关键作用。研究还显示，番茄汁、番茄酱等西红柿制品也具有抗癌的潜力。

6. 时常喝绿茶。每天上班给自己泡杯茶吧。经常喝茶会降低膀胱癌、胃癌和胰腺癌的发病率。其中，绿茶具有较强的抗癌功效，它可以预防结肠癌、肝癌、乳腺癌及前列腺癌。

7. 控制饮酒量。口腔癌、喉癌、食管癌、肝癌和乳腺癌都与饮酒密切相关。饮酒还会增加结直肠癌的风险。美国癌症协会建议，即使男性日饮酒量控制在2杯，女性每日1杯，仍然会增加癌症发病率。

8. 喝白水最好。喝白水比其他饮料有助于增加排尿量，可以更好地稀释膀胱中潜在的致癌物。

9. 十字花科蔬菜。十字花科类蔬菜是最经典的抗癌蔬菜，包括西兰花、菜花、卷心菜、甘蓝菜和羽衣甘蓝，其中含有的营养成分能抗击结肠癌、肺癌、宫颈癌等。

10. 炸、烤、焙增加患癌风险。在高温下炸、烤或焙会导致肉食形成某些化学物质，增加致癌危险。而蒸、煮、炖等烹调方式相对较安全。另外，炖肉时最好加一些富含营养和防癌作用的蔬菜。

11. 新鲜草莓和树莓果汁。草莓和树莓中含有植物营养素鞣花酸，这种强效抗氧化剂可通过多种方式抗击癌症，使致癌物质失去活力并减缓癌细胞生长。

12. 少吃糖。虽然糖未必会直接导致癌症，但热量摄入过多，是肥胖的重要病因之一。而肥胖又是一大致癌风险。因此富含维生素的水果可以作为糖的替代品。

点评：这个新食谱是西餐餐式，只列出了每天食谱的食物原则，没有具体的食谱，所以只能称之为"制订西餐食谱的原则"。

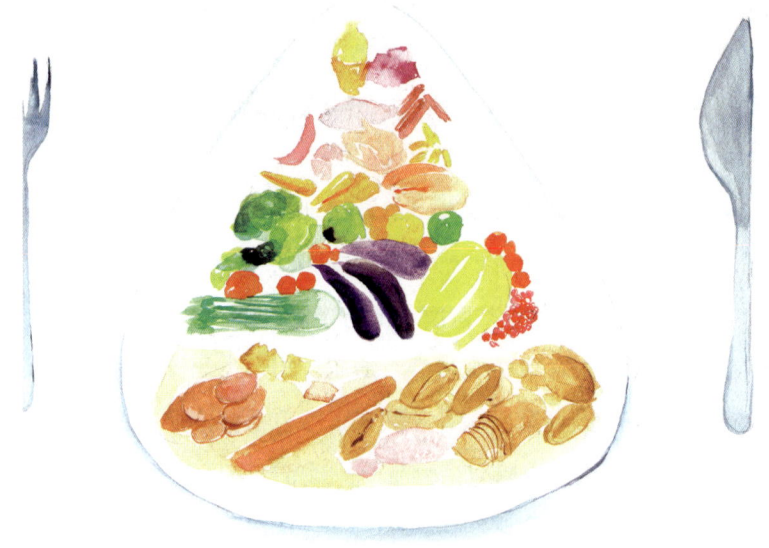

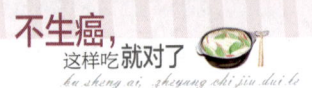

日本的防癌一周食谱

日本的"防治癌症的一周餐单"，号称是专门为癌症病人的"治疗性饮食"，公然声称可以治愈癌症，有效率达到65.5%，疗效之高超过了目前所有的抗癌药物，神奇到笔者也不敢苟同。但因为同属亚洲饮食系列，比美国的纯粹西餐较为接近中餐，可以作为制订防癌菜谱的参考。

周一早餐：绿色果汁、梅脯酸奶、番茄溏心蛋、全麦面包。

　　午餐：酸奶果汁、菜根汤、煎豆腐、糙米饭。

　　晚餐：胡萝卜果汁、酸奶、姜渍卷心菜、焖蛤蜊青菜、五谷饭。

周二早餐：胡萝卜果汁、酸奶、五谷饭、萝卜泥拌纳豆。

　　午餐：山药泥冷荞麦面、橙肉酸奶、绿色果汁。

　　晚餐：糙米饭、马铃薯煎蛋卷、柠檬汁泡蔬菜、酸奶果汁。

周三早餐：西红柿生菜三明治、蜂蜜酸奶、绿色果汁。

　　午餐：五谷饭、辣椒炒竹笋、香菇韭菜汤、酸奶果汁。

　　晚餐：糙米饭、什锦咖喱汤、香草蔬菜沙拉、胡萝卜果汁、酸奶。

周四早餐：杂豆干鲣鱼饭团、酸奶、胡萝卜果汁。

　　午餐：葱芹杂样煎饼、杏肉酸奶、绿色果汁。

　　晚餐：五谷饭、芝麻煎鲑鱼、醋拌裙带菜萝卜干、蘑菇姜汤、酸奶果汁。

周五早餐：水果酸奶泡糙米片、绿色果汁。

　　午餐：姜味蛋炒饭、裙带小白菜辣味汤、酸奶果汁。

　　晚餐：五谷饭、烤油炸豆腐、山药拌孢子叶、蜂蜜酸奶、胡萝卜果汁。

周六早餐：五谷饭、菠菜鸡蛋卷、酸奶、胡萝卜果汁。

　　午餐：辣味蘑菇意面、香蕉酸奶、绿色果汁。

　　晚餐：糙米饭、香醋煎鸡肉茄子、蜂蜜拌南瓜、蔬菜汤、酸奶果汁。

周日早餐：黑麦面包、菜丝汤、酸奶果汁。

午餐：豆蔬盖饭、葡萄干酸奶、胡萝卜果汁。

晚餐：五谷饭、日式煮蕈朴豆腐、芝麻拌水晶菜、酸奶、绿色果汁。

点评：饮食能够防癌是世界卫生组织所肯定的，但饮食还能治愈癌症，目前还没有确切的证据，不可轻信。本菜谱中菜式单调，重复率高，目测营养也不达标，可操作性很差，仅作为了解。

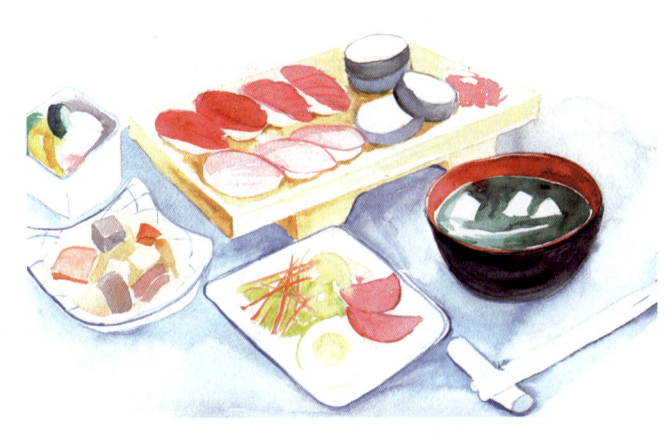

 # 中餐的健康食谱

以下按一周为单位，推荐中餐的一日三餐健康食谱，仅供DIY时参考。

星 期 一

早餐：营养早餐（脱脂牛奶＋水果＋豆粉）＋全麦面包两片。

午餐：白饭3/4碗＋洋葱炒牛肉丝＋凉拌豆腐＋冬瓜火腿汤＋枣子5个。

晚餐：皮蛋瘦肉粥 1碗 ＋香菇蒸肉＋清蒸臭豆腐＋炒冬瓜＋枣子5个。

星 期 二

早餐：皮蛋瘦肉粥。

午餐：白饭3/4碗＋清蒸带鱼＋青椒炒肉丝＋蚝油芥蓝＋小番茄 6个。

晚餐：皮蛋瘦肉粥＋炒蒜苗＋番茄炒包菜＋炒苦瓜＋小番茄 6个。

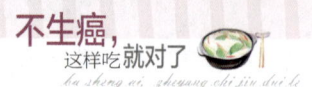
星 期 三

早餐：营养早餐（脱脂牛奶＋水果＋豆粉）＋全麦面包两片。

午餐：什锦面（面2/3包＋草虾6只＋鲜香菇5朵＋小白菜1/2碗）＋猕猴桃
1个。

晚餐：白粥1碗＋香菇蒸肉＋拌干丝＋炒菠菜＋拌茄子＋猕猴桃1个。

星 期 四

早餐：营养早餐（脱脂牛奶＋水果＋豆粉）＋全麦面包两片。

午餐：白饭3/4碗＋虾4个＋蒜苗肉丝＋炒苦瓜＋菠菜豆腐汤＋猕猴桃1个。

晚餐：白粥1碗＋洋葱炒牛肉丝＋山药蒸肉＋青菜＋猕猴桃1个。

星 期 五

早餐：营养早餐（脱脂牛奶＋水果＋豆粉）＋全麦面包两片。

午餐：白饭3/4碗＋清蒸鱼＋西芹炒肉片＋焖冬瓜1碗＋罗宋汤＋柚子2片。

晚餐：香菇牛肉粥＋金玉满堂＋水煮芹菜豆腐丝＋柚子2片。

星 期 六

早餐：香菇牛肉粥。

午餐：咖喱牛肉面（面＋牛肉丝4大匙＋绿豆芽1/2碗）＋柚子2片。

晚餐：香菇牛肉粥＋三色肉丁＋花椰菜炒肉片＋烫空心菜1碗＋柚子2片。

星 期 日

早餐：营养早餐（脱脂牛奶＋水果＋豆粉）＋全麦面包两片。

午餐：白饭3/4碗＋洋葱牛肉＋韭黄炒肉丝＋炒苦瓜＋笋丝汤1碗＋枣子5个。

晚餐：火锅（冬粉1把＋3厘米玉米段2段＋肉片3～4片＋草虾6只＋羊肉
一包＋茼蒿、金针菇、菠菜、香菇、大白菜适量）＋枣子5个

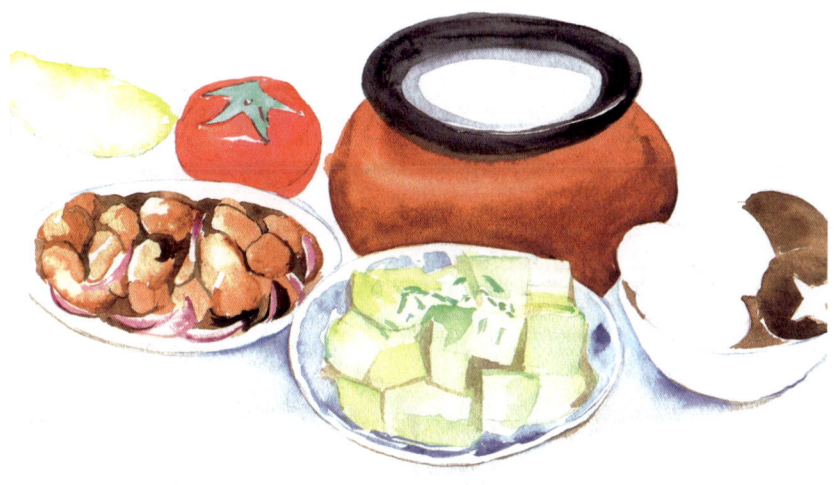

点评：制订本菜谱更多地考虑是营养成分方面，可以作为参考。

笔者看好的专家推荐食谱

三 餐 食 谱

早餐：半杯牛奶、一盘小菜（凉拌海带丝、胡萝卜丝、青椒丝）、一个小麻酱咸花卷、一小碗小米粥或莲子羹；

中餐：什锦砂锅（里面放十种以上的食物）、一两左右的红豆焖饭或薏苡仁饭；

晚餐：㭎萝卜丝鲫鱼丸子、小米粥。此外，还会额外加些水果或酸奶等零食。

两餐之间要加零食。少食多餐一直是被推崇的健康饮食理念，除一顿正餐吃到七成饱外，还会在上午十点左右和下午三点左右补充一些零食。比如上午吃一小碗银耳莲子羹或麦麸，下午则喝半杯酸奶，吃上几粒坚果。

食物种类突出一个"杂"字，每天要吃20多种食物。这里所说的是食物

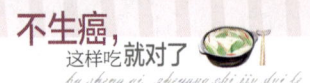
的种类，而非20多道菜，每种食物吃一点就够。少食多餐的原则，只有当食物种类够"杂"，才能使营养均衡。每样菜吃的都很少，但种类多，摄入的营养自然比较全面。20多种食物听上去挺玄乎，其实很容易做到。

秋冬季如无身体禁忌，可以吃些牛羊肉进行"热补"，或鸡肉、兔肉等低脂高蛋白质的食物"温补"；在蔬菜中，根茎类蔬菜如白萝卜、百合、芋头等也适合冬天食用。此外，还要多吃黑色食物，如黑芝麻、黑米、紫菜、木耳等。

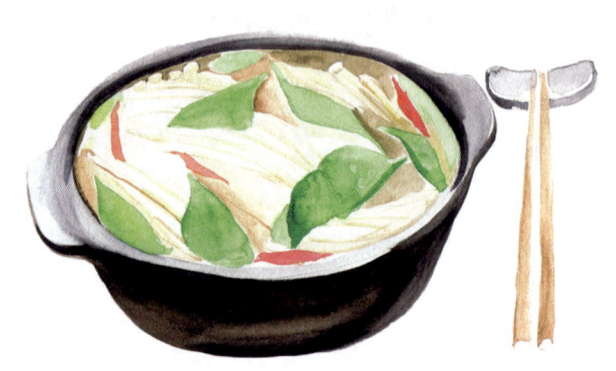

点评：本食谱来自《中国新闻周刊》，笔者发现其中大部分的内容都符合自己平常的口味和饮食习惯，确实很保健，而且没有什么珍贵食品，普通大众可以轻易做到的。

癌症康复协会一周食谱

星 期 一

早餐：低脂牛奶、含麦麸的面包、番茄、鸡蛋。

午餐：米饭、海带炖猪肉、炒菠菜。

晚餐：麦麸面包、黄芪、枸杞炖甲鱼或海鱼。

星 期 二

早餐：新鲜柑橘汁、麦麸面包、鸡蛋。

午餐：馒头、人参炖猪蹄、炒卷心菜。

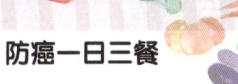

晚餐：将泡发好的大豆蒸米饭，萝卜、丝瓜、葫芦瓜色拉。

星 期 三

早餐：酸奶、麦麸面包、鸡蛋。

午餐：用泡好的黑豆蒸米饭，大蒜或大葱制成蒜泥或葱泥，凉拌瘦肉，外加新鲜番茄。

晚餐：馒头、胡萝卜龙眼肉蒸排骨。

星 期 四

早餐：山楂汁、麦麸面包、鸡蛋。

午餐：米饭、香菇炖鸡。

晚餐：馒头、青菜、鸡汁芦笋汤。

星 期 五

早餐：猕猴桃、牛奶、鸡蛋、麦麸面包。

午餐：馒头、枸杞肉片爆炒嫩豆腐、凉拌卷心菜。

晚餐：略带米糠的米饭、清炖墨鱼、新鲜草莓汁。

星 期 六

早餐：新鲜刺梨汁或沙棘汁饮料、面包、鸡蛋。

午餐：紫菜烧鱼、米饭、蒸红薯。

晚餐：银耳莲子冰糖羹、西式凉拌菜花。

星 期 日

早餐：低脂牛奶、含麦麸的面包、番茄、鸡蛋。

午餐：新鲜野菜水饺。

晚餐：米饭，酿茄子，海带排骨汤。

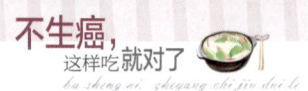
点评：本菜谱是为配合肿瘤病人康复而配制的，更多的是从西医营养学角度制作。

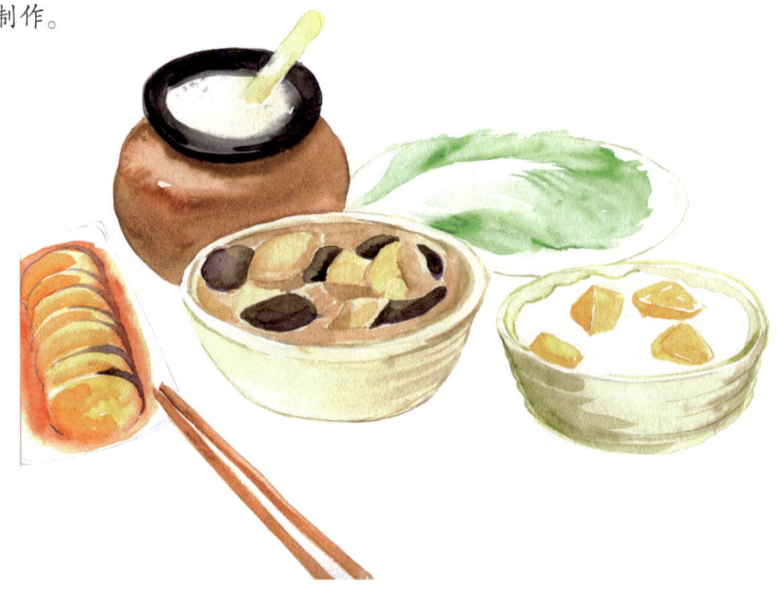

 ## 我与癌魔擦身而过

　　笔者也属于"拼命三郎"式"工作狂"，年轻时也有过"拼身体、拼健康"的经历，家乡的饮食习惯也是司空见惯的又咸又辣模式，烹调方法以煎、炒、炸为主，逢年过节亲友聚会以"吃、喝"为主题，而且是聚会必醉，逢年过节"家家扶得醉人归"。

　　在1993年编辑出版了饮食第一本书《百病饮食宜忌》后，笔者开始迷途知返、痛改前非，并以身作则示范健康饮食多年，许多不健康的生活和饮食习惯都杜绝很多年了。而在编著包括本书在内的后面几本著作时，更是吸纳了很多健康常识，改变了许多不良的生活习惯。如此，方能以良好的身体状态，奋战在高强度、超负荷的医疗一线。

　　人说一年一次的健康体检，就是对一年生活的考核成绩报告单。有些有不健康生活习惯的人也有点自知之明，很惧怕甚至年年逃避体检，这与平时不用功、考试必抓瞎、成绩差的熊孩子害怕考试的心态是一样的。

有年体检，笔者肿瘤指标超出正常值一倍以上，甲状腺肿瘤结节为3厘米×4厘米大小，高血脂、脂肪肝……看起来做得还不够好，就像一个小学生，虽然口口声声自己学习很努力、很用功，可是考试的成绩不合格。

笔者很赞同英国诗人斯宾塞的观点："保持身体健康是一种职责，但是只有极少数人意识到这一点"。笔者理解斯宾塞所说的职责有三个层次：一是对自己负责、二是对家庭负责、三是对社会负责。

于是，笔者开始调整生活规律，合理安排工作，严控三餐饮食，谢绝应酬，"戒烟控酒控制应酬"，成为出了名的"架子大""最难请"，一个月限制在外吃饭1～2次。过着简单生活：上班、下班两点成一线，把体重、运动、饮食、血压、血糖、血脂……都纳入调控范围。

当然还要配合中药、饮食的调理，半年后，再次检查，肿瘤结节全消（没有开刀），肿瘤指标也降到正常值范围，全身体检基本正常。警报解除，有惊无险，可谓是与癌魔擦身而过，躲过一劫。癌症离我远去，健康回到身边。

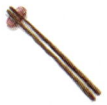

你看，虽然癌症就在我们的周围，但绕过癌症，你无须做出太多，只需要改变不良的生活习惯，或者戒除一个不良的饮食嗜好。

点评： 伤什么都不能伤身体！

我的防癌"秘方"

熟悉笔者特别是笔者微信朋友圈的朋友都知道，笔者经常在朋友圈中如实"晒"笔者的日常生活、一日三餐，很多朋友都参照笔者的一日三餐如法

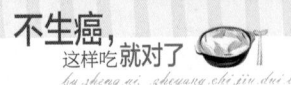

炮制，几日不发，就会有朋友问："不会忙到连发个三餐照片的时间都没有吧？！""再不发照片都不知道该吃什么了！"云云。其实相比之"就是爱晒"的吃货一族，笔者的一日三餐清茶淡饭，着实寒酸，不值一"晒"，发到朋友圈中根本就是献丑。

笔者于2000年开设了"肿瘤咨询在线"网站，十余年的网络科普坚守，一直把主页、微博和微信当作日记和读书笔记来写，日常感受，读书体会，随时灵感，信手写下，笔写吾心，点滴记录……从而有了主页数百万访客、数十万咨询回复、数千微博粉丝、数百朋友圈。

很多朋友都了解笔者的生活规律，并认同为是比较健康可行有规律的生活节奏和清淡节俭的饮食习惯，所以，特意在书中加一章节，"晒一晒"笔者的日常生活——这就是本人的防癌"秘方"。

笔者的一日三餐饮食，总体上是青菜和水果构成菜谱中的主力军，占全部食物的2/3。主粮中粗粮占一半（脾胃虚弱的人，要慎吃粗粮）。肉类以鱼、瘦肉为主。食物种类每天必需吃到25种以上，而且是越多越好、越杂越好。

烟、酒、茶三大日常嗜好方面，总结为"戒烟、控酒、喝淡茶"。

烟：从不吸烟，对烟味已经形成了超敏感的厌恶，远远地闻及烟味就敬而远之唯恐避之不及而逃之夭夭。

酒：严格控酒，不喝白酒，实在要喝就选择葡萄酒，多是在国外酒庄或免税店买的葡萄酒，不轻易喝别人的酒，更不喝酒楼的酒。偶尔会喝点XO干邑白兰地，但必须有比较明确的"决非假酒"的保障。

茶：茶与咖啡、可可并列为世界"三大饮料"。茶，不仅解渴提神、消除疲劳、活跃思维，而且还是一种保健饮料，且有抗突变、抗氧化、防癌抗癌的功用。基础研究证实，茶叶中的茶多酚等有抑制恶性肿瘤细胞生长与扩散的作用。

茶有很多的品种，喝什么茶也要先辨明体质。笔者的习惯是喝淡茶，每天保持喝1.5～2升的淡茶。平时习惯喝的茶是高山乌龙茶、铁观音茶和普洱茶，时不时也会喝少许绿茶和其他品种的茶，和饮食习惯吃多种蔬菜和水果一样，喝茶也是很杂。

茶有很多种，市面上常见的有：绿茶、红茶和普洱茶。现在大多数的茶为了追求口感的浓香，在加工茶叶时都爆炒过度，笔者曾经几次喝过大红袍等爆炒过度的红茶后，咽喉肿痛，口舌溃烂，痛苦不堪，再不要尝试了。

笔者家乡盛产绿茶，笔者在中学年代曾经勤工俭学摘茶和制茶，深知绿茶是非常绿色环保的。惜乎绿茶对胃有刺激作用，而笔者属于天生脾胃虚弱的体质，对绿茶不堪耐受，一般是喝不了几次绿茶，胃不舒服了，也就只好暂时不喝绿茶了。

所谓喝淡茶就是不能泡太久太浓。泡茶太久，茶叶中的重金属等有害物会析出，口感也不好。笔者在读书写书的时候，一天泡好几次茶也不成功，因为忘记斟出，茶因浸泡时间过久无法饮，就只好换新茶叶，重新泡一壶。

饮料：只喝鲜榨果汁，一般只喝自家榨的。

体重：很多人都认为体重是天生的，是无法控制的，其实不然。笔者把自己的体重控制在标准体重范围内30年，笔者也是属于吃少少就肥多多的天生肥胖型体质，在人生特别容易"长胖"的20年中，体重增加了10千克。"我与癌魔擦身而过"后，就把体重又"吃"回到了20年前的重量。对于容易肥胖的人群，控制体重更需要严格的标准、坚强的毅力。

笔者控制体重的秘诀是：严格控制饮食，允许体重波动在1千克左右。因为笔者坚信：绝大多数的肥胖是吃出来的，疾病引起的肥胖另当别论。笔者每天称体重两次：晨起和晚餐前。特别是晚餐前，如果体重超出控制标准一千克，晚餐减一半量。肚子饿怎么办？就吃不甜又顶饿的苹果之类的水果。

坚持良好的生活习惯本身就是某种意义上的成功。如果有人说生活搞得这么简单细致毫无生活乐趣，笔者倒不以为然。这方面古希腊哲学家伊壁鸠鲁深有体会："养成简单朴素的生活习惯，是增进健康的一大因素，使人对于生活必需品不加挑剔"。

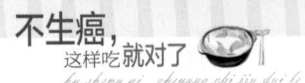

附：笔者24小时作息时间表

6:00　起床，健步。

6:30　早餐时间。

7:00　步行及地铁上班。

7:30　到达办公室，上班准备。

8:00　晨会，交接班，上午的工作。

10:00　上午茶。

12:00　午餐。

13:00　午休。

14:30　下午上班。

16:00　下午茶。

17:30　下午下班。

18:00　步行及地铁、公交回家。

19:00　晚餐。

19:30　健步半小时。

20:00　洗澡等私活杂活。

20:30　看电视、读书、学习时间。

22:30　准备睡觉。

23:00　晚安。

周末时间安排运动锻炼和郊游。

这样的作息时间表是不是够简明扼要了，如果没有特别事件发生，作息时间表都流水般、准确地周而复始地执行，各项误差不会超过半小时，而这种误差大多数是因为工作原因，如门诊病人多而超时下班。除了工作，几乎没有什么能够影响这个作息时间的运行。

多年来笔者人体生物钟已经生成并固定不变如同时钟一样准确而少有误差，又如同火车一样沿轨道而行。例如：笔者多年来都不需要闹钟，而能够早晨自己准点醒来并起床。周末休息和外出旅游，甚至出国旅游也不能改变笔者的生物钟，有一点不利就是笔者出国是倒时差最为困难的人，很多时候是时差倒好了就要回国了，回国后又要重新倒时差。

点评：老实说，预防癌症那些事儿是知易行难，贵在坚持。笔者一天的生活都有具体的定量，概括为："一两肉、三两饭、半斤水果、一斤蔬菜、两斤茶水、一万健步。"

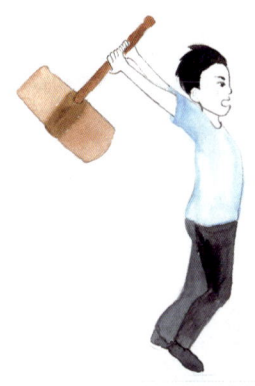
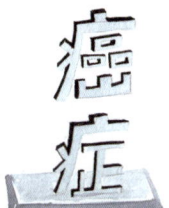

笔者的一周食谱

前面几章的食谱都是国外的舶来品或是别人的经验，"他山之石，可以攻玉"。拿来作为制订防癌抗癌健康食谱的参照可行，但完全生搬硬套，亦步亦趋就不一定适合个人。每个人都有适合自己的饮食习惯，所以，每个人都应该根据自己的身体和饮食环境，制订自己的食谱。

笔者根据自己的饮食习惯、生活环境和经济条件等实际情况，制订出了笔者本人的防癌抗癌一周健康食谱，自认为是本人的防癌抗癌健康宝典，并已经实践检验成功。虽然说是敝帚自珍，从不外传，在此谨作为赠送给本书读者的福利"红包"，提供给读者在制订自己的防癌抗癌健康食谱时作为参考。

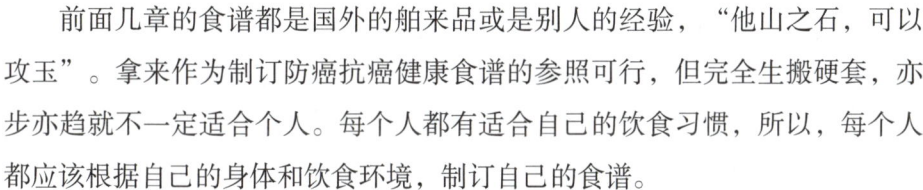

星 期 一

早餐：燕麦馒头、瘦肉粥、酸奶、鸡蛋、香蕉等水果。

午餐：米饭、莴笋胡萝卜炒肉片、手撕包菜、海带炖排骨。

晚餐：粗粮米饭、番茄炒鸡蛋、炒青豆、什锦水果。

点评：经常食用酸奶有防癌作用，发酵的乳制品可以使受损伤的DNA较

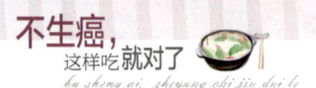

迅速地获得修复，防止癌变。海带中的海藻多糖有较强的抗肿瘤作用，还含有丰富的优质有机碘。卷心菜、甘蓝等绿叶蔬菜可降低许多癌症发病的危险性，其颜色越深、抗癌作用就越强。番茄中的番茄红素是降低前列腺癌等多种癌症危险的一种抗氧化剂。

星 期 二

早餐：麦麸面包、淮山莲子粥、鸡蛋、柑橘等水果。

午餐：米饭、苦瓜炒牛柳，肉片炒鲜菇、紫菜鸡蛋汤。

晚餐：小米粥/红米粥、杂菌煲、番茄炒蛋、什锦水果。

点评：番茄是"蔬菜之水果"，有很强的抗癌作用，主要含有丰富的纤维及维生素C，番茄有促进消化的作用。新鲜柑橘汁中的柑橘果胶可以阻止和降低肿瘤扩散。果胶还可以使肿瘤细胞变得非常光滑，使其只能在不断地游动，直到精疲力竭而死亡。鲜菇是防癌抗癌上品，香菇多糖已经提纯成为价格不菲的抗癌药品。

星 期 三

早餐：鲜肉菜包、杂粮粥、炒青菜、水蜜桃等水果。

午餐：米饭、鱼焖豆腐、油菜心、胡萝卜排骨汤。

晚餐：杂豆粥、炒秋葵、蒸排骨、什锦果蔬色拉。

点评：胡萝卜含有丰富的β-胡萝卜素，在体内能转化成维生素A。维生素A对致癌物亚硝胺及多环芳烃诱发的胃癌、膀胱癌、结肠癌、乳腺癌及肺癌均有明显的抑制作用，与排骨一起炖，维生素A更利于吸收。

星 期 四

早餐：鲜肉云吞、红薯、水煮花生等坚果、苹果等水果。

午餐：米饭、冬菇蒸排骨、茭白胡萝卜炒肉片、上汤枸杞叶。

晚餐：红米饭、沙葛炒肉片、炒青菜、什锦水果。

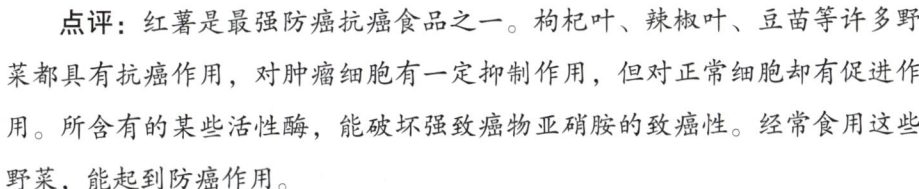

点评：红薯是最强防癌抗癌食品之一。枸杞叶、辣椒叶、豆苗等许多野菜都具有抗癌作用，对肿瘤细胞有一定抑制作用，但对正常细胞却有促进作用。所含有的某些活性酶，能破坏强致癌物亚硝胺的致癌性。经常食用这些野菜，能起到防癌作用。

星 期 五

早餐：麦麸面包、马蹄糕、低脂牛奶、猕猴桃等水果。

午餐：糙米饭、黄豆苦瓜煲排骨、卷心菜、芫茜鱼头豆腐汤。

晚餐：馒头或蔬菜包、蒸水蛋、番薯叶、西芹百合炒木耳、什锦水果。

点评：麦麸所含的纤维素可使食物不断通过大小肠，减少致癌物与肠接触的机会和时间，免患肠癌。低脂牛奶可以保护胃黏膜，使胃黏膜免遭致癌物质的侵袭。猕猴桃活性成分可以阻断体内致癌物亚硝酸盐和仲胺合成强致癌物质N-亚硝胺。卷心菜中有一种硫黄成分刺激细胞内的临界酶，可以对抗肿瘤。糙米中含有抑癌增殖成分。

星 期 六

早餐：蒸红薯、麦片鸡蛋粥、西兰花、葡萄等水果。

午餐：米饭、清蒸鱼、酿豆腐、蒜蓉菠菜。

晚餐：菜肉馅水饺、瘦肉炖雪梨苹果、什锦青菜。

点评：黄豆类食品中含强度抗氧化剂绿原酸，还含有抑制癌基因产物的异黄酮，它是防止正常细胞恶变的抑制剂。大蒜可以调动体内的抗癌因素而抑制癌症的发生，它还可以在胃内抑制致癌物亚硝酸盐的产生，并抑制肿瘤细胞的过度生长和繁殖，从而起到抗癌的作用。

星 期 日

早餐：提子方包、杂粮粥、鸡蛋、雪梨等水果。

午餐：米饭、香菇炖鸡、肉片炒木耳、什锦青菜。

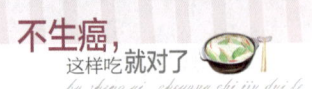

晚餐：肉丝面条、茄子炒豆角、醋熘土豆丝、什锦水果。

点评：香菇和木耳均为防癌抗癌榜前列食物，所含有的成分本身对癌细胞的生长有一定的抑制作用，还能提高机体的免疫力，增强机体对肿瘤的抑制杀伤力。什锦青菜中的菠菜、卷心菜、甘蓝等绿叶蔬菜可降低许多癌症的危险性，其颜色越深、抗癌作用就越强。

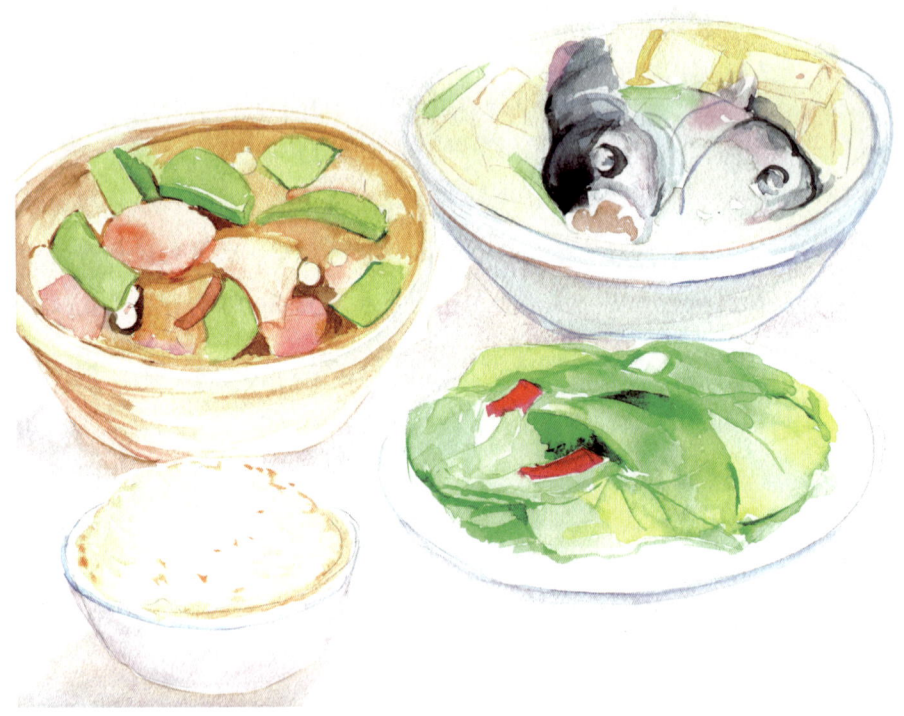

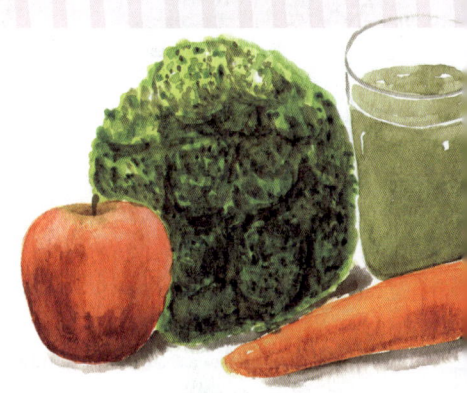

后记

把医学科普进行到底

前不久，《人民日报》一篇"医学发展已走入误区"的文章，引发了人们对中国的肿瘤治疗乃至中国医疗的深层次思考。文中通过剖析癌症"治已病"繁荣的背后，道出了对"治未病"的担忧。文章指出：从医生个人来说，病人越来越多，说明自己医术高、口碑好，患者认可。但是，从整个国家来说，病人越来越多，则说明医学发展走入误区。重治疗、轻预防，医生"只治不防，越治越忙"，也让癌症治疗走入了误区。

古人云：上医治未病。意思是说，医术最高明的医生并不是擅长治病的人，而是擅长防病的人。预防为主，是我国的卫生工作方针。我从事肿瘤临床工作30余年，不敢妄称"名医"，借中医和饮食调理之利，却也是接诊了数以万计的肿瘤病人。行医几十年，每天都在拼命地诊治肿瘤病人，也有过很多成功的案例，然而病人不仅没有见少，反而越来越多，这是为什么呢？

这让我不由得想起了神医扁鹊的故事。

据《史记》载，魏文侯曾问扁鹊说："你家的三兄弟都学医，那么谁的医术最高啊？"扁鹊答道："我大哥的医术最高，

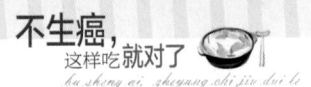

我二哥其次，我最差。"

魏文王很惊讶，问："那为什么就你名动天下，他们两人却没有一点名气？"

扁鹊说："我大哥的医术之高，他一个人可以做到防患于未然。这个人病未起之时，他一望气色便知，然后用药把你调理好了，所以天下人都以为他不会治病，他一点名气都没有。我二哥的能耐是能治病初起之时。一个人以后他要酿成大病，咳嗽感冒的时候，他用药将他治好了。所以我二哥的名气仅止于乡里，认为是治小病的医生。我呢？就因为医术最差，所以一定要等到这个人病入膏肓、奄奄一息，然后下虎狼之药、起死回生。偶尔治好一二，人们就传我为神医。"

对扁鹊的尊敬，并不只是他的神奇医术，而是对自己永远保持清醒的认识，以及对预防医学"治未病"之高度评价。笔者从几十年的行医经历和数万名的诊治病例经验中深刻体会到：癌症猛如虎，预防最重要。

人类对抗癌症环节，预防应该放在重中之重，这是世界范围内的业界专家共识。世卫组织《全球癌症报告（2014）》作者之一、澳大利亚新南威尔士大学的贝纳德·斯图尔特说，预防癌症"在抗击癌症的战斗中扮演了决定性的角色"。

国际癌症研究中心主任克里斯·怀尔德说："预防癌症绝对是关键性的，却被忽略了。"世界上有两件事是最困难的：一是把别人的钱放到自己口袋里，二是把自己的观点放进别人的脑袋里。显然，科普是二者之一中的后者。

预防癌症的重点攻坚战和突破口，是日常生活饮食防癌、抗癌健康意识的普及，也即是肿瘤医学科普的推进和推广。医生治病只能救治有限的病人，而科普的力量，却能改变千万人的意识，造就无数人的健康。

早在童年时代，笔者就领略了科普作品的力量。《十万个为什么》是千万儿童永世难忘的科学启蒙；高士其的科普作品曾经影响了几代中国人……科普，引导青少年和中华民族走向科学的未来。

有人揶揄说：所谓名画，就是看不懂的色彩。所谓科学，就是难以明白的理论。笔者知道的是：科学研究的复杂和深邃，普通人确实难以企及，肿瘤医学更是专业性特强还深奥难懂。科普，就是科学与普通老百姓之间的一座桥梁，将艰涩难懂的科学道理和癌症知识，以通俗易懂的语言来讲解、传播，让老百姓掌握科学常识，从而预防癌症，战胜癌症。

1992年，身为年轻住院医师的笔者，深感饮食与疾病的关系之密切，影响之巨大，遂结合临床，广查资料，特别是查阅《本草纲目》等中医经典，将散落的饮食与疾病之间的相关进行分类汇集，编辑成为一本讲述饮食与疾病关系的专著《百病饮食宜忌》，交由广东科技出版社于1993年出版。2010年循众要求，增加了接近一倍的内容，改名为《百病饮食宜与忌》再版。而在2015年出版的《癌症是可以控制的慢性病》一书中，饮食防癌、肿瘤病人饮食指导等相关内容最为反馈热烈，于是再次循众要求，将饮食防癌内容整理成本书，以成系列。

1998年，"触网"两年的笔者曾受聘义务担任当时最大的免费网络杂志索易《健康信箱》的肿瘤咨询主持专家，解答来自全国各地甚至国外的肿瘤专业咨询。2000年起开办国际一级域名的《肿瘤咨询在线》网站，与病人和病人家属在线交流，利用业余时间为来自国内外病人提供肿瘤专业知识咨询、饮食和康复指导。

立足于肿瘤科普，主持网络咨询多年，笔者深知网络咨询由于受限于所提供的资料不全，受制于医疗规范和法律法规，不能够为病人选择治疗建议，不能影响主治医生的治疗，为病人带来有限裨益。但"贴钱"的科普与医疗一样，也是一项利国利民的伟大事业，是社会所不可或缺的，总得有人去做。

哲学家歌德说过："我们对于真理必须经常反复地说，因为错误也有人在反复地宣传，并且不是个别的人，而是有大批的人宣传。"

承蒙厚爱，笔者的几本科普著作都深受医界同行和病友、家属的好评，很受广大读者欢迎并畅销、《肿瘤咨询在线》网站得获网友长期免费的技术支持、《百病饮食宜忌》获广州地区科普出版物新闻奖好专栏奖、《癌症是可以控制的慢性病》被推荐为全国读书月书目并获广东省和广州地区优秀科普图书奖……当然，最好的永远是下一本。

好吧，篇幅所限，就此打住。如读者阅读本书后，抑或在肿瘤预防、

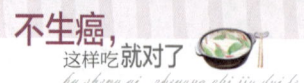

治疗和康复方面有什么疑问，可以在《肿瘤咨询在线》的留言簿上留言咨询（网址：www.chinaonco.net），或者到笔者的《今日头条号》评论和讨论（网址：www.toutiao.com/m50019039736），笔者将尽快予以回复，《肿瘤咨询在线》网站提供电子资料下载。以促进传统媒体与网络媒体无缝链接，做到一本书一个网站——读者与作者的互动；一个病人一个专家——病人与专家的交流，做好"一对一"的后续服务。

让我们，把医学科普进行到底！

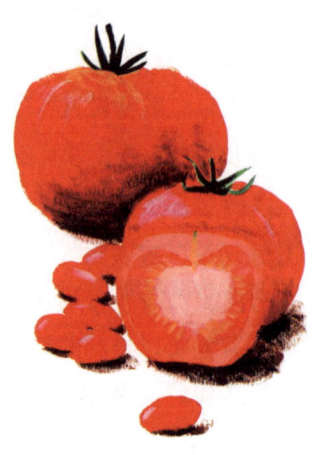